学内給食経営管理実習のための
おいしい食事のコーディネート

第2版

●編集
木村 友子
井上 明美

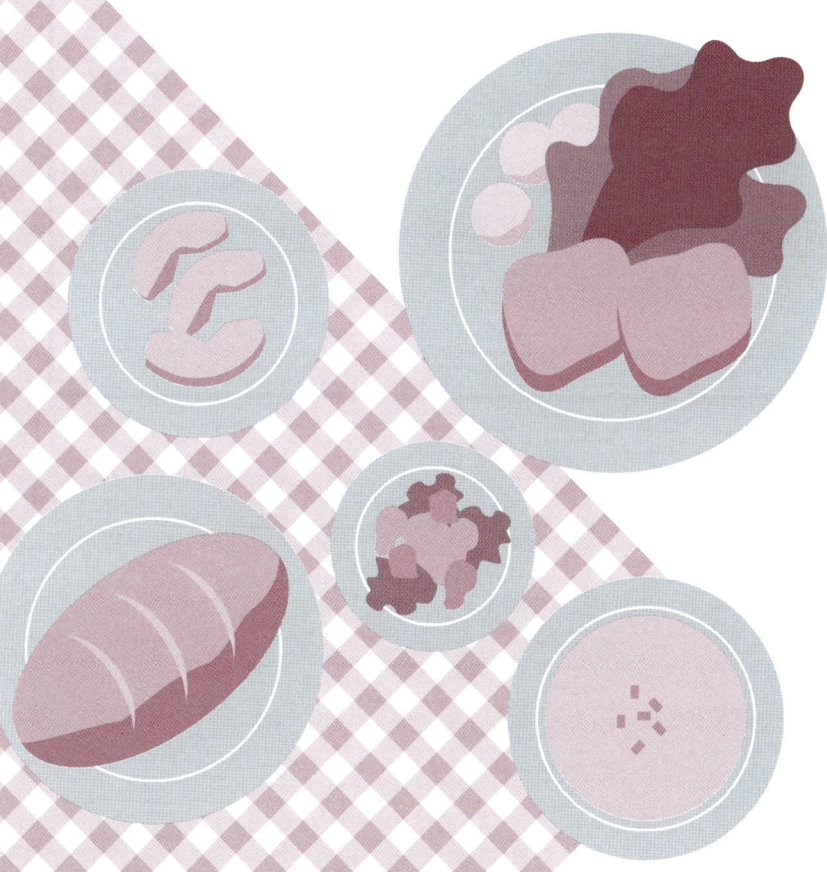

医歯薬出版株式会社

執筆者一覧

[編　集]

木村	友子	椙山女学園大学	名誉教授
井上	明美	元静岡英和学院大学短期大学部	教授

[執　筆] （五十音順）

井上	明美	元静岡英和学院大学短期大学部	教授
大関	知子	大阪府立大学	教授
尾木千恵美		元東海学院大学	講師
木村	友子	椙山女学園大学	名誉教授
桑野	稔子	静岡県立大学	教授
相良多喜子		関西福祉科学大学	教授
高野	良子	名寄市立大学	教授
長澤	伸江	十文字学園女子大学	教授
野村	幸子	名古屋学芸大学	名誉教授
松井	元子	京都府立大学大学院	教授

This book was originally published in Japanese under the title of :
GAKUNAIKYUUSHOKU KEIEIKANRI JISHUU-NOTAMENO
OISHII SHOKUJI-NO KODINETO

(Coordination of Delicious Diet
—Administration of Food Service)

Editors :

KIMURA, Tomoko
　Emeritus Professor, Sugiyama-jogakuen University

INOUE, Harumi
　Former Professor, Shizuoka Eiwa Gakuin University Junior College

© 1999　1st ed.
© 2003　2nd ed.

ISHIYAKU PUBLISHERS, INC.
　7-10, Honkomagome 1 chome, Bunkyo-ku,
　Tokyo 113-8612, Japan

改訂の序

　本書の前身である『おいしい食事のコーディネート―栄養・給食・調理の技術―』の第1版が発行されたのが1999年4月ですが，それ以後栄養士・管理栄養士養成施設における教科書として，また，集団給食施設などでの献立立案・作成のサブノートとして多くの皆様にご利用いただきました．著者一同，改めて厚くお礼申し上げる次第です．
　ところで，本書は2000年11月に改訂された『五訂日本食品標準成分表』に準拠し，食品栄養価の全面修正を図ることになったのですが，この機会を利用し内容や執筆者も大幅に変更することに致しました．編集は木村・井上が担当し，執筆者には若い先生方にも参画して頂きました．内容は2002年4月から施行されているカリキュラムに沿った学内「給食経営管理実習」，また2002年8月に発表されました新ガイドラインの『給食経営管理論』の『学内実習書』として再編成しました．
　現在，管理栄養士・栄養士を取り巻く社会環境条件は大きく変化し，保健・栄養・福祉施設などにおける食生活の課題に対応できる給食経営管理が改めて求められています．そのためには，経営管理や生産管理の理論や手法を，給食に応用展開する知識と技能を駆使して給食管理業務の遂行に当ることが必要であると言われています．こういう状況の中で，管理栄養士・栄養士を目指す学生には経営的な効率性を取り入れた給食経営管理の企画力，マネジメント能力，適切な評価，さらに地域社会へのサービスの展開などを，それぞれの集団給食施設としての独自性を尊重しながら学習することが求められています．
　この視点から考えれば，学生にとっては給食の対象となる人々や特定集団を的確に把握した上で，具体的な栄養・食事管理を行うためのplan・do・seeを体験および実践することが必要になり，教員にはその知識と技術を習得させるコツが要求されます．そして，栄養・食事管理およびサービスを効率的に，且つ安全に運営するためのシステム構築とそのマネジメントをする能力の育成が重要視されます．本書はこれらの教育内容を学生が会得・理解することを目標とし，構成も大きく「基礎偏」と「学内集団給食実習編」に分けて，極力，実践の場で役立つ内容を取り入れ，「学内給食経営管理実習」の教科書として簡潔な記述を心がけ編集したものです．
　近年，学校給食，事業所給食，病院給食，福祉施設給食を始め高齢者の宅配給食など多くの特定給食施設では，予算枠内で様々な工夫をこらして，また一方では喫食者の健康管理を考えて，美味しく見栄えよく楽しい食事を提供するマネジメントができるようになっています．ですから，本書を利用して学習される皆さんも，「おいしい食事のコーディネート」ができるプロフェショナルとしての実力を会得され，社会に役立てられるよう心より願うものです．
　なお，執筆者のほとんどは各養成施設において給食経営管理論の講義および実習を担当している教官ですが，浅学非才で，不備の点も多々あろうと思われます．このような点は順次改正に努めたいと思いますので是非お気づきの点などご指摘いただき，ご指導・ご助言を賜りたいと存じます．

2003年2月　編者

序文

最近の学校給食，事業所給食，病院給食をはじめ高齢者の宅配給食など，多くの集団給食施設では，予算の枠内で様々な工夫をこらして，喫食者の健康管理を考えて，おいしく見栄えよく，楽しい食事を提供する施設が多くなった．

本書は，栄養士・管理栄養士の必修科目である給食管理の「基礎」と「集団給食調理実習」について記述した．

基礎編では，給食管理における基本的な必要事項を10節にわたって，簡潔に述べた．給食調理実習編では，次のように直ちに実習に役立つ内容とした．

① 食材と調理法を広げる：主材料，副材料，調味料，香辛料などを，できるだけ幅広く使いこなすことを目標とした．

② 調理様式と調理法が習得できる：和・洋・中・デザートの調理法の要点を十分に把握させる．

③ 献立・料理の変更に直ちに対応できる：それぞれの料理の1人分の食材と栄養量を示し，給与栄養量の確保，食材の都合などによっておこる料理の変更・追加などが生じた場合の代替料理を選びやすくし，献立の再構成と栄養価の修正が容易にできるように工夫した．

④ それぞれの料理について，応用料理とその調理法を記載した．

⑤ 料理に関連するサイエンスを記述した．なお，喫食対象者が多い大量調理では，食材や調味料の分量，加熱時間・加熱温度の調節が必要なことは周知の通りである．

⑥ おいしくできて，楽しい給食調理の実習を目指して，随所のコラム欄に"ちょっとみて"を記載した．

本書を利用して学習される皆さんが「おいしい食事づくりがコーディネートできる」プロフェッショナルとして実力を会得され，社会に役立てられるよう心より願うものである．

本書の出版に当たり，医歯薬出版株式会社ならびに関係者の皆様に，心より感謝の意を表する次第である．

1999年4月　著者一同

目次 C·O·N·T·E·N·T·S

改訂の序…iii　　序文…iv

第1章　基礎編

1. 学内実習の目的と実習の心得　　2
   //学内実習の目的//……2　　//実習の心得//……2　　（井上明美）
2. マネジメント　　3
   //給食の生産（調理）管理の目的とマネジメントサイクル//……3
   //給食の組織//……3　　//給食部門業務の管理//……3　　（松井元子）
3. 栄養・食事管理業務　　4
   //新しい栄養管理システム//……4　　//栄養計画と食事管理業務//……5　　（木村友子）
4. 給食の品質管理（品質保証・標準化）　　12
   //食品の品質に関わる規格と表示//……12　　//献立・生産（調理）工程の標準化と品質管理//……15　　（井上明美）
5. 給食の組織・人事管理　　16
   //実習担当者の役割分担の配置と連携//……16　　//担当責任者のリーダーシップとマネジメント//……16　　（尾木千恵美）
6. 施設・設備の保守管理　　18
   //生産施設・設備・器具//……18　　//施設・設備の保守管理//…21　　//食事環境の設備・整備//……21　　（桑野稔子）
7. 食材の生産（調理）管理の実践　　22
   //食材の流通と購買管理//……22　　（長澤伸江）　　//生産（調理）管理//……25　　//大量調理の方法・技術と科学//……26　　//新調理システムへの対応//……26　　//クックチルシステムへの対応// ……26　　//盛り付け・配膳・適温給食・下膳・洗浄//……26
   （野村幸子）
8. 安全・衛生管理　　32
   //安全・衛生管理//……32　　//大量調理施設衛生管理マニュアル//……32　　//HACCPプログラムへの対応//……32　　//検食・保存食//……33　　//厨芥処理・廃棄物処理//……33　　//施設・設備，機器・器具の点検//……34　　//衛生教育//……35　　//食中毒等緊急時の処置//……35　　（高野良子）
9. 食環境（食事サービス）　　36
   //喫食室・ランチルームの環境//……36　　（相良多喜子，桑野稔子）
10. 喫食者の特性と栄養教育　　37
    //喫食者の特性//……37　　（長澤伸江）　　//栄養教育方法//……38　　//判定方法……38

目　次
CONTENTS

　　　（相良多喜子）
11．給食のマーケティング調査　　39
　　//給食のマーケティング//……39　//給食のマーケティング・リサーチ//……39　//官能検査//……40　（松井元子）
12．事務処理，事務管理　　41
　　//事務処理//……41　（大関知子）　//原価管理（コストマネジメント）//……41　食材料費の管理……41　//減価償却，損益分岐点……43　//ABC分析……43　//財務諸表//……43　（松井元子）
13．緊急災害時の給食　　44
　　//栄養管理室の災害時対応マニュアル//……44　（相良多喜子）

第2章　実習編

主食	〈和食〉……48
	〈洋食〉……59
	〈中華〉……64　（尾木千恵美）

汁物	〈和食〉……68
	〈洋食〉……72
	〈中華〉……75　（桑野稔子・大関知子）

主菜	〈和食〉……79
	〈洋食〉……90
	〈中華〉……100　（長澤伸江・相良多喜子）

副菜	〈和食〉……111
	〈洋食〉……124
	〈中華〉……134　（木村友子・井上明美・松井元子）

デザート	〈和食〉……140
	〈洋食〉……144
	〈中華〉……151　（高野良子・野村幸子）

実習編に掲載した料理を組み合わせた昼食分の献立例……155
付　　表……………………159
索　　引……………………172

第1章

基 礎 編

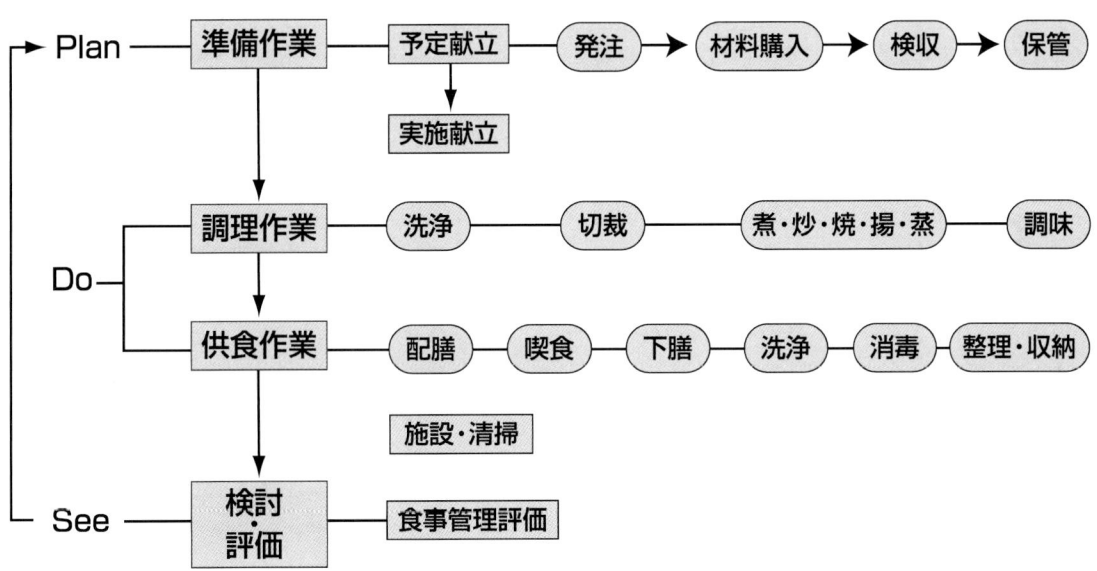

給食管理活動の全工程

1 学内実習の目的と実習の心得

// 学内実習の目的 //

　給食経営管理実習は，特定多人数を対象にした給食に携わる栄養士がどのように仕事をし，それにはどのような能力が必要なのかを実践の場で習得する実習である．

　特定給食施設では，家庭食や小人数を対象とする食事と違って，特定の多数人に対して，継続的に食事を提供するため，さまざまな知識や技術が必要となる．

　学内実習は，これまで栄養士過程の専門科目として各教科で学んできた理論や実験・実習の知識と技術を活用して，学内給食実習室で，多数人を対象にした食事の提供を体験する．この実習では企画から実践，評価に至るまで，すべて学生自身で運営することによって，栄養士に必要とされる企画・運営・管理の力を養うことを目的としている．

　企画・運営・管理業務とは，献立作成や調理指導，衛生管理の実践などの外，給食の効果的な経営までを包含する．つまり，対象者のニーズに合った食事を提供し，さらに，経済的に採算のとれる経営であることまでが範囲である．

　したがって，実習中は学生の自主性，積極性，責任感，協調性，研究心などさまざまな能力が必要となる．実習時間以外の意欲的な取り組み姿勢が加わってこそ，目的が達成される教科である．

// 実習の心得 //

1. 実習態度

　学内実習は，決められたメンバーによるグループで実施する．実習中は期日や時間に制約されたさまざまな仕事があり，分担された業務は強い責任感を持って自主的・積極的・研究的に取り組まなくては進行しない．メンバー相互の協力と連携をとりながら目的を達成させるように心掛ける．

　具体的には

① 実習中，無断で欠席・遅刻・早退をしない．やむを得ない場合は，教員とリーダーにできるだけ早く連絡をとり，その指示に従う．

② リーダーは常にグループの中心となり，グループのチームワークをよくすることに努める．班員はリーダーの指示に従い，意見があれば，班で協議して決定する．

③ グループ内の連絡を密にし，全員が同一の理解をするように努める．各人は担当する業務を事前によく確認・理解し，責任が果たせるよう努力する．

2. 衛生上の注意

　衛生上安全な食事を提供するためには，使用食品や施設・設備の衛生管理，生産（調理）過程や供食時の衛生管理はもとより，自分自身の衛生健康状態には十分注意しなければならない．実習生の具体的な注意としては

① 細菌検査の陰性証明書（赤痢菌，サルモネラ，腸管出血性大腸菌などの検査結果）．

② 下痢，手指の化膿性の傷，体調不良などがある場合は事前に指導教員に申し出る．

③ 実習中に使用する白衣・帽子・マスク，履物などは，清潔なものを使用する．

④ 時計，指輪・ネックレス・ピアスなどの服飾品は身につけない．

⑤ 爪は短く切り，マニキュアはしない．

I. 基礎編

2 マネジメント

学内給食管理実習におけるマネジメント（給食管理）において、経営管理の基本であるヒト・モノ・カネ・情報さらに時間・文化を適正に管理することは重要である（図 I-2-1）．具体的に，管理栄養士（担当者）は喫食者数，調理者人数や調理技術の程度，使用可能な調理器具などを把握した上で以下のことを適正に管理する必要がある．

① 食事管理（献立作成，食材，調理法，調理時間，喫食者教育）
② 安全管理（衛生管理，調理員の安全，危機管理）
③ 人の管理（適材適所に配置，教育・訓練）
④ 原価管理（コスト管理（食材，人））
⑤ 時間管理（規定時間内で供食・片付け・掃除などの完了，適時・適温の食事提供）
⑥ サービス（喫食者の満足感，食文化・地域性に考慮）

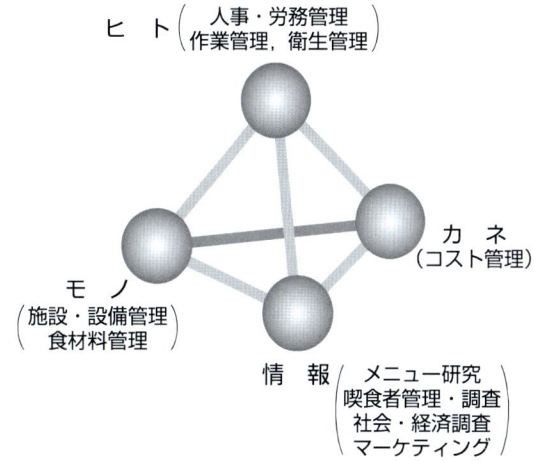

図 I-2-1 給食管理

給食の生産（調理）管理の目的とマネジメントサイクル

生産管理の3大要素は，品質・コスト・時間である．給食の生産管理の目的は，献立（喫食者に合った栄養価），料理数，食費，時間が制約されたなかで，安全性，衛生に考慮しながら喫食者に満足を与える食事を提供することである．さらに，提供した食事について，喫食者の満足度（CS）を調べるアンケートの実施，原価計算による原価管理，作業スケジュール管理，安全性などについて評価し，さらに良いものへと改善していく必要がある．給食計画を実行した結果，評価し問題があれば，フィードバックして計画を再検討するサイクルのことをマネジメントサイクル（plan, do, see サイクル）という．

給食の組織

給食経営管理実習でのラインといえば，管理栄養士―栄養士―調理師・調理人である．組織は，献立作成や事務の部門，栄養教育，調理，洗浄などの仕事別に分け，合理化，効率化を図るよう工夫する．それぞれグループ（機能別組織内）で業務管理（アドミニストレーション）を行う人は，具体的に各人の作業が計画通り行われているかどうかを管理し効率的に実習できるようにする．

給食部門業務の管理

管理栄養士は「部門経営者」としてミドルマネジメントの機能を果たす．つまり，給食部門の計画化（planning），組織化（organization），指揮（direction），統制（controlling）である．また，危機管理，新しい調理技術の導入，環境に対する配慮，調理員に対するリーダーシップの発揮，教育などの役割もある．

3 栄養・食事管理業務

// 新しい栄養管理システム //

近年，管理栄養士が栄養教育を行う際に，人間栄養学を基盤として，病院関係者や福祉関係者における医療サービスの質的評価が問われるようになり，栄養ケアとマネジメント（nutrition care and management：NCM），健康・栄養システムの学習が重要視されるようになった．その方法とは健康状態にリスク（risk：危険）のある人を早期に栄養スクリーニング（nutritional screening：臨床検査）して，栄養状態を的確に栄養アセスメント（nutritional assessment：臨床検査，身体計測，食事調査などの結果を総合評価し判定する）し，個人に合った適当な栄養ケアプラン（nutrition care plan：栄養補給法，栄養教育・栄養カウンセリング）を作成することである．その栄養処方・栄養補給と栄養教育を効果的に実施し，さらに栄養状態のモニタリング（monitoring：監視）を繰り返し行うことにより，栄養状態の改善を図る．それには図I-3-1のような栄養管理システムを展開して，成果をあげることが必要とされる．このように栄養・食事管理サービスの高度化に伴い，管理栄養士には，専門的知識，技術の研鑽に励むことや，他の職種との連携の下での活躍が大

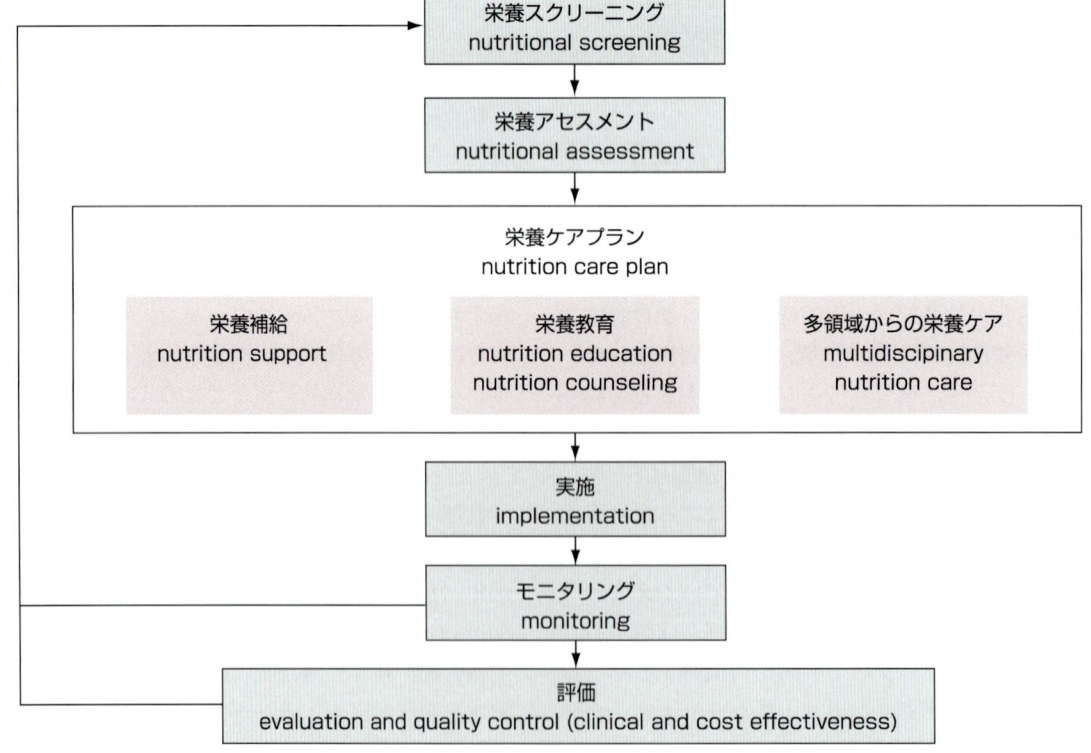

図I-3-1　栄養管理サービス（nutrition care and management, NCM）

いに期待される．

栄養計画と食事管理業務

1. 喫食者の栄養アセスメント

給食の計画段階において栄養アセスメントを考慮しなければならない．給食施設の喫食者の栄養状態ならびに個人的情報(① 20歳前後の女性，②健康状態：身長，体重，BMI,罹患状況，③ライフスタイル：食事，運動，喫煙，④環境：居住状況，食事環境，生活活動・内容，アルバイトの有無など)・集団的情報(①地域性，②集団の特殊性など)をデータとして把握することにより，給食対象者の特性に見合った給与栄養目標量の設定を行う．

2. 給与栄養目標量の設定
1) 給与栄養目標量算出の方法

喫食者の栄養特性に応じた荷重平均所要量を設定するが，算出手順を下記に示す．

① 対象者の年齢別，性別，身体活動レベル別（身体活動レベル別区分の目安を日本人の食事摂取基準により調査する．表Ⅰ-3-1)の人員構成を調べて，人員構成表(表Ⅰ-3-2)にまとめる．

② 人員構成表に分類された人数(表Ⅰ-3-2)の事例200人)に「日本人の食事摂取基準」に基づいた1人1日当たりの荷重平均目標量を算出する．これは年齢別，性別，生活活動強度別に，それぞれの食事摂取基準を照らし合わせてエネルギーおよびたんぱく質量を合計

し，喫食者人数（事例200人）で割って求める(表Ⅰ-3-2)．これが1人1日当たりの昼食の給与栄養目標量となる．各給食施設で適正な数値を算出することが望ましい．

2) 給与栄養量と配分

1日の食事摂取基準の3食配分は，身体活動の状態，食習慣，食生活実態により3食均等配分あるいは朝食を少し軽く，昼・夕食は少し重くするなどの方法がある．一般的には，朝食20～25％(2/8)，昼食と夕食35～40％(3/8)，即ち1：1.5：1.5の配分比がよく使用される．この配分比の場合，学内給食（昼食）では荷重平均目標量の約35％前後を給与栄養目標量とする．ただし，給食の栄養量は個人にとっては必ずしも適正な栄養量とならないので，主食の盛り付けなどで調整することが必要である．また，他の2食（朝食・夕食）の実態を調べ，過不足なく配慮することも必要である．

3. 食品構成

食品構成とは荷重平均目標量を満たし，かつ栄養のバランスを計るために，食品群別摂取目標量を具体化したものである．この食品構成は，献立や栄養管理の評価の重要な指標ともなる．食品群分類は各都道府県の栄養報告書の分類に準じることが望ましく，この食品構成表に準じた献立作成をすれば，栄養価の計算をしなくても給与量にほぼ近いものを作成することが可能である．食品群別の食品構成比は前年1年間の実習中の各食品純

表Ⅰ-3-1　簡易時間調査

生活動作	時間（分）	動作強度（A/f）	分×Af
1日合計して何時間眠っていたと思いますか		1.0	
1日合計して約何時間座っていたと思いますか		1.3	
1日合計して約何時間立っていたと思いますか		1.5	
1日合計して約何時間買い物や通勤などで歩いたと思いますか		2.5	
1日合計して約何時間買い物や通勤などで早足で歩いたと思いますか		4.6	
特に仕事，余暇時間中等で筋肉を動かした身体運動の時間は何時間だと思いますか		6.0	

表 I-3-2　荷重平均目標量の算出例（学内給食エネルギー基準量）

(1) 人員構成

年齢 （歳）	性別	身体活動レベル			総人数 （200人）
		Ⅰ（低い）	Ⅱ（ふつう）	Ⅲ（高い）	
18〜29	男	1	1	0	2
	女	78	61	11	150
30〜49	男	2	2	1	5
	女	2	2	1	5
50〜69	男	16	2	0	18
	女	18	2	0	20

(2) 荷重平均目標量の算出

年齢 （歳）	性別	身体活動レベル	一日当たりのエネルギー階級 （kcal/日）	昼食（一日の約35％）	丸め値	対象者（人）	対象者の昼食の性別・エネルギー階級別合計（kcal）
18〜29	男	Ⅰ	2,300	805	800	1	800
		Ⅱ	2,650	928	900	1	900
		Ⅲ	3,050	1,068	1,100	0	0
	女	Ⅰ	1,750	613	600	78	46,800
		Ⅱ	2,050	718	700	61	42,700
		Ⅲ	2,350	823	800	11	8,800
30〜49	男	Ⅰ	2,250	788	800	2	1,600
		Ⅱ	2,650	928	900	2	1,800
		Ⅲ	3,050	1,068	1,100	1	1,100
	女	Ⅰ	1,700	595	600	2	1,200
		Ⅱ	2,000	700	700	2	1,400
		Ⅲ	2,300	805	800	1	800
50〜69	男	Ⅰ	2,050	718	700	8	5,600
		Ⅱ	2,400	840	800	10	8,000
		Ⅲ	2,750	963	1,000	0	0
	女	Ⅰ	1,650	578	600	16	9,600
		Ⅱ	1,950	683	700	4	2,800
		Ⅲ	2,200	770	800	0	0
合計						200	133,900
対象者の昼食の荷重平均値（kcal）　昼食35％							670
							丸め値 700

使用量を合計して100とし，各食品の使用比率を出し，「食品標準成分表」から各栄養成分値を算出すれば，独自の「学内荷重平均栄養成分表」が作成できる．学内給食の食品構成と栄養目標量（昼食）の作成例を示した．

<学内給食（昼食）の作成例>

　荷重平均栄養所要量：エネルギー 700 kcal

　栄養比率：穀類エネルギー比 50〜55％，たんぱく質エネルギー比 12〜20％未満，動物性たんぱく質比 40〜50％，脂肪エネルギー比 20〜30％

未満の条件である．

この条件の実習例を表Ⅰ-3-3に示した．献立を立てるに当たり，給食栄養量と比較して過不足が大きい場合（±10％以上）は，献立を見直す．

4．食材料費と給食費の検討

食品構成表作成は食材料費が給食費の予算枠内にあるか確認する．前年度の使用実績から食品群別の平均単価を算出し，食品構成における純使用量に対する価格（ただし，廃棄率のある食品群は総使用量の価格）を算出して，予算額を検討する．

給食費の算出において，学内実習は学生による実習であるため人件費や光熱費などは計上せず，給食費（実習費）はほとんど食材料費に充てられる．しかし，食材料費が急騰したり，経験不足によって予測を誤ったりすることも考慮して10～20％のゆとりをもっておく必要がある．

実習に当たっては，1人分の食品使用量と価格との関係を十分理解出来るように，献立作成前に各料理に使用する1人分の食品使用量の目安を覚え，その購入価格を把握するための食品小売価格などの調査や学習・訓練を行い，新鮮で安価な食品の選択を出来るようにすることが大切である．

5．献立計画

食品構成基準を基に，学内実習期間内に献立を立案し，実際の給食（食事）を実施するまでを計画したものである．喫食者の栄養・嗜好，季節感（季節の食品・季節の料理），予算額など配慮して変化ある献立にする．

この献立計画を具体化したものが，献立〔メニュー（menu）：料理名，使用食品を記載したもの〕と作業指示書〔レシピ（recipe）：料理名，使用食品名・純使用量，食品購入量，調味料，栄養価，価格，調理方法，食器などを記載したもの〕である．実習はこの作業指示書に基づいて実施され，献立表は調理作業の指示書となり，また，実施後は記録書・報告書としての機能をもっている．

1）献立作成

献立立案に当たっては，対象者の多様なニーズ（needs）・ウオンツ（wants）を満足してもらえるように努力する．栄養管理された食事を残さず食べてもらうのが目的であるから，見た目もおいしく，その上，楽しみにつながる献立を立てることが大切である．

2）献立作成の基本条件

① 給与栄養目標量および栄養比率が適正である（日差は目標量±10％範囲内で作成し，6～10日間で目標値に近づける）．

② 食品構成基準量に対して適正である．

③ 昼食1食当たりの食費は「食材料費と調味料費」を予算（350円前後）内にする．

④ 供食形態（定食方式献立，選択方式献立，カフェテリア方式献立）を決める．

⑤ 献立料理の組み合わせは基本的に一食の料理形式（和食・中華食・洋食）を統一し，味のバランスも考慮する．主食，汁物，主菜，副菜，デザートの組み合わせと，食器の種類と数を決める．

⑥ 食品の合理的選択をする．季節の出回り期の情報を活用して，最盛期（旬）の食品の種類と価格を調べて献立の季節感を出す．また，加工食品の増加に伴い食品の栄養表示基準が制度化されている．加工食品を利用する場合は表示内容を確認し実習に反映させる．

⑦ 過去に実習で使用した食品の平均廃棄量など参考にして購入量を算出する．

⑧ 実習の調理所要時間内で料理が出来上がり，その上，大量調理に適する料理を選択する．

⑨ 実習施設の調理機器と調理担当者の調理技術に合わせた調理方法を選択する．即ち調理の難易を考慮する．調理担当者の人員・調理技能や給食施設・設備（厨房，食品の貯蔵・保管，調理機器，食堂など）の状況を考えて，調理作業内容・時間を検討する．

⑩ 味付け基準に準じて算出した調味料（％）を用い，一定の味付けで供食する．

殊に，昼食分の食塩量は3.3g以下（1日10g以下）を目安として調整する．

表 I-3-3 食品構成による栄養価（昼食 1 食分）

栄養価の算出は食品荷重平均栄養成分表（一般用） （名古屋市特定給食学内実習用：平成 13 年 10 月作成）

食品群別	使用量 (g)	エネルギー (kcal)	たんぱく質 (g)	脂質 (g)	炭水化物 (g)	ナトリウム (mg)	カリウム (mg)	カルシウム (mg)	リン (mg)	鉄 (mg)	レチノール当量 (μg)	ビタミン B₁ (mg)	ビタミン B₂ (mg)	ビタミン C (mg)
米	58	197	3.4	0.5	42.7	1	48	3	52	0.4	0	0.05	0.01	0
パン類	37	97	2.9	0.9	18.6	129	41	7	20	0.7	0	0.03	0.02	0
麺類	37	97	2.9	0.9	18.6	129	41	7	20	0.7	0	0.03	0.02	0
いも類	25	23	0.3	0.3	5.1	1	90	4	9	0.1	0	0.02	0.01	5
乳・乳製品	75	56	3.0	2.9	4.3	52	116	96	83	0.0	30	0.03	0.12	1
魚介類	17	24	3.3	0.9	0.5	67	51	7	38	0.2	7	0.01	0.03	0
獣鳥肉類	19	44	3.4	3.1	0.1	22	52	1	32	0.2	16	0.06	0.04	1
卵類	11	17	1.3	1.1	0.0	16	14	6	20	0.2	17	0.01	0.05	0
大豆製品	23	34	2.4	1.8	1.8	343	52	34	36	0.6	0	0.01	0.01	0
味噌	4	6	0.4	0.3	0.3	60	9	6	6	0.1	0	0.00	0.00	0
緑黄色野菜	50	17	0.7	0.1	3.8	7	118	23	18	0.4	375	0.03	0.04	12
その他の野菜	80	24	1.2	0.1	5.8	9	193	23	30	0.3	7	0.04	0.04	13
果実	56	34	0.5	0.1	8.6	2	108	8	10	0.1	24	0.34	0.02	16
海藻類	2	2	0.2	0.1	0.6	56	33	8	3	0.2	10	0.00	0.01	0
砂糖類	6	23	0.0	0.0	5.8	0	0	0	0	0.0	0	0.00	0.00	0
油脂類	7	57	0.1	6.1	0.2	20	6	3	2	0.0	4	0.00	0.00	0
合　計	507	750	26.0	19.2	116.6	914	973	235	380.23	4.2	490	0.67	0.42	48
昼食 1 食分の目標量		713	21.3 (12%)	19.8 (25%)	112.3 (63%)	685	961	225	404	3.3	178	0.32	0.36	38
充足率 (%)		105	122	97	104	133	101	104	94	127	275	209	117	126

P：F：C 比率 (%)　14 : 23 : 63　　穀類エネルギー比 (%)　53

⑪ 食品衛生管理に気を付け，安全なものを使用する．
⑫ 喫食者の嗜好や食習慣を尊重し，おいしく・楽しく，質・量ともに満足感を与える献立にする．即ち季節料理，伝統食，郷土食および行事食を取り入れ，献立に変化をつける．
⑬ 献立の色彩（昼食分としてトレーにセットした状態で考える），盛り付け方や量（ボリューム）などを検討する．
⑭ 適時・適温（体温±25〜30℃）給食に配慮する．その際，食品や料理には，それぞれ最もおいしいと感ずる温度域があり，その温度域で供食すると喫食率の向上につながる．
⑮ 喫食者の生活状況と嗜好を考慮するために給食に関するアンケート調査および嗜好調査を行い，その結果を取り入れる．

3）献立の構成（料理の組み合わせ）

献立構成は主食，汁物，主菜，副菜，デザートを基本として，供食方法によって変化をつける．

主食：主に糖質性エネルギー源となる飯類，パン類，麺類である．

汁物：汁の実の種類や量は季節感や食品構成を考慮し，主食，主菜，副菜に調和して食事を満足させる役割が大きい料理である．殊に汁物が加わると高齢者にとっては食べやすい食事となる．

主菜：良質たんぱく質源と脂質源となる魚介類，獣鳥肉類，卵類，大豆および加工品など用いたメインとなる料理である．

副菜：主にビタミン類やミネラル類が得られるが，副菜からはたんぱく質の補給も行われ，主菜との調和を考えた料理である．主に野菜類，芋類，きのこ類，海草類などを用いる．

デザート：全体の栄養バランスをみて決める．季節の果物やカルシウムを補うための乳類などを使用した菓子を組み合わせる．食事の楽しみや精神的安らぎを与える．

献立立案は「主食，汁物，主菜，副菜，デザート」の順に組み合わせを考えると作成しやすい．実際の料理の組み合わせは，調理様式（和食，洋食，中華食，折衷料理），調理方法（焼く，煮る，揚げる，炒める，蒸す，煮込む，和えるなど）を考慮し，期間献立に変化をつける．

献立作成の活用・展開には第Ⅱ章の実習編の主食（1-A・B・C），汁物（2-A・B・C），主菜（3-A・B・C），副菜（4-A・B・C），デザート（5-A・B・C）を参考にして献立計画にコーデイネート（coordinate）するとよい．その上，献立はおかずの中心となるたんぱく質源（魚介類，獣鳥肉類，卵類，大豆加工品）の主菜を上手に献立に取り入れる．例えば，献立は（魚主体2回，肉主体2回，卵主体1回，大豆加工品主体1回）というように決定する．次にどんな調理方法を採用するかを決める．続いて主要たんぱく質源別の回数と調理方法回数から，期間献立を作成し献立に変化をつける．調理様式および主食（飯，パン，麺類）を期間内に配分する．殊に献立がマンネリ化しないように工夫することが非常に大切である．なお，昼食1人分の食品使用量は500〜600gが目安となる．

この作成に当たっては，実習での献立作成に「献立作成の基本条件」を考慮し，栄養バランスのとれた献立を早く作成できるように学習する．

4）予定献立表

予定献立表の様式は自由であるが，施設ごとに記入方法・項目を決めて，見やすく取り扱いやすく設定する．

献立表の項目には，a.実施日，b.献立担当者，c.食事の種類，d.食数，e.食事区分（昼），f.料理名，g.食品名，h.1人当たりの純使用量および使用量，i.総使用量（食材購入量），j.廃棄率，k.摂取栄養量，l.調味料，m.食品価格，n.調理法（備考欄）などを記載する（表Ⅰ-3-4）．

(1)予定献立表の記載上の留意点

① 料理の記入順序は特定の決まりはないが「主食，汁物，主菜，副菜，デザート」の順に記入するとよい．
② 使用食品の記入順序は調理の手順に合わせておくと調理担当者の指示書となる．
③ 食品材料の純使用量（可食部）は正確に記入する．
④ 調味料の使用量は重量（g）または調味率

表 I-3-4 予定献立表（例）

年　月　日（　曜日）　　　　　　　　　　　　　　　　　　　　　喫食者人数（　　）人分　　　献立作成者

食事区分	料理名	1人当たり							喫食者人数（　）人分			備考価格 ＊調理作業など
		純使用量 (g)	調味料 (g)	エネルギー (kcal)	たんぱく質 (g)	脂質 (g)	使用量 (g)	価格 (円)	廃棄率 (%)	総使用量 (kg)	購入量 (kg)	価格 (円)
合計												
穀類エネルギー比　％	脂質エネルギー比　％		たんぱく質エネルギー比　％				動物性たんぱく質比　％					

　（％）で記入し，少々と書かない．
⑤　食品材料によっては備考欄に，1尾，1枚，1個，1本と記入しておくと便利である．

(2)献立作成の学習方法

　栄養計画・食事計画に基づいて作成した予定献立および実際の調理，供食したものに対して，献立計画が適正であったか検討し，献立の内容の改

表Ⅰ-3-5 献立の自己・他者評価表

クラス名（　　　）番号（　　　）氏名（　　　）

昼食の評価を○と×で判定して下さい　　　　　　　　　　　　　　自己　　他者

評価項目	配点	○・×判定
栄養・嗜好面（栄養・味のバランス）	2	
衛生面（食品の衛生・安全性：生野菜の禁止あるいは消毒の配慮など）	2	
食事の量（分量が適当）	2	
外観（盛り付け，食器との調和など）	1	
経済面（予算内）	2	
プロセス（大量調理の適否，調理作業，所要時間など）	1	
合計点	10	

合計点	
判定（A, B, C）	

ただし，自己・他者（家族・友人・知人）の合計評価の判定点：16点以上：優(A)，15〜9点：良(B)，8点以下：可(C)

善を図ることが必要である．実習生が喫食者に対して適正な献立を作成するには，料理と食品・食材のレパートリーを多くもつことが基本条件である．そこで，下記に示す方法により予定献立の評価を行う．

☆予定献立の「自己評価・他者（家族・友人・知人）評価法」

料理や食品材料知識・調理体験の少ない実習生の献立作成には，授業で作成した献立を家庭において調理実践すると同時に表Ⅰ-3-5の「自己評価・他者（家族・友人・知人）評価法」を組み合わせて行い評価する．

6. 試作

給食を円滑に実施するためには，予定献立の大量調理を実施する前に，予定献立に従って少量で調理して，実際に盛り付けまでを行い，大量調理献立，作業計画，販売価額などを調整する．これによって計画と実際の違いを知り，予定献立の整理・検討を行うことが出来る．即ち，食品材料を購入し，予定献立どおりに調理・盛り付けをすること，食品の重量や調味料の使用量は正確に計量すること，水分蒸発量にも注意を払うことである．

1）試作時の検討項目
① 栄養素量の評価
② 食品の種類と購入量，購入先，品質，分量，価格
③ 廃棄量，切り方，調理方法・調理手順，調理所要時間
④ 各料理の味付け，1食分の味の調和
⑤ 出来上り分量・盛り付け量，色彩，食器，配食方法
⑥ 調理機器・器具
⑦ 食材料費（価格），食券の準備

2）試作の献立評価

使用食品の重量，調味量の重量，盛り付け量，料理の組み合わせ，色彩，料理に適した器であったか，調理の所要時間・作業指示（配膳方法など）や価格（給食費の予算枠内の確認）などチェックリストを設けて評価する．この際，「自己評価・他者評価表」を活用することも大切である．

7. 実施献立表

実施献立表は予定献立表に変更（食品の種類や使用量の変更，調味料の増減，調理方法の変更など）や訂正が加えられた献立表である．この献立表は記録書となり，栄養出納表や報告書の資料となる．

8. 献立作成の合理化

献立作成業務の合理化・効率化を図るためにサイクルメニュー，カードシステム，コンピュータ活用による作成を実施することが望ましい．

4 給食の品質管理（品質保証・標準化）

Ⅰ. 基礎編

給食として提供する食事には，栄養価，おいしさが備わった上に，衛生上の安全性が強く求められる．

それらの基礎には食材料の品質が大きく影響する．食品の品質と安全性は国の法律や自治体などの条例で決められているものがあるので，購入に際してはこれらの内容を周知して判断の資料にすることが大切である．

食品の品質に関わる規格と表示

1. 日本農林規格（japanese agricultural standard：JAS）

JAS 制度は「農林物資の規格化及び品質表示の適正化に関する法律」に基づいて，農林物資の品質改善，生産・流通・消費の合理化を図ることを目的にしている．制度は次の2つからなっている．

① JAS 規格制度：JAS 法による検査に合格した製品に JAS マークをつけることを認める制度．マークをつけるのは業者の任意．改正 JAS 法により平成 12 年 6 月からは，認定機関の認定を受けて製造業者などが自身で格付けする方法も導入された（図Ⅰ-4-1）．既存の規格は 5 年ごとに見直し，不要となった規格は廃止し，規格制定等の際には，国際規格（コーデックス規格）を考慮する．

② 品質表示基準制度：消費者の選択に必要な品質表示基準に従った表示を製造・販売業者に義務づける制度．改正 JAS 法では，範囲は一般消費者向けのすべての飲食料品とし，生鮮食料品に原産地表示，加工食品には原材料表示を義務づける（表Ⅰ-4-1）．

1）有機食品の検査認証制度

改正 JAS 法で有機食品の規格を制定（コーデックスに準拠）した．

有機農産物および有機農産物加工食品は，農林水産大臣から認可を受けた登録認定機関がほ場ごとに生産者を認定し，その生産者が生産したもののみに有機 JAS マークを添付できる仕組みである．

【有機農産物】とは，化学的に合成された肥料および農薬の使用を避けることを基本として播種または植付け前 2 年以上（多年生作物にあっては最初の収穫前 3 年以上）の間，堆肥等による土造りを行ったほ場において生産された農産物．

【有機農産物加工食品】とは，原材料である有機農産物のもつ特性が製造または加工の過程において保持されることを旨とし，化学的に合成された食品添加物および薬剤の使用を避けることを基本として製造された加工食品．食塩および水の重量を除いた原材料のうち，有機農産物および有機農産物加工食品以外の原材料の占める割合が 5％以

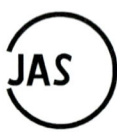

等級別規格のない大部分の加工食品

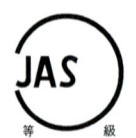

等級別規格のある，一部の食品油以外の加工食品

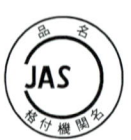

等級別規格のない一部の加工食品

〈特定 JAS マーク〉
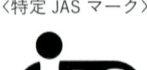

熟成ハム類，熟成ソーセージ類，熟成ベーコン類，地鶏肉，手延べ干しめん

〈生産情報公表 JAS マーク〉
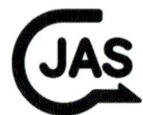

生産情報公表牛肉
生産情報公表豚肉

図Ⅰ-4-1　JAS 規格制度

表 I-4-1　改正 JAS 法による品質表示基準制度

表示概要		表示事項
生鮮食品	農産物	「名称」「原産地」
	水産物	「名称」「原産地」「解凍」「養殖」
	畜産物	「名称」「原産地」
玄米および精米		「名称」「原料玄米」「内容量」「精米年月日」「販売業者等の氏名または名称, 住所および電話番号」
加工食品		「名称」「原料玄米」「内容量」「賞味期限(品質保持期間)」「保存方法」「製造業者等の氏名または名称および住所」

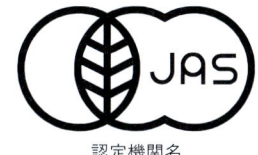

図 I-4-2　有機 JAS マーク

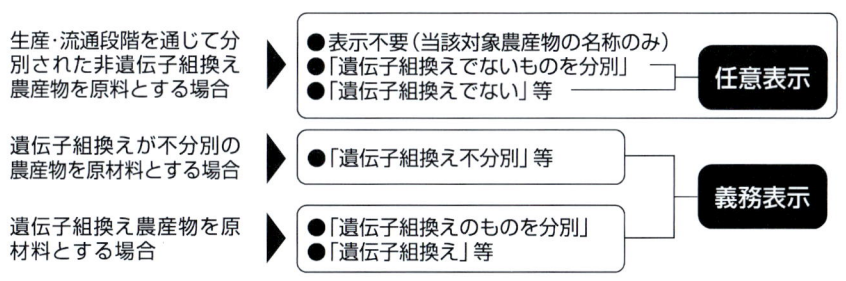

図 I-4-3　改正 JAS 法品質表示基準に基づく表示

下であることが必要 (図 I-4-2).

2) 遺伝子組み換え食品の表示

大豆, とうもろこしなどの遺伝子組み換え農産物とその加工品については, 改正 JAS 法品質表示基準に基づく表示 (図 I-4-3) をする.

2. 地域・その他の認証表示例

地域・その他の認証表示例のいくつかを図 I-4-4 に示す.

3. 食品衛生法

食品衛生法には, 食品の表示の基準や義務が示されており, 同法施行規則に, 販売しようとするものの表示基準として, 食品表示を必要とする食品とその表示事項が定められている. また, 食品衛生法に基づいた食品添加物名の表示や, 食品の消費期限・品質保持期限の表記が義務付けられている.

4. 健康増進法

健康増進法には, 栄養表示基準制度, 特別用途食品の表示・特定保健用食品の表示 (図 I-4-5) が定められている.

5. その他の規格・基準

1) コーデックス規格

コーデックス規格は, 食品が国際流通するようになったことから, FAO (国際食糧農業機関) と

〈地域食品認証マーク〉
「○○県地域食品認証制度」により，品質，表示などの基準に合格したもの．対象品目は，油揚げ，豆腐，こんにゃく，かまぼこ，納豆など．

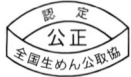
〈生めんの公正マーク〉
全国生めん類公正取引協議会に加入している事業者が，規約に従って製造販売するものにつけられる．生めん類の適正な表示の基準を明確化し，一般消費者の誤認を防止する．

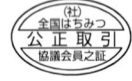
〈はちみつの公正マーク〉
全国はちみつ公正取引協議会が品質基準，表示事項などを決めた公正競争規約に従ってつくられたはちみつにつけられる．

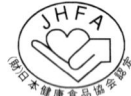
〈JHFA 認定マーク〉
日本健康食品協会が厚生労働省の指導のもと設定した規格基準に適合した健康食品につけられる．

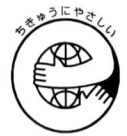
〈エコマーク〉
環境保全に配慮された商品として(財)日本環境協会から認定されたものにつけられる．

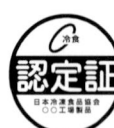
〈冷凍食品の認定証〉
日本冷凍食品協会が定めた冷凍食品検査基準に合格したものにつけられる．保存温度－18℃以下．

〈飲用乳の厚生マーク〉
全国飲用牛乳公正取引協議会が定めた適正表示基準に合った牛乳などにつける．不当表示防止法などに準拠し，乳等省令に基づき適正表示に．

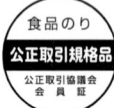
〈のり厚生マーク〉
食品のり公正取引協議会が定める「食品のりの表示に関する公正競争規約」を満たしたものにつけられる．

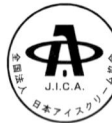
〈アイスクリームのマーク〉
日本アイスクリーム協会が，乳等省令，食品添加物などの規格基準をもとに定めた自主規格に合格したもので，アイスクリーム，ラクトアイス，アイスミルクにつく．

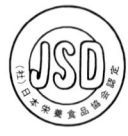
〈JSD マーク〉
日本栄養食品協会が厚生労働省の指導を受け，栄養成分の名称と量を表示する加工食品につけられる．

図Ⅰ-4-4　地域・その他の認証表示例

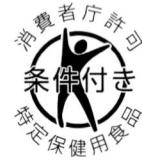 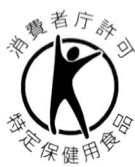 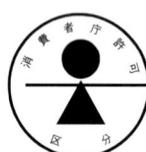
区分欄には，乳児用食品，妊産婦用食品，高齢者用食品，病者用食品など，当該特別の用途を記載する．

図Ⅰ-4-5　特定保健用食品と特別用途食品のマーク
［特定保健用食品は，特別用途食品（健康増進法第 26 条）のうち，食品中の成分が科学的試験結果に基づいて健康に有用な機能性があると厚生労働省が認め健康表示を許可された食品］

WHO（世界保健機関）が合同で設置したコーデックス委員会によって，食品の規格や衛生規範およびガイドラインなどについて作成されている国際基準である．消費者の健康の保護と公正な食品貿易の実施の確保を目的に作られたもので，貿易の阻害にならないようにと各国で独自の規格を作っても，食品流通の国際化，規制緩和の動きによって事実上，この国際規準に合わせる方向になってきている．

2) 国際標準化機構（international organization for standardization：ISO）

ISO は非政府組織の国際機関で，国際連合の諮問機関である．製品からサービスに至るさまざまな国際規格を作っている．ISO 9000 は品質システムのための国際規格である．品質システムとは一定の品質の製品やサービスを提供するために必要

なマニュアルを作成し，その手順通りに行う．消費者側からみた場合，その商品は責任をもって品質管理されているという信頼性につながる．周到な管理により，品質にたいして標準化，保証をしていると理解されている．

3) 衛生管理基準（good manufacturing practice：GMP）

製造管理・品質管理に関する衛生管理基準（GMP）は，製造管理ならびに品質管理に関する指針を示し，品質確保を目的とする自主基準．GMP基準は，製造業者の責任，製造品質，総括責任者の責務，製品標準書の策定，製品が完成するまでの製造管理，品質管理などを定めたものである．

4) 危害分析重要管理点（hazard analysis and critical control points：HACCP）

食品の安全衛生に関する危害を，事前に防止することを目的として行う衛生管理システムである．HACCPシステムは，「8．安全・衛生管理」を参照する．

5) 大量調理施設衛生管理マニュアル

平成9年，厚生労働省は食中毒の防止を目的として「大量調理施設衛生管理マニュアル」を作成した．HACCPの概念に基づき，食品から盛り付け・配膳までの重要管理点を点検・記録して，衛生上改善が必要な所には速やかに措置することで危害を防止するマニュアルの導入を奨励している．

献立・生産（調理）工程の標準化と品質管理

料理を量・質とも目標の品質に仕上げるためには，次のような管理や標準化が必要になる．

①献立の作成に際し，対象者に適した量とおいしさを提供出来る品質にするには，食材料の組み合わせや調理方法を標準化する．前処理の不要なカット野菜や冷凍食品は，品質などの検討を十分に行った上で使用する．

②効率よく生産（調理）するためには，献立作成時に使用食品の切截方法，形態などを出来るだけ明示し，調味％，廃棄率，調理時間なども数値化したレシピーを作成する．

③調理操作や作業は，調理機器の性能や作業者の能力を考慮した上で，HACCPシステムを取り入れた衛生上・作業管理上安全な設定をして行う．

④料理の仕上がり時刻と供食までの時間や保管方法は，衛生上の安全性に重要であり，さらに，適温で配食できるシステムになっていることが品質管理上必要である．

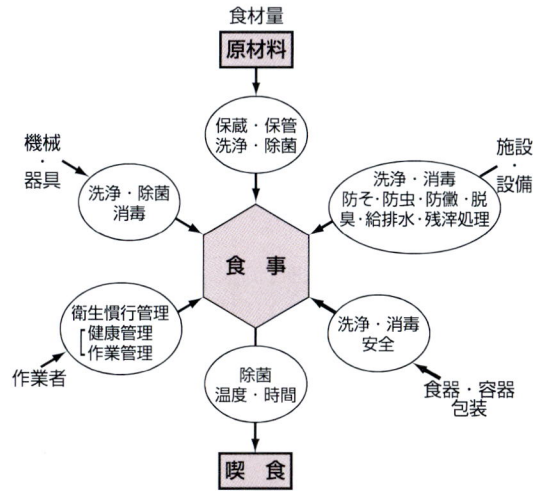

大量給食施設の total sanitation control（総合衛生管理）

5 給食の組織・人事管理

実習担当者の役割分担の配置と連携

　学内実習では，業務は生産（調理）業務と経営管理業務（主として事務作業）に分けて役割分担を行い，実習回数の中で各種の役割りをローテーションしながら実習生一人一人に，一通りの給食経営管理業務を体験出来るようにする．また，作業グループごとに担当責任者（リーダー）を決め，それぞれの作業分担とその責任を考慮した組織を構築する．学内実習における組織例を図Ⅰ-5-1 に示す．

　安全でおいしい食事を適時・適温で提供するには，限られた時間内に生産（調理）作業を安全にかつスムーズに進められるようにする（図Ⅰ-5-2）．

　生産業務担当者と経営管理業務担当者が相互に連携を取り，効率的・能率的に作業を行わなければならない（図Ⅰ-5-2）．

担当責任者のリーダーシップとマネジメント

　作業を円滑に行うには，まず実習生一人一人が給食業務の目的を理解するとともに，分担された作業に対し強い責任感をもって当たることが必要である．給食業務は，個人ではなくグループでの作業が中心となるため，人間関係が良好であり，協調的でなければならない．担当責任者は，グループのリーダーとして常にグループの中心となってメンバーとのコミュニケーションをとり，実習生の調和を図ることが大切である．

　また，作業に「ムリ・ムダ・ムラ（3M）」があると，

① 料理の出来上がり時間にずれが生じ，喫食時間に食事を提供出来なくなる．
② 時間がないと慌てて作業を行い，火傷や切り傷などのケガをする．
③ 食品の取り扱いが雑になり，加熱が不十分になったり，食品の扱いが不衛生になる．

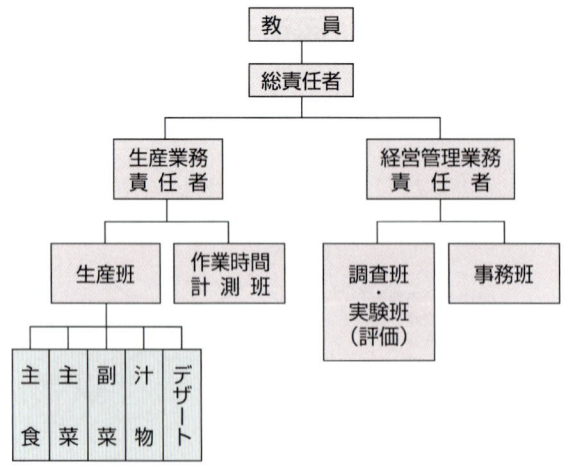

図Ⅰ-5-1　学内実習での組織例

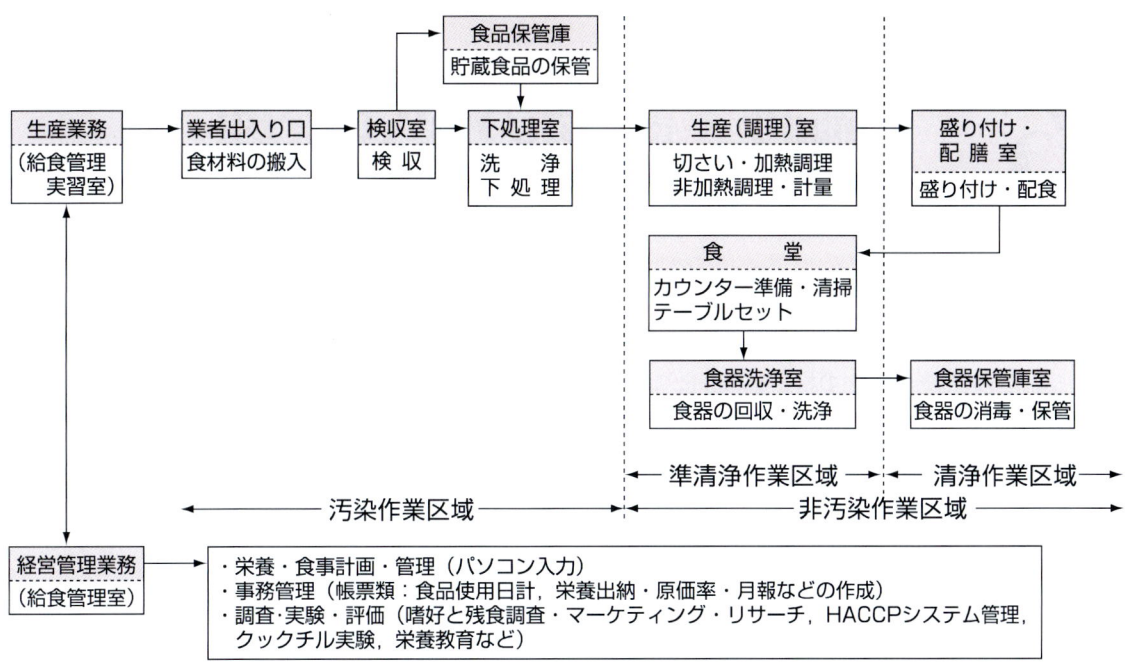

図Ⅰ-5-2　給食業務分担

④　作業員の疲労度がひどくなる．
などの問題が生じる．

　設備，食材料，時間，労働力，作業動線，調理工程などと衛生面に注意しながら，作業が安全で効率的に行えるように「ムリ・ムダ・ムラ」のないスケジュールを作業時間計測や疲労調査結果を取り入れながら生産（調理）・経営管理業務ともに計画し，給食業務を管理することが必要である．

ちょっとみて！

「サイクルメニュー」

　嗜好に合い，さらに施設の条件にかなった料理をメニューとして選び，グループ別に分類して，季節毎に周期的に組み合わせて利用する方法である．この方式の利点は，食品の計画購入による経費と労力の節約，調理作業の標準化による生産性の向上である．何種類かの規格を作っておき，適切に利用することが標準化の成功のコツであろう．

6 施設・設備の保守管理

// 生産施設・設備・器具 //

　生産（調理）施設における施設・設備の保守管理は，与えられた条件の中で給食を円滑に運営するために重要である．生産施設・設備内では，食材の搬入から調理，配膳，供食，喫食，厨芥の搬出までの一連の作業が一定時間内に能率的，衛生的，経済的に安全に行われることが大切である．

1. 生産施設

　生産施設の立地条件は，労働安全衛生規則（第630条）により次のように定められている．①飲用に適する良質な水が十分供給でき，給排水の設備がやりやすい所．②通風，採光，換気の良い所．③便所および汚水処理場から適当な距離のある所．④食材料などの搬入，厨芥の搬出に便利な所．⑤喫食者の利用に便利な所．⑥給食施設付近から騒音や臭気，病虫害などの危害を受けず，また給食施設周辺への騒音や臭気，油煙などの影響が少ない所．

　厨房の面積は，機器占有面積や給食施設別の面積からの算出法に準じる．厨房の形態は，凹凸がなく縦横比が1対1.5～2程度の長方形が望ましい．機器占有面積からみた厨房面積の算出は，大施設：機器占有面積×3～4倍，小施設：機器占有面積×2～2.5倍である．

　生産施設の区分は，汚染作業区域（検収場，原材料の保管場，下処理場），非汚染作業区域〔さらに準清潔作業区域（調理場）と清潔作業区域（放冷・調製場，製品の保管場）に区分される〕を明確に区別する．なお，各区域を固定し，それぞれを壁で区画する，床面を色別する，境界にテープを貼る等により明確に区画することが望ましい．便所，休憩室および更衣室は，隔壁により食品を取り扱う場所と必ず区分されており，調理場等から3m以上離れた場所に設けられていることが望ましい．また，施設は，隔壁等により，汚水溜，動物飼育場，廃棄物集積場等不潔な場所から完全に区別されていることが望まれる．

　床には，ドライシステム（乾式）とウェットシステム（湿式）がある．ドライシステムは，高温・多湿を防止しやすく，バクテリアや雑菌の繁殖を防ぎ，衛生的である．また，床が滑りにくく，軽装で作業が行えるため作業環境が向上する．今後は衛生面，作業環境などの点からドライシステム化を積極的に図ることが望ましい．水を使用する床面部分の勾配は100分の2程度および排水溝は100分の2～4程度の勾配を設けるなど，排水が容易に行える構造にする．排水溝は詰まりや逆流が起きにくい構造・配置であり，日常的に洗浄が行える構造であることが必要である．

　出入口および窓は極力閉めておくとともに，外部に開放される部分には網戸，エアカーテン，自動ドア等を設置し，ねずみやこん虫の侵入を防止する．各作業区域の入口手前には，手洗い設備（石鹸，爪ブラシ，ペーパータオル，殺菌液等），履き物の消毒設備（履き物の交換が困難な場合に限る）を設置する．なお，手洗い設備は，ハンドルを直接手で操作しない構造のものが望ましい．便所には，専用の手洗い設備，専用の履き物を備える．また，便所は調理従事者等専用のものが設けられていることが望ましい．

　施設は，内部の温度および湿度管理が適切に行える空調等を整えた構造等であり，調理場は温度は25℃以下，湿度80％以下に保つことが望ましい．

表Ⅰ-6-1　主要機器

用 途	主要機器	摘 要	写真番号
洗米	水圧洗米機	水圧により米をパイプの中で循環させ洗米する．米の破損を防ぎ，破砕米が少ない．	1
切さい	ピーラー	芋，根菜類を大量に効率よく短時間に洗いながら皮むきを行う機械．	2
	フードスライサー	野菜類の下ごしらえ（輪切り，短冊切り，おろしなど各種形状に切さい）から挽肉まで行う万能調理機．	3
	フードカッター	野菜，肉類，魚介類などをみじん切りにする機械．	4
加熱	フライヤー	大量に揚げ物ができる器具．温度調節装置付きが多い．	
	スチームコンベクションオーブン	蒸気による加熱調理と熱風による加熱調理を併せ持ったオーブンで，蒸し物から焼き物など幅広い料理が出来る．	5
	回転釜	煮物，炒め物に適した回転式の煮炊釜．	6
	ティルティングパン（別名：ブレージングパン）	浅形の槽の形態で底の平らな回転鍋である．槽内で炒め物，焼き物，シチューなどの煮込み，煮物，揚げ物，蒸し物など幅広い加熱調理が出来る．	7
	スープケトル	釜が二重構造で，外釜の水を沸騰させ，内釜を間接加熱で焦げ付きを防いで加熱する．各種スープ，ソース類の大量調理に使用される．	
	炊飯器	炊飯鍋で炊飯する熱器具．形態は，オーブン形，多室形，コンベア，卓上形があり，熱源はガス，電気がある．	8
	圧力鍋	高圧下で，水の沸点を高くし，高温で加熱調理を行うことができる鍋のこと．煮えにくい硬い肉や魚の骨なども短時間で柔らかく調理でき，ガスや電気代の消費量も少ない．蓋は高温に耐えられる構造になっており，安全装置が取り付けられているが，取扱いには十分な注意が必要である．	
保温	温蔵庫（熱蔵庫）	調理した食品を温度（常温～100℃）や湿度を調節し保温する．病原菌の増殖を抑制するために65℃以上で管理することが必要である．	
	ウォーマーテーブル	調理した料理（スープ，ソース等）をホテルパンに入れて適温で保温（30℃～120℃）する．保温は，湯煎で行うため，焦げ付きがない．	
冷却	真空冷却機	加熱された食品を減圧状態に置き，食品内部に含まれる水分を蒸発させ，その際の蒸発潜熱により冷却を行う．	9
	ブラストチラー	加熱調理した料理を冷気の強制対流により短時間に冷却（空冷式）出来る急速冷却冷蔵庫．クックチルシステムを行う際に使用される．	10
	タンブルチラー	加熱調理してパック詰めした料理を冷却水（0℃）が循環するタンク内のドラムに入れ，ドラムを回転させながら急速冷却（水冷式，ブラストチラーより速い）を行う．クックチルシステムを行う際に使用される．	11
保冷	コールドテーブル	テーブル型冷蔵庫で，作業台と冷蔵庫が組み合わされている．冷凍コールドテーブル，氷温コールドテーブルもある．	
	コールドショーケース	サラダやフルーツ，デザートなどを保冷しながら陳列するショーケース．	
盛り付け	盛り付けコンベア	盛り付け，配膳作業をスムーズに行うためのコンベア．	
配膳	冷温蔵配膳車	冷蔵部分と温蔵部分を併せ持った配膳車．専用トレイに暖かい料理と冷たい料理をセットし，冷蔵，温蔵を行いながら配膳する．	12
食器洗浄	食器洗浄機	食器類を自動洗浄する機械．ボックス型とコンベア型がある．かき上げ式洗浄機は，浸漬槽の食器類を自動的にコンベアにかき上げ，洗浄機に送りこむことが出来る．	
消毒機器	食器消毒保管庫	洗浄作業終了後に熱気で食器類の乾燥・消毒・保管を行うための機器．	13
	包丁まな板殺菌庫	紫外線による常温殺菌を行うことが出来る．	
残菜処理	生ごみ処理機	生ごみを微生物の働きにより肥料や飼料等に再資源化する機械や生ごみの容量を1/3～1/5に減少（粉砕後，脱水．）させる機械等がある．	
その他	真空包装機	食品を真空包装する機械．	

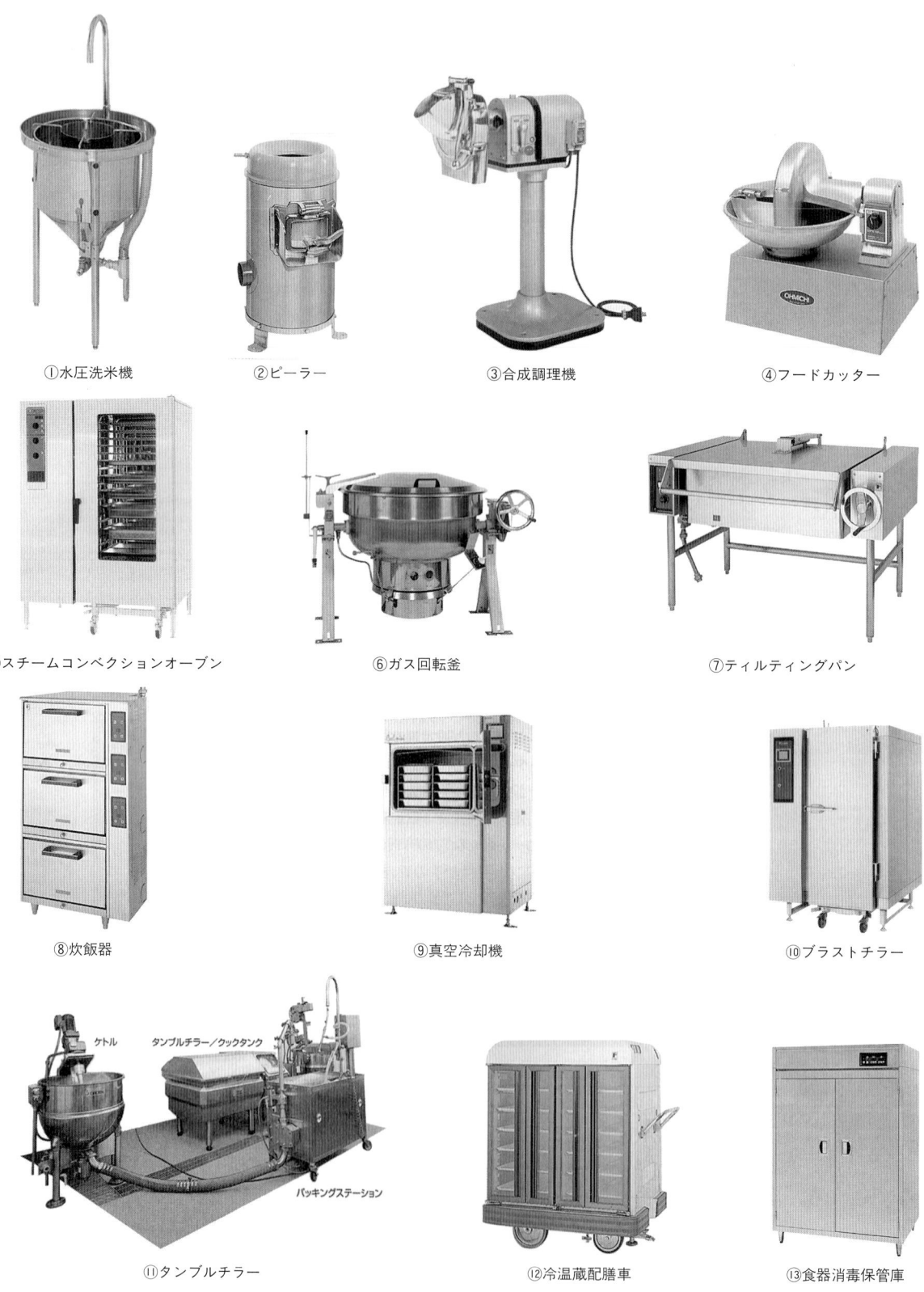

図Ⅰ-6-1　主要機器〔(株)フジマック提供〕

2. 設備・器具

生産施設で使用されている主要機器を表Ⅰ-6-1と図Ⅰ-6-1に示す．

生産施設のレイアウトに当たっては，各設備・機器の必要スペースを確保し，各セクション内で作業動線に沿って機器を配置し，作業区域の後戻りがないようにする．

食器は，陶磁器（強化磁器），ガラス（強化耐熱ガラス），金属，プラスチック，複合素材などの材質に分類される．食器選定の際には，安全性，耐久性，能率性，感覚性，経済性，衛生面等を配慮して選定することが必要である．また，老人福祉施設や身体障害者施設等の給食では，食事動作を助けるように工夫された自助具が使用されている．

什器は，衛生的で安全であり，取り扱いが簡単で丈夫であり，機能的なものを使用する．材質は，ステンレススチール，鉄，ホーロー，アルマイト，プラチックなどがある．

食器や什器などの器具は，作業動線を考慮し，予め適当な場所に適当な数を配置しておくことが望ましい．

// 施設・設備の保守管理 //

生産施設内はガス，電気，水蒸気，油煙など危険が多い場所である．衛生的で安全に作業が行われるためには，設備・機器の保守管理を正しく行わなければならない．次の項目を考慮して点検を実施する．① 機器類の取り扱いマニュアルを作成し，所定の場所に置く．② 定期的な点検（日，週，月，年単位）を行う．③ 機器類の備品台帳を作成する．④ 設備・機器別に管理責任者を決め，責任をもたせる．⑤ 統括責任者を決めておく．

// 食事環境の設備・整備 //

近年，特定給食施設の食堂は，食事を摂るだけの場所から，リラックスしたり，仲間とのコミュニケーションを図る場所などと役割が変化してきた．学校給食では，食堂やランチルームの整備が行われたり，高齢者施設における食事環境の改善など，生活の質（QOL）の向上という観点から食事環境を整えることの重要性が指摘されている．

食堂面積は，労働安全衛生規則（第630条）により，食事の際の1人について，1m^2以上と決められているが，食堂の種類やテーブル形式により1席当たりの面積は若干異なる．食堂面積は次の計算式によっても算出できる．食堂面積＝（1席当たりの面積×喫食数）／席の利用回転数

7 食材の生産（調理）管理の実践

// 食材の流通と購買管理 //

　食材は，近年，ますます多種類・多品質が出回るようになり，価格や品質のみでなく，生産方法や流通までを含めた食材料の正確な情報や知識を入手する手段が必要である．給食における食材管理業務の流れを図Ⅰ-7-1に示す．

1. 食材の流通

　食材購入の仕組みおよび流通は，取り扱う食材の種類や量が多く複雑であり統一されていない．食材が生産者から消費者に渡るまでの流通経路は，「生産者→卸売り業者→小売業者→消費者」が一般的であるが，米，青果物，水産物，畜産物などでそれぞれ異なる．近年，食材の安全性と価格安定に向け，流通方法も工夫されている．コールドチェーン（低温流通システム）は食材を生産地から消費地に低温輸送する一貫したシステムである．食品の温度が2～10℃の温度帯で流通するものを冷蔵（cooling），-2～2℃を氷温冷蔵（chilling），-18℃以下を冷凍（freezing）としている（科学技術庁のコールドチェーン勧告）．食品の保存温度と保存時間を管理していることで，効率よく安全な配送・保管ができる．

2. 購買方針

　良い品質の食材料を選び，適正価格で購入するためには食品の流通，価格，購入先の選定，購入方法などについて研究し，予定献立に基づいて計画的に購入する必要がある．購入方法として，店頭購入，卸売り業者，産地直結購入などがある．関係施設で一括共同購入したり，カミサリー（食材購入，保管，配達を一括して行う流通センター）などを利用することもある．コンピュータ導入に

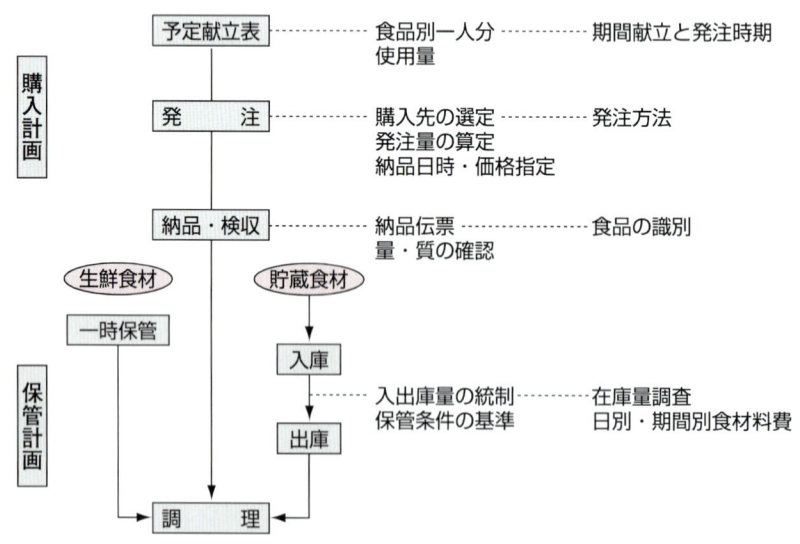

図Ⅰ-7-1　食材管理業務の流れ
（鈴木久乃・他編：改訂新版　給食管理，p.71, 第一出版, 2001. 一部変更）

よる食材料購入の合理化が進められている．

1) 食材の購入

食材料の購入は，食材の鮮度の配慮・保管設備の状況・購入資金量や献立内容などの実状に合わせて行う（表Ⅰ-7-1）．

(1) 生鮮食品

献立表により，購入量は鮮度や品質が劣化しないよう配慮して，使い切れる量を購入する．一般的には1日分ごとの使用量で購入する．市場の入荷状況と関連があるので，発注量の多少にもよるが，少なくとも1～2週間前には発注する．入荷量不足や価格高騰などが起きれば，代替食品に切り替えなければならない場合もある．

(2) 貯蔵食品・備蓄食品・常備品

貯蔵スペースや食品の賞味期限などを考慮した上で，ある一定（冷凍食品を含む）期間内の予定使用量を算出して，まとめて購入する．貯蔵食品（冷凍食品を含む）のうち，米・乾物・缶詰や砂糖，醤油，油など常時使用する調味料などは，一定期間の使用量を計算し，定期的に購入する方法がとられる．

2) 発注量の算出

廃棄量のない食品は，1人当たりの純使用量に食数を乗じた数値が発注量である．廃棄量のある食品は，純使用量に廃棄量を加えた量が発注量になる．廃棄量は野菜などでは同一食品であっても，季節，切り方，素材の大きさ，調理人の個人差などによって変動する．廃棄率について過去の結果を記録しておき，条件の違いによる各食品の廃棄率を算出しておくとよい．発注換算係数*（庫出し係数ともいう）と食品例を表Ⅰ-7-2に示した．

〈発注量の算出方法〉

廃棄量のない食品

　発注量＝1人当たりの純使用量×食数

廃棄量のある食品

$$発注量 = \frac{1人当たりの純使用量 \times 食数}{可食部率^{**}} \times 100$$

$${}^{*}発注換算係数 = \frac{1}{可食部率} \times 100$$

　**可食部率＝100－廃棄率

3) 発注方法

発注に際しては，購入業者別に，食品名，数量，規格，納入日時など必要項目を記載した発注伝票または発注簿を作る．発注方法には，電話，FAX，業者手渡し，店頭注文，電子メールなどがある．いずれの方法も発注ミスや落ちがないよう，発注直前の再点検を必ずする．

3. 検収

検収とは納入された食材料が発注要件どおりで適正であるかどうかについて，納品伝票，現品，発注伝票と照合し受領する業務をいう．検収項目として品目，重量，数量，規格，価格，衛生状況などをチェックするとともに，食品の色・光沢・匂い・音など五感を使って品質，鮮度を識別し，表示（日本農林規格，食品衛生法，健康増進法などによる）および包装や缶などの破損・変形から品質を識別する．このような食品識別能力を身につけた者が検収を行う．検収項目の結果について記録を取り，不適切な食品は返品し交換する．

4. 食材の保管

検収後の食材は，品質を保持するよう衛生面に配慮して，鮮度の低下や栄養成分の減少を防ぐ適切な方法で保管されなければならない．その食材の特性に合わせた最適な保存条件，保存期間についての十分な知識が必要とされる．食材を保存する場合，品質を変化させずに保存できる期間と保存温度の間には個々の食品ごとに一定の関係があり，これを T-TT(time-temperature tolerance)：時間・温度許容限度とよんでいる．食材の分類別保存条件を表Ⅰ-7-1に示した．

食材を保管する際の留意点を以下に述べる．

1) 生鮮食品

①食品の収納は，冷気の循環を確保するため庫内容積の70％までとし，ドアの開閉は最小限に留める．隔測温度計により庫内温度管理し，記録する（冷凍庫も同様）．

②鮮魚介類，肉類は相互汚染を防ぐため，蓋付き専用容器に移し替える．

表 I-7-1 食材分類別にみた保存条件および購入計画

食材の分類	保管設備	温度条件	食品類	購入計画・特徴
生鮮食品	チルド室 冷蔵庫	−3〜0℃ 0〜5℃	魚介類・獣鳥肉類	1〜2日間単位
			穀類（生・ゆで麺, パン類）	1〜2週間前に発注
			大豆製品（豆腐, 納豆, 油揚げ）	即日購入・消費が原則
			乳製品（牛乳・ヨーグルト）	
			魚および肉加工品	
			野菜類（葉菜類・きのこ類）・果物（いちごなど）	天候・季節により価格変動大
	保冷庫	5〜10℃	果物類（りんご, なしなど）	1〜2週間単位
			短期貯蔵食品（チーズ・バター・マヨネーズ・卵）	1〜2週間前に発注
貯蔵食品	食品庫	20℃前後	穀類（米, 小麦粉, 乾麺）	週・月〜年間単位
			調味料（砂糖, 塩, 味噌, 醤油）	定期的一括購入
			油脂類	標準在庫量保持
			缶詰, ビン詰	まとめ買いが経済的, 能率的
			乾物類（豆類, しいたけ, 昆布, 高野豆腐）	1〜2週間単位
			その他（漬物, レトルト食品, 無菌包装・充填製品）	1〜2週間前に発注
冷凍食品	冷凍庫	−25〜−18℃	野菜類（根菜類）・いも類	2〜4週間単位で購入可
			水産冷凍食品	価格変動ほとんどない
			農産冷凍食品	素材・加工・調理済食品と多種多様
			畜産冷凍食品	廃棄部少なく, 下処理不要
			調理冷凍食品	
			その他の冷凍食品（パン類, 菓子類, 果汁類など）	

表 I-7-2 発注換算係数と食品例

廃棄率（％）	発注換算係数	該当する食品例
5	1.05	さやいんげん, きゅうり, たまねぎ, トマト, にら, レタス, はくさい
10	1.11	だいこん, なす, ほうれんそう, 西洋かぼちゃ, ごぼう, ぶなしめじ
15	1.18	オクラ, キャベツ, 青ピーマン, チンゲンサイ, りんご, ぶどう, えのきだけ, こまつな, 梨
20	1.25	れんこん, グリンアスパラガス, しょうが, 梅干し, 温州みかん, 生しいたけ
25	1.33	いか, うなぎ
30	1.43	とうがん, グレープフルーツ, たにし, びわ
35	1.54	うど, セロリ, 根みつば, オレンジ, はっさく, たちうお
40	1.67	ふき, すいか
45	1.82	えだまめ, なつみかん, いさき, したびらめ
50	2	カリフラワー, ブロッコリー, マスクメロン, あまだい, たけのこ（生）, さば
55	2.22	まあじ, くるまえび, めばる, ばいがい, きす
60	2.5	あさり, はまぐり, まいわし
65	2.86	かわはぎ, あまえび, ほっきがい, ばか貝
70	3.33	毛がに, いせえび
75	4	かき（殻つき）, 赤貝, しじみ
80	5	ほや, みるがい

資料）日本食品標準成分表 2015 年版（七訂）準拠の廃棄率による

③野菜類や果実類の低温障害やエチレン（成熟ホルモン）よる劣化に注意する（表Ⅰ-7-3）．
④加工食品は，消費期限（およそ5日を目安），賞味期限（品質保持期限およそ3ヶ月以内）に注意する．

2）冷凍食品
①T-TTを参考に，保存中の表面の乾燥，酸化，油やけなど品質の変化に注意する．
②解凍時は終温を0〜5℃以下とし，微生物，酵素の作用を最小に抑える．一度解凍したものは細菌の増殖が早いため，再凍結は避ける．

3）貯蔵食品・備蓄食品・常備品
①乾物類は長期保存で変色し，味が落ちる．備蓄期間に限度があるので，適正量を購入する．
②先入れ先だし（先に購入した食材から先に使用する）を守り，整理整頓を心掛ける．
③低温低湿，通風，換気，採光，防鼠・防虫設備など環境条件を適切に保つ．

5. 在庫管理
食品庫への食材の出入りの数量を把握し，その数量が実際の在庫量と一致するようにすることを在庫管理という．在庫管理の目的は食材が質・量ともに適切に保管されることにある．納品伝票に基づき，食品受払い簿に入庫数と単価を転記し，食品を出庫するときには出庫数を記録して，在庫数を明確にする．定期的に棚卸し（在庫調査）を行い，在庫量を食品受払い簿の残量と照合する．在庫量に誤差が生じたときは，その理由を食品受払い簿に記入して在庫量を訂正し，金額（単価）を乗じて在庫金額を記帳する．

// 生産（調理）管理 //

1. 生産計画
給食は限られた人数，時間，設備で大量の食材料を扱うので，これらを合理的に運営するために綿密な計画を立てる．

1）調理工程・作業工程の計画
試作で得た調理工程を基に，料理ごとに調理操作を時間の流れ順に表した工程表を作る．
(1)作業工程表作成上の留意点
①一つの調理操作を行う人数を検討する．
②調理時の付帯時間（材料・機器類の準備・洗浄・片付けなど），付随時間（運搬，歩行，移動など）を確認する．
③冷めてもよい料理，冷やす料理は作業開始時間から調理する．焼きたて・揚げたてを勧める料理は喫食開始時間から逆算して調理時間を決める．
④使用機器を選定し，その能力（一度に加熱な

表Ⅰ-7-3　青果物の鮮度管理

☆呼吸熱（室温が10℃上がると発生量は2.5倍） 　呼吸熱が高いもの：	ほうれんそう，アスパラガス，さやいんげん，スイートコーン，グリンピース
☆低温障害（5〜10℃程度で起こす） 　冷蔵庫に入れない：	さつまいも，じゃがいも，かぼちゃ，バナナ，たまねぎ，にんにく，生姜，ごぼう
10℃以下にしない：	アボカド，レモン，パイナップル，マンゴー，トマト
7℃以下にしない：	きゅうり，なす，ピーマン，オクラ，パパイヤ
☆凍結障害（−3℃〜−5℃程度で起こす） 　高感度なもの：	バナナ，もも，アボカド，レモン，たけのこ，なす，オクラ，きのこ，きゅうり
中感度なもの：	りんご，ほうれんそう，カリフラワー，たまねぎ，だいこん，ブロッコリー
☆エチレン（成熟促進ホルモン）を生成	トマト，ブロッコリー，果物（メロン，りんご，もも，柿等）

(Dietition Coordinate 6. p.143, 国際情報社, 1988. 一部改変)

どの可能な量と時間）に応じて，同一操作を行う回数を決める．

作業工程，それぞれの調理工程の一例を図Ⅰ-7-2に示す．

大量調理の方法・技術と科学

集団給食では大量の食材料を扱い，作業時間が長いことにより生じる少量調理とは異なる調理科学的現象，また，合理的な作業方法，衛生面などについて統制していかなければならない．

1. 下処理と要点

1) 計量

献立の指示どおり正確に計量する．

2) 洗浄

洗浄は食品に付着した不潔物・有害物を洗い流し，安全な物とする．

①野菜・果物は水または適正な濃度の洗剤液で，シンクを2・3ヵ所使って流れ作業で洗う．洗剤液には5分以上浸けたままにしない．その後，出来るだけ流水で洗う．溜め水で洗う場合は水を3回以上換えて洗う．生で食する野菜，果物類は洗浄後消毒（有効塩素量100 ppmの次亜塩素酸ナトリウム溶液に5分間浸漬）を行い，その後よく水洗いする．れんこん，芋など土が付いている野菜は先に土を洗い落とす．

②魚類は二次汚染防止のため，専用コーナーでたっぷり水を使って処理をする．

3) 切さい

①省力・時間の短縮を考え，できるだけ機械を使う．

②加熱時間が均一になるように同じ大きさに切る．しかし，熱の通りにくい物は小さめに切るか，隠し包丁を入れる．また，見た目がよくなるように切る．

4) 乾燥食品の取り扱い

乾燥食品はそれぞれの食品にあった下処理を行い，下処理後の重量変化を把握して，使用量，調味を適切に行う．表Ⅰ-7-4に乾燥食品の下処理と重量変化を示す．

5) ゼリーなどのゲル化剤

ゼリーなどのゲル化剤としてゼラチン，寒天，カラギーナン，ペクチンなどが用いられる．それぞれの特性を知り，適切に処理をする．ゲル化剤の特性を表Ⅰ-7-5に示す．

新調理システムへの対応

より厳格な食品衛生管理とメニュー計画のもと，料理素材の発注・在庫管理から料理作りの安全性，食味，経済性を追求し，それらをシステム化した，調理の集中計画生産方式．調理に関しては，真空調理法，クックチルシステム（クックフリーズを含む），クックサーブ，外部加工品活用という4つの調理・保存法，食品活用を単体で運用，あるいは複数を組み合わせて運用する．

クックチルシステムへの対応

通常行う調理システムはクックサーブシステムといい，食材を加熱調理後速やかに提供する．これに対してクックチルシステムがあり，クックチルシステムの作業工程を図Ⅰ-7-3および事例を図Ⅰ-7-4に示す．

1. メリット

①選択メニューが容易．

②厨房作業の週5日制が可能．

- 4日間（火～金曜日）で7日分の調理→30～50％のコストダウン．
- 週休2日，早出人数の削減（ウィークデーは職員が対応，土～月曜日はパートの有効活用）．

③適温での食事提供が容易．

④料理の品質がより安定．

- レシピ通りで品質が一定．
- 解凍による細胞破壊が少ない．

⑤温度管理が向上し，安全性が高まる．

- 調理スタッフの衛生意識の向上．

⑥食材・エネルギーコストを低減．

- 食材→大量発注→コスト削減→材料・調理

7. 食材の生産（調理）管理の実践　27

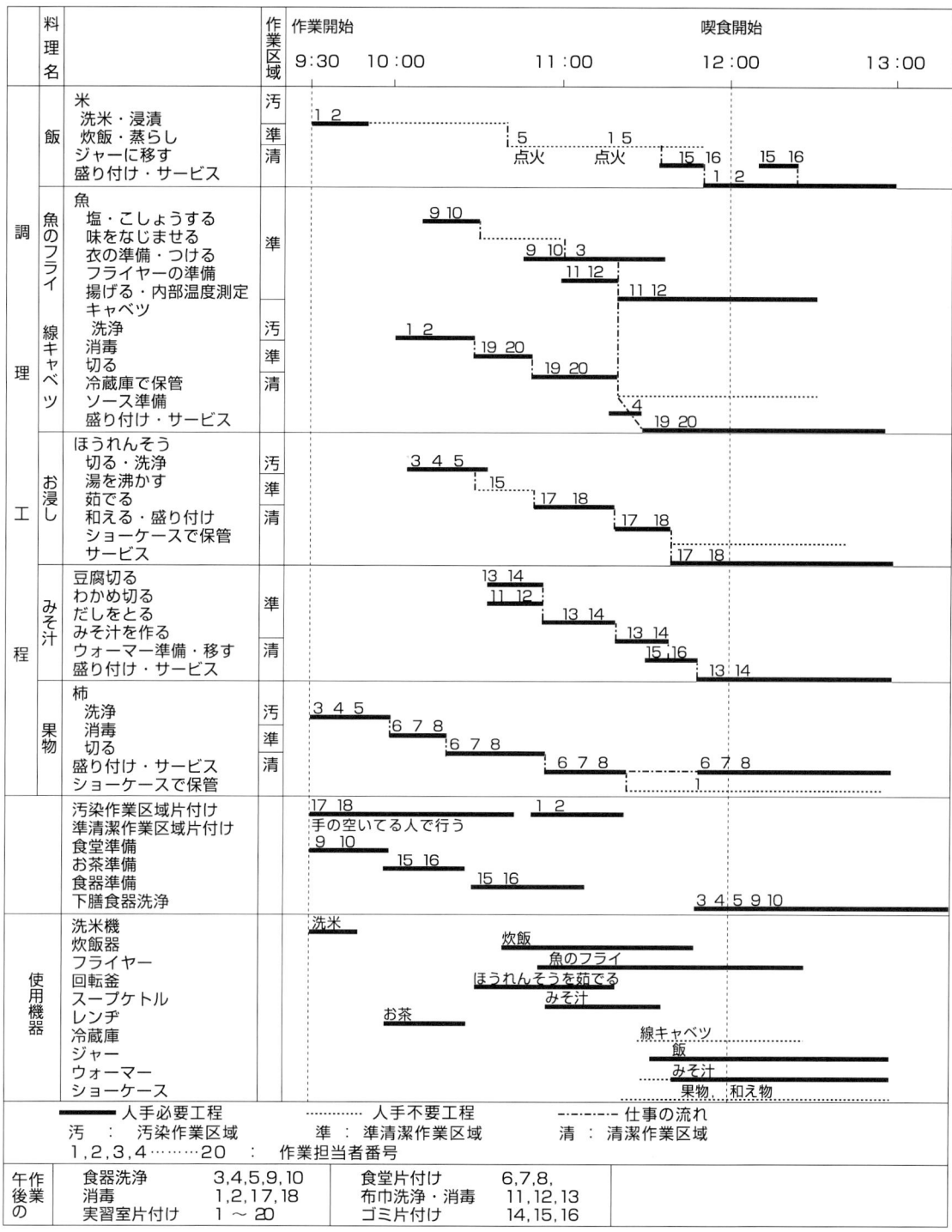

図Ⅰ-7-2　作業工程例（作業人数20名）

表 I-7-4　乾燥食品の下処理と重量変化

食品名	下処理	重量変化(倍)
干ししいたけ	さっと水で洗い，水につけて一晩冷蔵庫でゆっくり戻す．戻し水は旨味成分が浸出しているので出汁として使う．	4～5
わかめ（乾燥）	さっと水で洗って砂などを洗い落とし，水につける．	7～10
（塩蔵）	水を2～3回取り替えて塩を洗い落とす．	2
ひじき	さっと水で洗って砂などを洗い落とし，水につける．	7～8
きくらげ	さっと水で洗い，水につける．	9
切り干し大根	たっぷりの熱湯につける．	4.5～5.5
かんぴょう	水洗い後塩もみし，たっぷりの水で軟らかくゆでる．	7～8
春雨（緑豆）	熱湯につける．	4.5
（芋でんぷん）		3
高野豆腐	落し蓋をして芯がなくなるまで微温湯につけ，水を取り換えながら軽く押し洗いする．	6
乾麺 マカロニ・スパゲッティ	麺の重量の7～10倍の沸騰湯に，湯の10～15％の麺を投入してゆでる．マカロニ・スパゲッティはゆで水の0.3～0.5％の塩を加える．	2～3

食品→ロス低減．
- エネルギーコスト→生産スケジュールの標準化，計画生産，セントラルキッチンへ集約化，大量調理，生産時間の削減，調理機器の集約．

⑦大量計画調理が可能．
⑧作業の集中化．
⑨作業の標準化．
⑩スケジュールの柔軟性．
⑪レシピのマニュアル化で熟練者が少なくてすむ．

盛り付け・配膳・適温給食・下膳・洗浄

1. 盛り付け

盛り付けが手早く，衛生的に，流れ作業で行えるように盛り付け位置，作業人数などを作業工程計画で検討する．盛り付け前には手を洗浄・消毒して使い捨ての手袋をはめ，消毒する（原則として素手では盛り付けを行わない）．マスクをかける．

盛り付けのポイントを以下に記す．
①盛り付け場所の周囲を整理・消毒し，流れ作業が出来るように配置する．
②使用予定の消毒済食器を必要数，破損，汚れがないか確認して用意する．必要な器具も揃える．
③出来上がり総量（1/2，1/4量）から1人分を割り出す．盛り付けには秤，箸，トング，玉杓子，レードルなどを利用して均一に手早く，美しく盛り付ける．
④盛り付け順を決める．冷めても差し支えのないものから盛り付けるとよい．
⑤落下細菌による汚染や異物混入を避けるため，料理の入った容器に蓋やラップで覆いをして作業をする．

2. 配膳

食事配膳例を図 I-7-5 に示す．

3. 適温給食

適温給食は品質管理の上から重要である．即ち，喫食者が料理をおいしくいただけるようにそれぞれの料理の適温（種類により異なるが，一般的には喫食者の体温±25～30℃といわれる）に配慮して作業をする．その際，衛生面からも考慮する．喫食時間より早く作り上げるときは，適温を保つとともに，細菌が増殖しにくいように温かい料理は65℃以上に，冷たい料理は10℃以下（衛食第85

表 I-7-5　各種ゲル化剤の特性

	動物系	植物系	植物系		
	(A)ゼラチン	(B)寒天	(C)カラギーナン	(D)ペクチン	
				HM ペクチン[1]	LM ペクチン[2]
成　分	たんぱく質	糖質（多糖類）	糖質（多糖類）	糖質（多糖類）	
	アミノ酸が細長い鎖状に並んだもの	ガラクトースとその誘導体が細長い鎖状に並んだもの	ガラクトースとその誘導体が細長い鎖状に並んだもの	ガラクチュロン酸の誘導体が細長い鎖状に並んだもの	
				メトキシル基が多い	メトキシル基が多い
原　料	動物の骨や皮（主として，牛，豚）	海藻（テングサなど）	海藻（スギノリなど）	果実，野菜など（柑橘類，りんごなど）	
所在と機能	細胞間質	細胞壁	細胞壁	細胞壁，細胞間質	
	組織の保持	細胞の保持	細胞の保持	細胞の保持	
抽出方法	熱　水	熱　水	熱　水	熱　水	
製品の形状	板状，粉状	板状，糸状，粉状	粉　状	粉　状	
溶解の下準備	水に浸して膨潤させる	水に浸して膨潤させる	砂糖とよく混合しておく	砂糖とよく混合しておく	
溶解温度	40〜50℃	90〜100℃	60〜100℃	90〜100℃	
ゲル化条件　濃度	2〜4％	0.5〜1.5％	0.5〜1.5％	0.5〜1.5％	
温度	要冷蔵（10℃以下）	室温で固まる	室温で固まる	室温で固まる	
pH	酸にやや弱い（pH 3.5〜）	酸にかなり弱い（pH 4.5〜）	酸にやや強い（pH 3.2〜）	酸にかなり強い（pH 2.7〜3.5）	酸にやや強い（pH 3.2〜6.8）
その他	タンパク質分解素を含まないこと		種類によっては，カリウム，カルシウム，などによりゲル化	多量の砂糖（55〜80％）	カルシウムなど（ペクチンの1.5〜30％）
ゲルの特性　口当たり	○軟らかく独特の粘りをもつ．口の中で溶ける	△粘りがなく，もろいゲル，つるんとした喉ごしをもつ	△やや粘弾性をもつゲル	△かなり弾力のあるゲル	○粘りと弾力性のあるゲル
保水性	○保水性が高い	×離水しやすい	△やや離水する	△最適条件から離れると離水する	
熱安定性	×夏期に崩れやすい	○室温では安定	○室温では安定	○室温では安定る	
冷凍耐性	×冷凍できない	×冷凍できない	○冷凍保存できる	○冷凍保存できる	
消化吸収	○消化・吸収される	×消化されない	×消化されない	×消化されない	

（注）1）高メトキシルペクチン　2）低メトキシルペクチン
（川端晶子：応用自在な調理の基礎．西洋料理編．p.180，家政教育社）

号）に保管して提供するとよい．

病院・福祉施設などでは，適温で配食するために保温食器や冷凍配膳車などを用いる．

2. 下膳・洗浄

1) 食器

下膳された食器は残菜を出来るだけ早く落として温湯に浸漬し，下洗いする．次に洗浄機で洗浄する．手洗浄の場合は残菜を出来るだけ早く落と

加熱調理　中心温度75℃以上，最低１分間以上の加熱．

↓

急速冷却　調理後30分以内に急速冷却機（ブラストチラーまたはタンブルチラー）により冷却を開始し，90分以内に中心温度３℃以下に冷却．

↓

冷蔵保存　0～3℃で保存．調理日・提供日を含めて保存は最大５日．配送・運搬時もこの温度を保持．

↓

再加熱　各種オーブン・電子レンジなどで中心温度75℃以上，最低１分間以上の加熱．

↓

提供　再加熱後は速やかに提供し，残ったものは廃棄する．

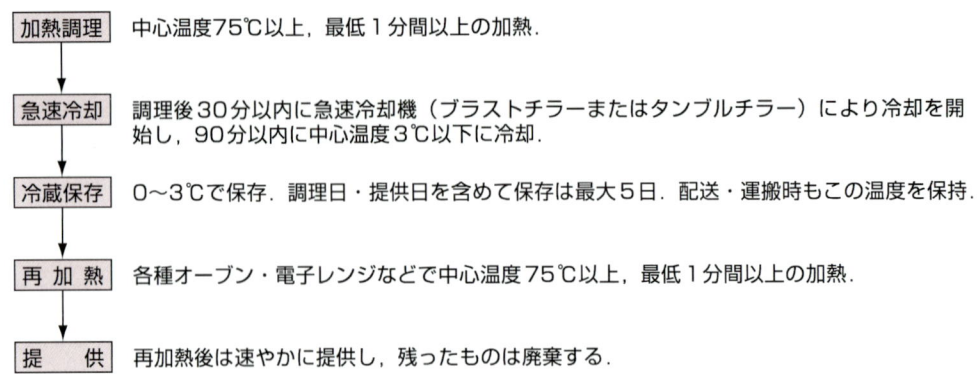

図Ⅰ-7-3　クックチルシステムの作業工程
（木村友子・他編著：楽しく学ぶ給食経営管理論．p. 130，建帛社，2001）

りんごの赤ワイン煮（実習編デザート5-B-5参照）

通常加熱調理		スチームコンベクションオーブン		スチームモード
	↓	加熱時間		20分
クックチル	冷却	ブラストチラー		
		冷却時間		57分
		芯温		3℃
	↓	重量	3.9kg/ホテルパン	
	チルド保存	冷蔵庫		0～3℃
	↓（製造日を含め5日間以内に使用）			
	再加熱	スチームコンベクションオーブン		スチームモード
		加熱時間		9分
		芯温		75℃
		重量	3.9kg/ホテルパン	

図Ⅰ-7-4　クックチルシステムの取り入れ（例）

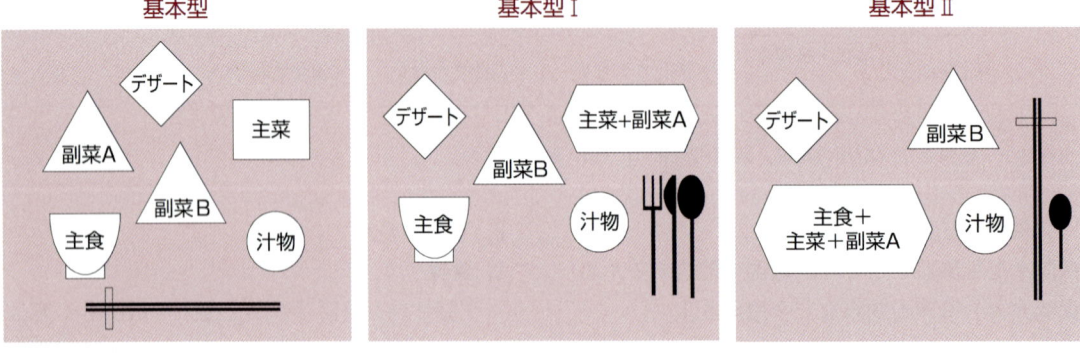

図Ⅰ-7-5　食事配膳例

して温湯に浸漬後，40℃位の温湯に洗剤を入れてスポンジ等で洗浄する．その際，洗剤液を追加して適切な洗剤濃度を保つ．すすぎは流水で5秒間以上，溜め水では水を2回以上取り換えて行う．洗浄した食器は水気をよく切って種類別に専用の篭に入れる．食器消毒保管庫に納め80～90℃で熱風乾燥消毒する．次の給食時まで扉を開けずにそのまま保管する．

2) 器具類
① 水または40℃位の温湯でよく洗浄する．
② 洗剤に浸したスポンジ，たわしでよく洗浄する．
③ 40℃位の温湯でよく洗剤を洗い流す．
④ 以下のいずれかの方法で殺菌する．
　(i) 80℃以上の熱湯に5分間以上浸漬する．
　(ii) 有効塩素量200 ppmの次亜塩素酸ナトリウム溶液5分間浸漬後，よく水洗いする．
　(iii) 70％アルコールを噴霧する．
　(iv) 100℃，15分間以上蒸気で殺菌する．

⑤ よく乾燥させる．
⑥ 清潔な保管庫にて保管する．

まな板の表面は包丁による無数の傷があり湿った状態にあるので，細菌で汚染されやすい．したがってその取扱に注意する．

　注意：殺菌庫に収納したまな板，包丁の出し入れはスイッチを切って行う（殺菌灯の光線が眼に有害であるから）．

3) 機械類
部品は出来るだけはずして器具類と同様に乾燥まで処理する．作業開始前に70％アルコール噴霧またはこれと同等の効果を有する方法で殺菌を行う．機械本体など洗浄出来ない部分は洗剤に浸したスポンジ等で拭き，その後布に温湯を含ませて洗剤を拭き取る．水分を拭き取った後，70％アルコール噴霧またはこれと同等の効果を有する方法で殺菌を行う．

4) 調理台・配膳台・シンク・カート等
機械類の洗浄・消毒に準じる．

5) 布巾，タオル等
① 水または40℃位の温湯でよく洗う．
② 洗剤を付けてよく洗浄する．
③ 40℃位の温湯でよく洗剤を洗い流す．
④ 100℃，5分間以上煮沸消毒を行う．
⑤ 清潔な場所で乾燥，保管する．

6) スポンジとたわし
食品残渣等をきれいに洗い流し，煮沸消毒あるいは除菌剤かアルコールに浸漬後，十分に乾燥させる．

ちょっとみて！

「正しい手洗い方法」

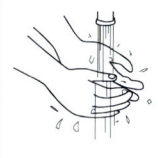

- 水で手をぬらし石鹸をつける
- ブラシを使って指，腕を洗う 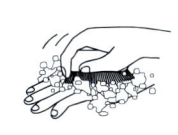
- 指の間と指先をよく洗う 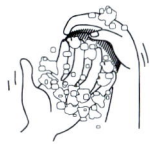
- 石鹸をよく洗い流す 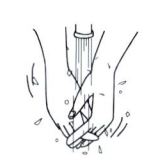
- 逆性石鹸液（塩化ベンザルコニウム10％溶液）を5～6滴つける*
- 2分間以上手指をよくこする 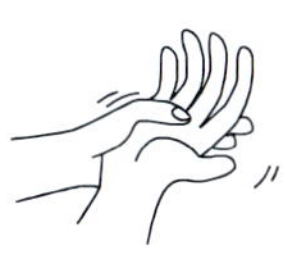
- よく水洗いする 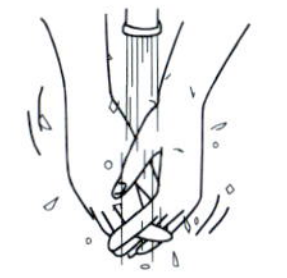
- ペーパータオル等で拭く

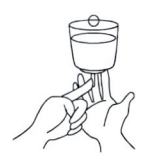

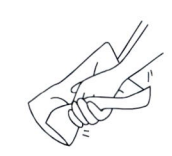

*石鹸をよく洗い流さないと，陰陽イオンがお互いに作用し，殺菌効果が低下する．

8 安全・衛生管理

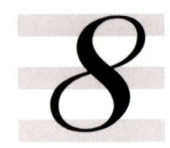

// 安全・衛生管理 //

衛生的に安全でおいしい食事を提供するためには，①食材料，②調理従事者，③調理工程，④施設・設備および調理器具などの衛生管理が重要である．これらの衛生管理を徹底するためには，衛生管理マニュアルを作成し，それを実施する体制をつくることが必要である．

一般の集団給食施設では，厚生労働省が作成した「大量調理施設衛生管理マニュアル」あるいは「中小規模調理施設における衛生管理の徹底について」に基づいて衛生管理を行っている．また学校給食実施校および共同調理場においては文部科学省の「学校給食における衛生管理の改善充実及び食中毒の防止について」に基づいて衛生管理を行っている．これは HACCP の概念に基づいたものであり，学内給食管理実習においても準拠して実施したい．

// 大量調理施設衛生管理マニュアル //

集団給食施設などにおける食中毒を予防するために，HACCP の概念に基づき，調理過程における重要管理事項として以下の事項があげられる．
① 原材料受け入れおよび下処理段階における管理を徹底すること．
② 加熱調理食品については，中心部まで十分加熱し，食中毒菌を死滅させること．
③ 加熱調理後の食品および非加熱調理食品の二次汚染防止を徹底すること．
④ 食中毒菌が付着した場合に菌の増殖を防ぐため，原材料および調理後の食品の温度管理を徹底すること．

なかでも主要な事項を以下に示す．

1. 原材料の管理
① 食材料の納入時には，担当者が必ず立会い検収を行う．

2. 加熱温度管理
① 食品加熱は，食品の中心温度で 75℃ 1 分以上またはこれと同等以上の加熱を行う．

3. 二次汚染防止
① 作業区域，使用器具などは，汚染作業，非汚染作業用の区分を明確に行う．
② 食品，器具・容器は床面から 60 cm 以上の場所で取り扱う．
③ 器具，容器などは使用後，洗浄し，80℃，5 分間以上またはこれと同等以上の殺菌を行う．
④ 使用水は飲用適用の水を用い，貯水槽を設置している場合などには始業時と調理作業終了時に遊離残留塩素が 0.1 mg/l 以上であることを確認する．

4. 温度管理
① 調理後ただちに提供する食品以外の食品は，10℃以下または 65℃以上で管理する．
② 加熱調理後，食品を冷却する場合は，中心温度を 30 分以内に 20℃または 60 分以内に 10℃まで下げること．

// HACCP プログラムへの対応 //

1. HACCP システムとは

食品衛生における衛生管理手法の一つで，hazard analysis（HA：危害分析）critical control point（CCP：重要管理点）のそれぞれの単語の頭

8. 安全・衛生管理

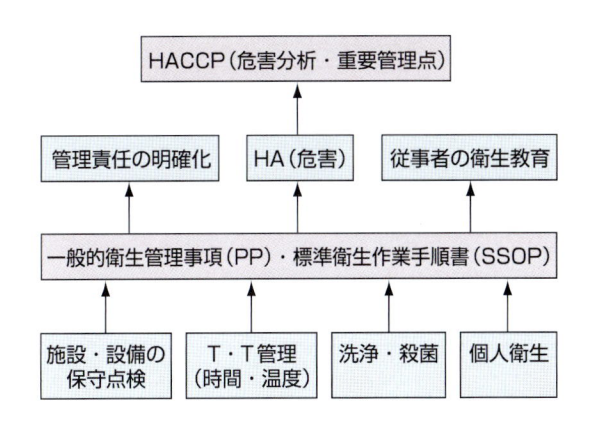

図Ⅰ-8-1 HACCPの概念を取り入れた食品安全管理

文字から取った略称で，危害分析重要管理点方式と訳されている．

なおHACCPの概念を取り入れた食品安全の関係ついて図Ⅰ-8-1に示す．

2. HACCPプログラム

各調理作業工程における危害分析・重要管理点をまとめると表Ⅰ-8-1のようになる．なおHACCPシステムの一連の生産工程は7原則によって成り立っている．7原則とは一連の生産工程の中で，①危害の発生条件，内容を危害分析し，②重要管理するポイントを設定し，③管理基準を設定し，④決められた管理基準で正確な結果が得られるようにモニタリング（監視方法）を設定し，⑤事故発生を事前にくい止める改善措置を設定し，⑥HACCP計画に従って実施，活用，修正が必要かなどの検証方法を設定，⑦記録（保管）方法も設定する．

学内給食管理実習においても，各施設の状況に合わせてマニュアルおよび点検表を作成し，HACCPシステムに基づく衛生管理を実施する．

// 検食・保存食 //

食中毒が発生した際の原因究明のため，原材料および調理済み食品を一定期間保存しておく食品のことをいう．「大量調理施設衛生管理マニュアル」などでは「検食」と表現されているが，学校給食や入院時食事療養などで供食前に実施される検食と区別するために，一般的には保存食（検食）とよばれている．

1. 検食

食事を提供する前に，あらかじめ責任者を定めて検食を行う．実施時間，検食者の意見などの検食結果は必ず記録に残すこと．

検食をする際の留意事項
① 人体に有害と思われる材料の混入がないか．
② 調理課程において加熱・冷却処理が適切に行われているか．
③ 「異味・異臭」，「異常」がないか．

2. 保存食（検食）

① 原材料および調理済み食品を食品ごとに50g程度ずつ清潔な容器（ビニール袋など）に密封して入れ，専用冷凍庫で−20℃以下，2週間以上保存する．
② 原材料は，特に洗浄，消毒などを行わず，購入した状態で保存する．
③ 保存食について，その記録をとること

// 厨芥処理・廃棄物処理 //

1. 調理に伴うゴミや残菜

それぞれのゴミに区分（厨芥，雑芥，プラスチック，ガラス，金属屑などおよびリサイクル）し，衛生的に処理をする．

2. 廃棄物の管理

① 廃棄物容器は，汚液，汚臭が漏れないように管理し，作業終了後に速やかに清掃し，衛生上支障のないように保持する．
② 返却された残渣は非汚染作業区域に持ち込まない．
③ 廃棄物は，適宜集積場所に搬出し，作業場に放置しない．
④ 廃棄物集積場は，廃棄物の搬出後清掃するなどして，周囲の環境に悪影響を及ぼさないようにする．

表 I-8-1 調理工程の HA（危害分析）・CCP（重要管理点）

1	検収	HA	食材料への汚染物質、異物混入 納入業者・納入時の容器・包装を介する汚染
		CCP	容器を移し変えて検収 記録（納品時刻、品温、重量）
2	格納	HA	細菌の増殖 品質劣化・腐敗
		CCP	使用直前まで専用冷蔵庫へ格納 保管温度の管理（定時的に測定・記録）
3	下処理	HA	汚染物質の残存 二次汚染（手指、器具など）
		CCP	シンクの使用方法 洗浄方法 機器・器具の区別
4	非加熱調理	HA	細菌の残存・増殖 手指・容器による汚染 落下細菌 調理操作中の温度管理
		CCP	洗浄・消毒 専用設備（シンク、冷蔵庫） 専用容器 記録（時刻、温度）
5	加熱調理	HA	細菌の残存 加熱後の手指・容器・器具による汚染 汚染食品の混入（調味料など） 品質劣化
		CCP	時刻記録（加熱開始、終了） 食品の中心温度測定・記録 加熱済み食品の温度管理
6	保管	HA	細菌の残存 器具による汚染 品質劣化・腐敗 落下細菌
		CCP	必要に応じて専用冷蔵庫あるいは温蔵庫に保管
7	供食（盛付け・配食）	HA	細菌の残存・増殖 落下細菌 手指・器具・食器類による汚染 配膳車などの汚染
		CCP	盛付け時：手袋、マスク、帽子使用 盛付け後：適温保存，出来上がり後2時間以内の供食

施設・設備，機器・器具の点検

作業開始前および終了後には，必ず点検表を用いて施設・設備，機器・器具の点検を行う．調理室内・外は，常に整理整頓を心掛ける．

1. 施設・設備

① 調理室は温度 25℃，湿度 80％以下に保たれているか点検をする．
② 調理室には，調理作業に不必要な物品などを置いていないか点検をする．

④ ねずみ，昆虫などの発生状況は1回／月以上巡回点検をする．

2. 機器・器具
① 器具，容器，調理機器は，使用後80℃，5分間以上またはこれと同等の効果を有する方法で確実に消毒し，適切に保管しているか点検をする．
② 調理機器類は，使用の前後に破損および部品などの脱落がないか点検をする．

// 衛生教育 //

各実習終了後の反省会時に，衛生点検の結果を報告する．問題点，改善点を検討し，次回の実習に反映するよう改善策を講じる．
衛生管理を徹底するためには，以下の事項に重点を置いた衛生教育を行う．
① 衛生管理の重要性を認識する．
② 科学的な衛生管理手法を身につける．
③ 責任をもって行動・実践する意識を育てる．

// 食中毒等緊急時の処置 //

食中毒の疑いがでた場合には保健所への届出が義務づけられている．
日常のマニュアルの他に，緊急時に備えて連絡体制，処置方法についてのマニュアルを作成し，実施できる体制をつくることが必要である．学内実習においても緊急連絡体制の整備を行うこと．以下に一般の給食施設で実施されている緊急時の措置（例）について示す．

緊急時処置の流れ（例）
1. 調理前の点検で異常を発見→日常点検の改善措置マニュアルに従う
2. 調理中の点検で異常を発見→日常点検の改善措置マニュアルに従う
3. 配食時・喫食中（いわゆる検食時を含む）に異常を発見
 異味・異臭→複数で確認し，異常が認められる→給食中断指示
 異物混入→異物の内容に応じて判断
   例）健康に影響のある可能性がある→給食中断指示
   例）異物が簡単に除去でき，健康に影響ない→給食継続指示
4. 喫食後に健康異常の情報が入った→速やかに所轄保健所へ通報する
5. 食中毒の疑いが強まった→給食自粛→給食の代替処置
6. 食中毒と断定された→給食業務停止命令→給食の代替処置

ちょっとみて！

「生活習慣病と納豆」
　納豆には「納豆キナーゼ」という血栓溶解酵素が含まれている．その効力は，納豆1パックで心筋梗塞の発作時に注射される血栓溶解ウロキナーゼの20～30万単位に相当する．納豆を食べると，血栓溶解作用が高まり，長時間血栓を予防できる（約8時間）．血栓は夜間にできやすいので，夕食時に食べた方が効果がある．豆ではなく，粘り（ポリグルタミン酸）が血栓を溶かす．温度0～60℃で活性があり，70℃以上になると活性がなくなる．従って納豆の天ぷらはだめ．

9 食環境(食事サービス)

　「おいしい」食環境を演出するために重要となる会食する楽しさ・喜びとは，おいしい料理を仲間と共に食べることから生まれる．「同じ釜の飯を食う」という諺があるが，食をとおして仲良くなれるし，親しみも増していく．

// 喫食室・ランチルームの環境 //

　テーブルは，食事の際にコミュニケーションを計ったり，車椅子利用者や介助の人も楽に座れる円形テーブルを配置するなど工夫するとよい．また，一人でゆっくり食事を摂りたい喫食者のためには，カウンターや窓側に向かって座れるテーブルなどの設置も必要である．テーブルには，テーブルクロスや花を飾るなど，食事空間を家庭の食卓に近づけることも大切である．

　椅子は背もたれのある物を用いる．窓は採光・通風・展望をよくし，空調換気もよくする．照明は，喫食者が落ち着いて食事が出来るような明るさとする．室温は一定に保つことが望ましい．特に食堂利用者が増えると室温が上がりやすいので注意する．

　また，BGMを流したり，観葉植物を置いたりすることで，疲れを取ったり気分をリラックスすることが出来る．

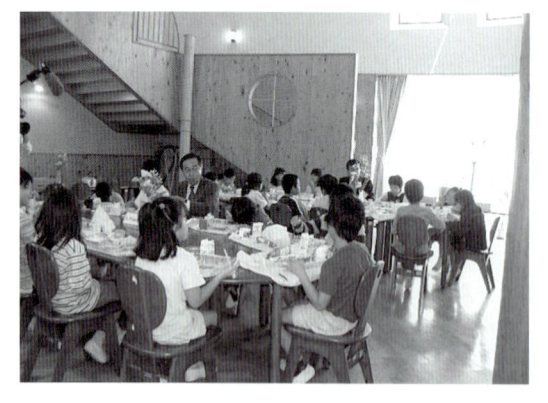

小学校給食の食堂風景
　全生徒の1/3くらいが着席できる広さがある．1つのテーブルは12人くらいが利用でき，学年の違う子供が集まれるように組んでいる．ランチョンマットに食事をならべると学校給食もグレードアップされ，和やかな雰囲気の中で食事が楽しめる．

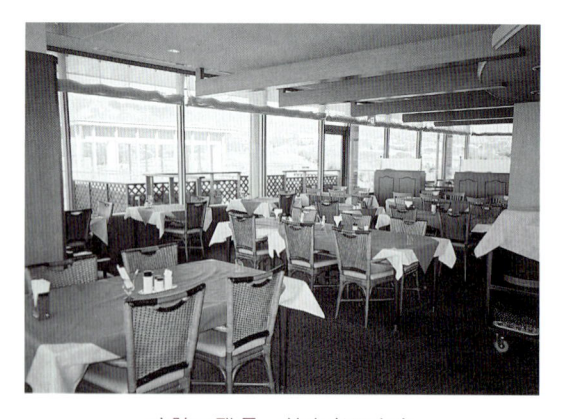

病院の職員・外来者用食堂
　外の風景を上手に取り込み，採光も十分取れる気持ちのよい環境が備わっている．1人当りのスペースがゆったりしていてテーブルクロスも使用しているなど，高級感のあるセッティングがされている．

Ⅰ. 基礎編

10 喫食者の特性と栄養教育

　栄養教育を行うには，先ず喫食者の特性，実態およびニーズに沿った計画を立てることである．さらに，plan（計画），do（実践），check（評価），action（改善）のマネジメントサイクルをまわすことで効果をあげることができる．

　教育活動計画には，①対象者の特性の知識と実態を把握する，②教育の目標を設定する，③教育の内容を考える，④教育方法媒体（教材）を工夫し作成する，⑤評価と方法を考える，⑥教育上の注意点を加える，栄養教育・指導案をたてることが大切である．

　この指導案は栄養教育で習得することが必要である．ここでは"喫食者の特性"と学内の給食経営，管理実習における"栄養教育方法"および判定方法について述べる．

// 喫食者の特性 //

1．学齢期・思春期

1）特徴

　成長期であり，精神面は自我に目覚め，自分を確立する時期である．身体面では骨や筋肉がたくましく成熟し，各臓器が年令相応に発達する．身長や体重の急増，活発な性ホルモンの活動とともに食欲が旺盛となり，運動も活発になる．

2）栄養管理の目的

　栄養のバランスのよい食事を提供することにより，心身の健全な発育を促し，さらに自らが主体的に望ましい食生活を営んでいく力を身に付け，生涯にわたり健康で充実した生活を送る態度・能力を育成する．

3）食生活上の問題点と留意点

① 朝食の欠食や孤食の増加
② 偏った食事からカルシウムや鉄など微量栄養素の不足
③ エネルギーや動物性脂肪の過剰摂取による肥満，生活習慣病の兆候を持つ小児の増加などが問題となっている．

　身体の構成成分であるたんぱく質（動物性：植物性＝2：1）の多い食品を中心に，脂質や糖質などの摂取バランスを図り（P：F：C比率＝13〜20：20〜30：50〜65），骨格の成分であるカルシウムやリン，血液の赤血球成分である鉄等が不足しないよう配慮する．さらにそれらの栄養素が体内で十分利用されるためには各種ビタミンが必要となる．

2．成人期

1）特徴

　成長が成人レベルに達し，もっとも身体的バランスのとれた時期であるが，加齢とともに身体の形態的・機能的低下が緩やかに始まる．活力のある時期である反面，過労，ストレス，暴飲暴食，睡眠不足，運動不足，喫煙などの健康阻害因子にさらされやすい．

2）栄養管理の目的

　生活習慣病を予防し，健康を保持・増進することである．男子では肥満や高血圧，脂質異常症が20歳代から出現し，さらに加齢に伴い，肝機能異常，糖尿病，高尿酸血症などの生活習慣病が増加する．食事の欧米化から，炭水化物摂取の減少，動物性たんぱく質や動物性脂質の過剰摂取が誘因とされる．20・30歳代の女子は便秘，やせ，貧血，骨粗鬆症などの症状をもつ者が多い．また，女性ホルモン分泌が減少する40歳以降では骨粗鬆症ばかりでなく，高血圧，脂質異常症，糖尿病などの生活習慣病が増加する傾向がみられる．

　最近では，過栄養と運動不足といった生活習慣から生じる内臓脂肪の過剰蓄積が，高血圧，イン

栄養管理報告書（給食施設）

保健所長殿

施　設　名
所　在　地
管理者名
電話番号

　　年　　　月分

Ⅰ 施設種類	Ⅱ 食事区分別1日平均食数及び食材料費					Ⅲ 給食従事者数				
1 学校 2 児童福祉施設 3 社会福祉施設 4 寄宿舎 5 矯正施設 6 事業所 7 自衛隊 8 一般給食センター 9 その他 （　　　　　）		食数及び食材料費		カフェテリア食	その他		施設側(人)		委託先(人)	
		定食(単一・選択)					常勤	非常勤	常勤	非常勤
	朝食	食(材・売)	円	食	食	管理栄養士				
	昼食	食(材・売)	円	食	食	栄養士				
	夕食	食(材・売)	円	食	食	調理師				
	夜食	食(材・売)	円	食	食	調理作業員				
	合計	食(材・売)	円	食	食	事務職員等				
	再掲	職員食　　　　　食				合　計				

Ⅳ 利用者の把握

【利用者の把握】年1回以上施設が把握をしているものに印をつける
□ 性別　□ 年齢　□ 身体活動レベル　□ 身長
□ 体重　□ BMIなどの体格指数
□ 生活習慣（給食以外の食事状況、運動・飲酒・喫煙習慣等）
□ 疾病・治療状況（健診結果・既往歴(アレルギー)含む）　□ 把握してない

【利用者に関する把握・調査】該当に印をつけ頻度を記入する
1 食事の摂取量　　□ 実施（頻度：毎日・　回/月・　回/年）
　　　　　　　　　□ 実施していない
2 嗜好・満足度　　□ 実施　□ 実施していない
3 その他（　　　　　　　　　　　　　　　　　　　　　）

Ⅴ 給食の概要（※5～7については、事業所のみ記入）

1 給食の位置づけ	□ 利用者の健康づくり　□ 望ましい食習慣の確立　□ 充分な栄養素の摂取 □ 安価での提供　□ 楽しい食事　□ その他（　　　　　　　）
1-2 健康づくりの一環として給食が機能しているか	□ 十分機能している　□ まだ十分ではない　□ 機能していない　□ わからない
2 給食会議	□ 有（頻度：　　　回/年）　□ 無
3 作成している帳票類	□ 献立表　□ 作業指示書　□ 作業工程表
4 衛生管理	①衛生管理マニュアルの活用 □有 □無　②衛生点検表の活用 □有 □無
5 安全衛生委員会と給食運営の連携※	□ 有　□ 無
6 健康管理部門と給食部門との連携※	□ 有　□ 無
7 利用者食事アンケート※	□ 有（頻度：　　　回/年）　□ 無
7-2 実施部署※	□ 施設側　□ 委託先

Ⅵ 栄養計画

1 対象別に設定した給与栄養目標量の種類	□ 1種類のみ　□　　　種類　□ 対象別には作成していない
2 給与栄養目標量を設定するために使用している項目	□ 性別　□ 年齢　□ 身体活動レベル　□ 身長　□ 体重　□ その他
3 給与栄養目標量の設定対象の食事（該当に印をつける）	□ 朝食　□ 昼食　□ 夕食　□ 夜食　□ おやつ
4 給与栄養目標量の設定日	平成　　　年　　　月
5 給与栄養目標量と給与栄養量（最も提供数の多い給食に関して記入）　対象：年齢　　歳～　　歳　性別：男　女　男女共	

	エネルギー(kcal)	たんぱく質(g)	脂質(g)	カルシウム(mg)	鉄(mg)	ビタミン				食塩相当量(g)	食物繊維総量(g)	炭水化物エネルギー比(%)	脂肪エネルギー比(%)
						A(μg)(RE当量)	B1(mg)	B2(mg)	C(mg)				
給与栄養目標量													
給与栄養量(実際)													

6 給与栄養目標量と給与栄養量(実際)の比較	□ 実施している（毎月　　報告月のみ）　□ 実施していない
7 給与栄養目標量に対する給与栄養量(実際)の内容確認 及び評価	□ 実施している（毎月　　報告月のみ）　□ 実施していない

Ⅶ 情報提供			Ⅷ 栄養指導		
□栄養成分表示　□献立表の提供　□卓上メモ □ポスターの掲示　□給食だより等の配布　□実物展示 □給食時の訪問　□その他（　　　）				実施内容	実施数
			個別		延　　　人
					延　　　人
Ⅸ 施設の自己評価・改善したい内容等					延　　　人
			集団		回　　　人
					回　　　人
					回　　　人
Ⅹ 委託：有　無　（有の場合は記入）			作成者	所属	
名称：				氏名	
電話　　　　　FAX				電話　　　　　FAX	
委託内容：献立作成　発注　調理　盛付　配膳　食器洗浄　その他（　　　）				職種：管理栄養士　栄養士　調理師　その他	
			保健所記入欄	特定給食施設　　その他の施設	

図Ⅰ-12-1　栄養報告（病院、介護施設等以外の施設／東京都）

// 食材料費の管理 //

給食における原価は，食材料費の占める割合が大きい．そこで，常に新聞などにより卸売市場，輸入生鮮荷受市場の情報を得ておくことは必要である．一般給食の食材料費は価格の 50〜60 % を占めている．学内給食実習では食材料費がほとんどであり，メニュー原価表（メニュー売値に対する原価率や粗利益額を求める）や主食，汁物，主菜，副菜，デザートの占める割合の価格分析を行い，適正な範囲で運営するよう管理する．

// 減価償却，損益分岐点 //

減価償却とは減価償却資産（建物，設備，備品など）の価値の減少を，使用する複数年度にわたって認識し，当該年度の価格減少分をその年度の費用として計上していく会計処理である．損益分岐点とは，売上高（収益）と諸費用（変動費）が一致し，利益も損失もない採算点のことである．学内実習では，売上高＝直接材料費＋経費（アルミホイル，ラップ，紙ナフキン，食券印刷代など）となる．

// ABC 分析 //

学内実習においては，献立ごとの販売食数が決まっている場合が多いが，喫食者が献立（料理）を選択する方式の場合は，ABC 分析により喫食者の好み，利益が上がる献立について重点的に管理することにより経営効率をあげることができる．ABC 分析を行うには，パレート図を描くとその特徴（累積程度）をより明確にとらえることができる．

// 財務諸表 //

経営指標は財務諸表上の会計数値に基づいて計算される．財務表の損益計算書（P/L）は利益のフロー情報「ある期間にどれだけ増えたか，減ったか」を，貸借対照表（B/S）はお金のストック情報「今どれだけあるか」を，また，キャッシュフロー計算書（C/F）は，「お金が何によってどれくらい増えたか，減ったか」というお金のフロー情報を示している．

実施日　月　日（　）

	献立		主食	汁物	主菜	副菜A	副菜B	デザート
A	仕込食数	（食）						
B	でき上がり重量	（kg）						
C	盛り残し重量	（kg）						
D	供食重量	（kg）						
E	1人分盛り付け予定量	（g）						
F	提供数	（食）						
G	1人分供食量	（g）						
H	残菜重量	（kg）						
I	残菜率	（%）						
J	1人分残菜重量	（g）						
K	1人分摂取量	（g）						
残菜状況								
◆残菜調査に関する考察								

図 I-12-2　残食調査記録

13 緊急災害時の給食

　非常災害時に備え，給食施設の栄養士は，施設の規模，設備，所在地，給食対象者，予算など各施設の特徴を考慮して，食品の備蓄，他部門との協力体制を作るなど対策を講じておくことが必要である．

　1995（平成7）年1月17日の未明に発生した阪神淡路大震災の報告を受けて，平成9年に日本医療福祉建築協会から，震災対策の具体的な目標値が示された（表 I-13-1）．

栄養管理室の災害時対応マニュアル

① 災害が発生したら即，火の元，熱源の元を消し，二次災害の発生を防止する．火災発生時は事務所に連絡するとともに，消火作業を行う．栄養管理室長（リスクマネジャー），管理栄養士・栄養士，調理主任および副主任の指示に従う．

② 施設・設備・機器の損壊状況を把握し，衛生環境は保持可能か，水・熱源は確保可能か，調理・盛り付け・配膳運搬は可能かについて確認する．断水の恐れのある場合，貯水槽の水を即時ポリタンクなどに貯水する．

③ 職員の被害状況と安全を確認し，出勤可能な職員人数を確認する．

④ 備蓄の非常食・クックチル（タンブルチラー），保存料理・在庫食品などの内容・量を再確認する．同時に食材料納品業者の被災状況や営業の有無について確認する．

　災害は何の前触れもなく突然やってくるものである．「備えあれば憂いなし」の諺どおり，普段から災害対策を講じておく必要がある．また職員に対して平素から防災意識をもつよう教育・訓練をしておくことも重要である．

表 I-13-1　震災対策の具体的な目標値

震災対策策定の前提条件
① 原則として震災直後からの24時間
② 病院内部にすでに入院している患者および職員の生活維持
③ 最低限の災害医療を提供する程度の機能の維持
震災対策の目標値
① 水の確保 ・飲料水：飲用1人1日当たり1ℓ，食料用：1人1日当たり1ℓ ・生活用水：1人1日当たり10ℓ（主に便所の排水に利用される） ・医療用水：受水層の水を確保
② エネルギー（ガス・燃料）の確保 ・事前に供給先と確保計画を協議する（長期計画） ・ポータブルコンロを各病棟1台，各部門1台（短期計画）
③ 電気の確保 ・非常用発電機の設置 ・ポータブル発電機：100床当たり1台

社団法人JIHA課題研究：病院の地震対策の具体策に関する提言的研究報告．

PART 第2章

実習編

主　食・*48*

汁　物・*68*

主　菜・*79*

副　菜・*111*

デザート・*140*

昼食分の献立例・*155*

●● 主　食 ●●

1-A-1	白飯	・48	1-B-1	ピラフ	・59
1-A-2	赤飯	・49	1-B-2	カレーライス	・60
1-A-3	菜飯	・50	1-B-3	チキンドリア	・61
1-A-4	えんどう飯	・51	1-B-4	スパゲッティー	・62
1-A-5	たけのこ飯	・52	1-B-5	サンドウィッチ	・63
1-A-6	ちらしずし	・53	1-C-1	中華飯	・64
1-A-7	のり巻きずし・いなりずし	・54	1-C-2	什景炒飯	・65
1-A-8	三色丼	・55	1-C-3	花捲児	・66
1-A-9	親子丼	・56	1-C-4	涼麺	・67
1-A-10	きつねうどん	・57			
1-A-11	七夕そうめん	・58			

●● 汁　物 ●●

2-A-1	さといもとわかめの味噌汁	・68	2-B-3	コーンクリームスープ	・74
2-A-2	豆腐と三つ葉のすまし汁	・69	2-C-1	蛋花湯	・75
2-A-3	けんちん汁	・70	2-C-2	酸辣湯	・76
2-A-4	空也蒸し	・71	2-C-3	白菜丸子湯	・77
2-B-1	ミネストローネ	・72	2-C-4	西湖十景湯	・78
2-B-2	かぼちゃのポタージュ	・73			

●● 主　菜 ●●

3-A-1	牛肉すきやき風煮	・79	3-B-6	さけのムニエル	・95
3-A-2	鶏の照り焼き	・80	3-B-7	白身魚のパピヨット	・96
3-A-3	松風焼き	・81	3-B-8	白身魚のグラタン	・97
3-A-4	ぶりの照り焼き	・82	3-B-9	ポテトスコッチエッグ	・98
3-A-5	かれいのおろし煮	・83	3-B-10	イタリア風オムレツ	・99
3-A-6	いわしの南蛮漬け	・84	3-C-1	咕咾肉	・100
3-A-7	さわらの桜蒸し	・85	3-C-2	炸八塊	・101
3-A-8	白身魚の西京焼き	・86	3-C-3	焼売	・102
3-A-9	豆腐の野菜あんかけ	・87	3-C-4	醋溜丸子	・103
3-A-10	ぎせい豆腐	・88	3-C-5	糖醋魚片	・104
3-A-11	三色揚げ出し豆腐	・89	3-C-6	炒墨魚	・105
3-B-1	チキンカツ青じそ風味	・90	3-C-7	八宝菜	・106
3-B-2	ポークソテー	・91	3-C-8	蘭花炒蝦球	・107
3-B-3	ハンバーグステーキ	・92	3-C-9	芙蓉蟹	・108
3-B-4	鶏肉のコーンシチュー	・93	3-C-10	麻婆豆腐	・109
3-B-5	ロールキャベツ	・94	3-C-11	炒豆腐	・110

🍎 副　菜 🍎

コード	メニュー	ページ	コード	メニュー	ページ
4-A-1	ほうれん草のごま和え	・111	4-B-3	りんごとにんじんのサラダ	・126
4-A-2	切り干し大根の煮物	・112	4-B-4	野菜のピクルス	・127
4-A-3	豊酢和え	・113	4-B-5	サワークラウト	・128
4-A-4	たくあんときゅうりの即席漬け	・114	4-B-6	ブロッコリーのパルメザン焼き	・129
4-A-5	うの花の炒り煮	・115	4-B-7	ラタトゥイユ	・130
4-A-6	白和え	・116	4-B-8	野菜のオリーブオイル焼き	・131
4-A-7	ひじきの炒め煮	・117	4-B-9	ポテトサラダ	・132
4-A-8	ちぐさ漬け	・118	4-B-10	ほうれん草ときのこのコキーユ	・133
4-A-9	炊き合わせ	・119	4-C-1	拌三絲	・134
4-A-10	さといもの田楽	・120	4-C-2	青椒牛肉絲	・135
4-A-11	かぼちゃの含め煮	・121	4-C-3	炒青梗菜	・136
4-A-12	きゅうりとわかめの酢の物	・122	4-C-4	干扁菜豆	・137
4-A-13	夏野菜の冷やし鉢	・123	4-C-5	奶白菜	・138
4-B-1	野菜サラダ	・124	4-C-6	燉白菜	・139
4-B-2	紫キャベツのサラダ	・125			

🍎 デザート 🍎

コード	メニュー	ページ	コード	メニュー	ページ
5-A-1	フルーツ白玉	・140	5-B-4	スイートポテト	・147
5-A-2	わらびもち	・141	5-B-5	りんごの赤ワイン煮	・148
5-A-3	果汁かん	・142	5-B-6	フルーツヨーグルト	・149
5-A-4	水ようかん	・143	5-B-7	セサミクッキー	・150
5-B-1	カスタードプディング	・144	5-C-1	鶏蛋糕	・151
5-B-2	コーヒーゼリー	・145	5-C-2	抜絲紅薯	・152
5-B-3	ブラマンジェ	・146	5-C-3	杏仁豆腐	・153

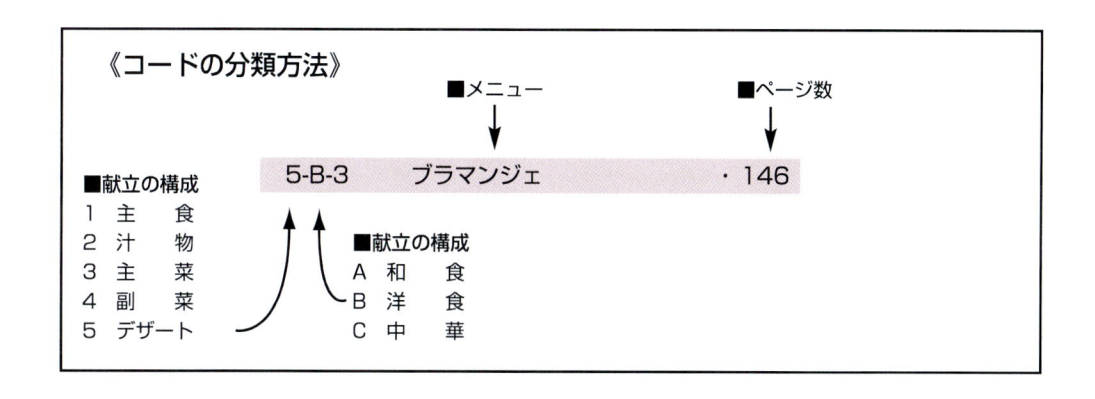

《コードの分類方法》

■メニュー　　　■ページ数

5-B-3　　ブラマンジェ　　　・146

■献立の構成
1　主　食
2　汁　物
3　主　菜
4　副　菜
5　デザート

■献立の構成
A　和　食
B　洋　食
C　中　華

主食 1-A-1 白飯

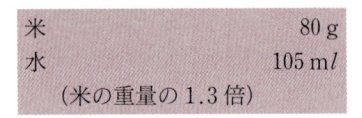

材料	分量
米	80 g
水	105 ml
（米の重量の1.3倍）	

※水の量は，少量調理の場合には，米の重量の1.5倍，容量の1.2倍であるが，大量調理では水の蒸発量が少ないので米の重量の1.3倍にする．

🍳 作り方

① 米は多量の水で手早く洗い，とぎ水を直ちに捨てる．とぎ水がにごらなくなるまで2～3回水を取り替えながらよく洗い，ざるにあげて水を十分に切る．
② 釜に米と定量の水を入れ，30～60分浸漬して吸水させる．
③ 点火して8～10分で沸騰するように火力を調節し，沸騰後は中火（沸騰が続く程度）で5～7分その後は弱火で13～15分，消火直前に30秒ほど強火にしてから消火する．約10分蒸らし，木じゃくしで上下を混ぜる．

※大量調理では，洗米機で米を2～3分洗い，定量の水に30～60分浸漬したのち，自動炊飯器で炊飯する．

🍴 展開　にぎり飯／粥

■にぎり飯…ご飯を握って，俵形，三角形，円形などにする．中身の具としては，梅干し，かつお，塩ざけ，焼きたらこ，昆布のつくだ煮などを入れる．のりやおぼろ昆布，ごまなどで外側を包んだりする．

※大量調理では，おにぎり型を用いたり，茶碗を用意しておき，ご飯を等量に入れてから握ると，大きさが一定になる．

■粥…米に対する水の割合を変えると粥になる．
米は洗って分量の水に30分以上浸漬したのち加熱し，沸騰後，弱火で煮る．
（米と水の割合は全粥1：5，七分粥1：7，五分粥1：10，三分粥1：20）

※大量調理では全粥と重湯を作り，それを調合して作ることもある．全粥と重湯の割合は，一分粥1：9，三分粥3：7，五分粥5：5，七分粥7：3．

サイエンス "うるち米ともち米"

うるち米のデンプンは，直鎖状のアミロースと分枝状のアミロペクチンの割合が2：8であるが，もち米はアミロペクチンのみである．アミロペクチンは，膨潤しやすく，枝分かれ構造をもっているために粘性が強い．また，老化しにくく冷めても粘弾性率の変化が少ない．もち米を炊飯するための加水量はうるち米より少ないため，米粒が水面より上に出てしまい，また，釜の中で粘性も高くなるため加熱が均一にならず炊飯し損ねる．もち米の吸水量は大きい（2時間で40％）ので十分吸水させた米を蒸して飯にする．ただし，吸水させただけの水分では飯が硬いので，蒸す途中で振り水を数回に分けてする．

栄養価／料理名	エネルギー (kcal)	たんぱく質 (g)	脂質 (g)	飽和脂肪酸 (g)	一価不飽和脂肪酸 (g)	多価不飽和脂肪酸 (g)	n-6合計 (g)	n-3合計 (g)	コレステロール (mg)	炭水化物 (g)	カルシウム (mg)	鉄 (mg)	食塩相当量 (g)	レチノール当量 (μg)	ビタミンB_1 (mg)	ビタミンB_2 (mg)	ビタミンC (mg)	ビタミンE (mg)	食物繊維 (g)
白飯	285	4.9	0.7	0.23	0.17	0.25	0.24	0.01	0	61.7	4	0.6	0	0	0.06	0.02	0	0.2	0.4

◆主　　　食◆ 49

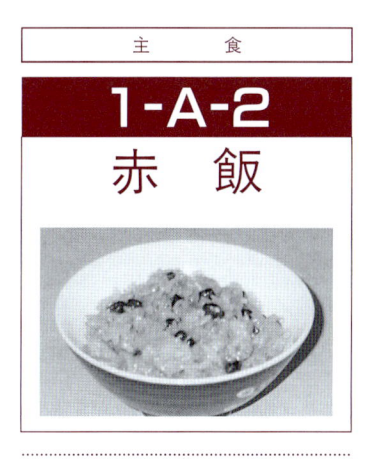

主食 1-A-2 赤飯

材料	分量
もち米	80 g
あずき	10〜15 g
ごま塩	
黒ごま	1 g
塩	1 g

※あずきは，ゆでると約2倍の重量になる．
※あずきの皮は強靭で短時間の浸水では吸水されにくいので，浸漬しないでゆでる．
※祝儀用の赤飯では，あずきが破れるのは嫌われるので，ゆですぎないよう注意する．
※関東地方では，皮の破れにくいささげを用いる．

作り方

① あずきはきれいに洗い，3〜4倍の水を加えて加熱する．沸騰後1〜2分煮て，一度ゆで汁を捨てる（渋切り）．再びあずきの7倍の水で15〜20分煮て，ざるにとり，豆とゆで汁を分ける．ゆで汁は冷ましておく（あずきは皮が切れない程度の硬さがよい）．
② もち米は洗って水を切り，あずきのゆで汁に2時間以上浸す（ゆで汁が少ない場合は水を補う）．
③ 蒸す直前に米をざるにあげて水を切り，あずきを混ぜる（つけ汁は振り水に用いる）．
④ 蒸気のあがった蒸し器に蒸し布を敷き，③を入れ，中央をややくぼませて広げる．
⑤ 強火で15分蒸して，振り水をし，再び強火で10分蒸し，2回目の振り水をする．これを繰り返して合計40〜45分蒸す．振り水の回数は，硬さの好みにより加減する．
　蒸し上がったらすし桶（半切り）に取り出し，冷ます．ごま塩を添える．

展開　　炊きおこわ／栗おこわ

■炊きおこわ…洗った米をあずきのゆで汁と水に1〜2時間漬け，あずきを加えて普通に炊飯する（炊く場合はうるち米とあわせると炊き損ねない．もち米とうるち米の割合は2：1）．あずきでなく栗や山菜を加えると栗おこわ，山菜おこわになる．
材料 もち米 55 g，うるち米 25 g，あずき 10 g，あずきのゆで汁＋水 95 ml
■栗おこわ…栗は沸騰水で2〜3秒煮て，鬼皮と渋皮をむき，水にさらしてアクを取り 2〜3個に切って赤飯と同様に蒸す（むき栗：米の約40%）．

サイエンス　"アントシアン色素と調理"

あずきや黒豆などの色素は，水溶性のアントシアン系色素である．あずきをゆでる時に，途中で2〜3回すくい上げてよく空気に触れさせると，色がさえる．アントシアン系色素には酸化されると鮮やかな赤色になる性質があるからである．鉄と反応するとアントシアン鉄となり安定するが，アルカリ性では不安定となるので，重曹を加えて煮ると褐色になる．

注：上段はごま塩なしの場合，下段はごま塩入り

料理名	エネルギー (kcal)	たんぱく質 (g)	脂質 (g)	飽和脂肪酸 (g)	一価不飽和脂肪酸 (g)	多価不飽和脂肪酸 (g)	n-6系 合計 (g)	n-3系 合計 (g)	コレステロール (mg)	炭水化物 (g)	カルシウム (mg)	鉄 (mg)	食塩相当量 (g)	レチノール当量 (μg)	ビタミンB1 (mg)	ビタミンB2 (mg)	ビタミンC (mg)	ビタミンE (mg)	食物繊維 (g)
赤飯	336	7.9	1.0	0.27	0.18	0.33	0.30	0.04	0	70.5	15	1.4	0	0	0.13	0.04	0	0.3	3.1
赤飯	342	8.1	1.5	0.35	0.38	0.56	0.53	0.04	0	70.7	27	1.5	1.0	0	0.13	0.04	0	0.3	3.2

主食 1-A-3 菜飯

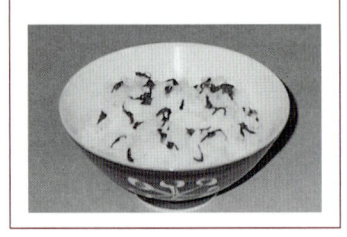

材料　分量

材料	分量
米	80 g
水	105 ml
塩　（米の1.3％）	1 g
出し昆布	1 g
大根葉　（米の約20％）	15 g
塩　（大根葉の1％弱）	0.1 g

※大根葉や小松菜は，小口切りにして，水気を十分に取り，電子レンジにかけて（約2分間）乾燥させ，細かくして用いるとよい（乾燥時間は電子レンジにより多少異なる）．フライパンで空炒りしてもよい．電子レンジにかけた大根葉は，缶や瓶にシリカゲル（乾燥剤）を入れて保存しておくと便利である．
※塩味は白飯の重量に対し0.6％前後にする．
※ご飯が熱いうちに青菜を混ぜ，長く保温しておくと青菜の色が変色しやすい．青菜は供食直前に混ぜるようにするが，ご飯を少し冷ましてから混ぜるとよい．

🍲 作り方

① 米は洗米し，ざるにあげて水を十分に切る．
② 釜に米と定量の水を入れる．
③ 出し昆布の表面についているゴミを拭きとり，切り目を入れて②に入れ，30～60分浸漬する．調味料を加え，炊飯する．
④ 大根葉は洗って沸騰した湯で色よくゆで，急冷する．水気をよく絞った後細かく切り，塩を混ぜる．
⑤ 炊き上がったご飯から昆布を取り出し，④の大根葉を加えて混ぜ合わせる．

🍴 展開　しそ飯／菊花飯

大根葉を他の食品に代えると，しそ飯，菊花飯などになる．

■ **しそ飯**…青じそは，せん切りにして塩でもみ，水洗いしてアクを取り除き，よく絞って使用する．

材料 米80 g，水105 ml，塩1 g，出し昆布1 g，青しその葉3 g，ごま1 g

■ **菊花飯**…菊の花は，酢水でゆでてから水気を絞って使用する．

サイエンス　"青菜を色よくゆでる"

青菜を色よくゆでるには，たっぷりの沸騰水で，蓋をしないで短時間にゆでて急冷する．クロロフィルは酸性下で加熱すると黄緑色のフェオフィチンになりやすい．ゆでる時に青菜の酸類が，ゆで水に溶け出すが，高温で蓋をしないでゆでれば揮発性の酸は蒸発し，フェオフィチンになるのを防ぐ．高温下ではフェオフィチンができやすいので急冷する．

料理名 \ 栄養価	エネルギー(kcal)	たんぱく質(g)	脂質(g)	飽和脂肪酸(g)	一価不飽和脂肪酸(g)	多価不飽和脂肪酸(g)	n-6系合計(g)	n-3系合計(g)	コレステロール(mg)	炭水化物(g)	カルシウム(mg)	鉄(mg)	食塩相当量(g)	レチノール当量(μg)	ビタミンB₁(mg)	ビタミンB₂(mg)	ビタミンC(mg)	ビタミンE(mg)	食物繊維(g)
菜飯	289	5.2	0.7	0.23	0.17	0.25	0.24	0.01	0	62.5	43	1.1	1.1	98	0.07	0.04	8	0.8	1.0

◆主　　食◆ 51

主食 1-A-4 えんどう飯

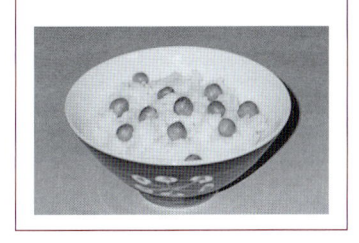

材　料	分　量
米	80 g
水	105 ml
塩	1 g
清酒	4 ml
むきえんどう	20〜25 g
（またはグリンピース）	
（米の重量の30％）	

※えんどうは，沸騰時に加えた方が，低温時の加熱が避けられて色が美しいが，炊飯器の構造上，途中にえんどうを加えることができない場合は，最初から入れてもよい．

※えんどうのない季節では，冷凍グリンピースを用いるとよい．使用する際には熱湯に通す．

🍳 作り方

① 米は洗米し，ざるにあげて水を十分に切る．
② 釜に米と定量の水を入れ，30〜60分間浸漬して吸水させる．
③ えんどう豆は，洗って水を切る．
④ ②に塩と清酒を加えて火にかけ，沸騰したらえんどうを加えて炊飯する．

✗ 展　開　　枝豆飯／藤飯

枝豆を用いると枝豆飯，黒豆を用いると藤飯になる．栗やさつまいもを用いてもよい．

■枝豆飯…えんどう飯と同様にする．
■藤飯…黒豆を洗って水を切り，弱火で煎って，塩を加えた水に30分浸して用いる．

材料 米80 g，水100 ml，黒豆の浸し汁5 ml，清酒3 ml，塩1 g，黒豆15 g，水20 ml，塩0.3 g（戻した黒豆の1％）

サイエンス "大豆の栄養価"

藤飯に用いる黒豆など大豆類は，たんぱく質，脂質，ビタミンB類を多く含んでいて栄養価が高く，食物繊維も多い．大豆類のたんぱく質には穀類に不足するリジンが多く良質であり，脂質もリノール酸など不飽和脂肪酸が多い．また，レシチンを含んでいるので，血中コレステロールの高くなるのを防ぎ，高血圧を予防する．

料理名	エネルギー (kcal)	たんぱく質 (g)	脂質 (g)	飽和脂肪酸 (g)	一価不飽和脂肪酸 (g)	多価不飽和脂肪酸 (g)	n-6合計 (g)	n-3合計 (g)	コレステロール (mg)	炭水化物 (g)	カルシウム (mg)	鉄 (mg)	食塩相当量 (g)	レチノール当量 (μg)	ビタミンB₁ (mg)	ビタミンB₂ (mg)	ビタミンC (mg)	ビタミンE (mg)	食物繊維 (g)
えんどう飯	312	6.6	0.8	0.24	0.18	0.27	0.26	0.01	0	65.7	10	1.0	1.0	18	0.16	0.06	5	0.3	2.3

主食 1-A-5 たけのこ飯

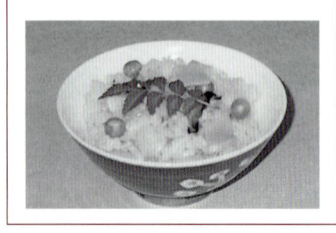

材料　分量

材料	分量
米	80 g
水（具の煮汁も用いる）	100 ml
A　しょうゆ	2 ml
A　塩（米の1.3％の塩分）	0.7 g
A　清酒	4 ml
ゆでたけのこ	30 g
鶏もも肉	20 g
干ししいたけ	1 g
しいたけの戻し汁	20 ml
出しの素	0.8 g
B　砂糖	2 g
B　しょうゆ	4 ml
B　（具の約1％の塩分）	
冷凍グリンピース	3 g
木の芽	1 枚

※たけのこ飯にふきを加えると風味があってよい．

作り方

① 米は洗米し，ざるにあげて水を十分に切る．
② 釜に米と定量の水を入れ，30〜60分浸漬して吸水させる．
③ ゆでたけのこはいちょう切りにし，鶏肉はさいの目に切る．干ししいたけは戻してせん切りにする．
④ 鍋にしいたけの戻し汁，出しの素，たけのこ，鶏肉，しいたけを加えてさっと加熱し，Bで調味する（煮汁は切って計量する）．
⑤ 米の浸し水から具の煮汁分を減らし，④の煮汁を加える．
⑥ ⑤にAを入れて混ぜ，具を米の上に広げて炊飯する．
⑦ 冷凍グリンピースは熱湯でサッとゆでる．
⑧ 飯と具を混ぜて器に盛り，グリンピースを散らし，木の芽を添える．
※具を煮ないで，米に調味料とともに加え炊飯してもよい．

展開　五目飯／ひじき飯

具の食品を代えると五目飯，ひじき飯，松茸飯，きのこ飯などになる．

■五目飯

材料 米80 g，水100 ml，しょうゆ2 ml，塩0.7 g，清酒4 ml，鶏もも肉20 g，油揚げ2 g，にんじん10 g，ごぼう10 g，こんにゃく10 g，干ししいたけ1 g，砂糖2 g，しょうゆ3 ml，出しの素0.8 g，グリンピース3 g，浅草のり1/10枚

（ごぼうはささがきにして，水に浸してアクを抜いて用いる）

■ひじき飯…乾燥ひじき3 gを水で戻して炊き込む．

サイエンス　"たけのこの成分"

味の成分は，チロシン，ベタイン，コリン，アスパラギンなどである．

たけのこのえぐみ成分は，ホモゲンチジン酸とシュウ酸であり，掘ってから時間がたつほど増える．たけのこの煮汁の白濁は，溶け出したチロシンが結晶化したものである．たけのこをゆでるときは，穂先を斜めに切り落とし，皮に縦に包丁目を入れ，米ぬかや米のとぎ汁を入れてゆでる．そのまま放冷し，皮をむき，水洗いして用いる．米ぬかのフィチンが鉄分と結合し，でんぷん質は空気中の酸素による酸化を防ぎ褐変を防止する．また，皮の亜硫酸塩には，漂白作用と繊維を軟らかくする作用がある．

料理名	エネルギー (kcal)	たんぱく質 (g)	脂質 (g)	飽和脂肪酸 (g)	一価不飽和脂肪酸 (g)	多価不飽和脂肪酸 (g)	n-6 合計 (g)	n-3 合計 (g)	コレステロール (mg)	炭水化物 (g)	カルシウム (mg)	鉄 (mg)	食塩相当量 (g)	レチノール当量 (μg)	ビタミンB₁ (mg)	ビタミンB₂ (mg)	ビタミンC (mg)	ビタミンE (mg)	食物繊維 (g)
たけのこ飯	347	11.6	1.8	0.43	0.54	0.50	0.38	0.03	15	67.7	14	1.3	2.1	7	0.11	0.13	3	0.5	2.0

主食 1-A-6 ちらしずし

材料	分量
米	80 g
水	95 g
出し昆布	1 g
みりん	4 ml
合わせ酢	
A ┌食酢	12 ml
├砂糖	4 g
└塩	1.2 g
干ししいたけ	1 g
かんぴょう	2 g
（塩）	0.1 g
にんじん	12 g
れんこん	10 g
B ┌出し汁	40 ml
├砂糖	4 g
└しょうゆ	4 ml
鶏卵	20 g
C ┌塩	0.08 g
└砂糖	2 g
サラダ油	1 g
白身魚	20 g
D ┌砂糖	3 g
├塩	0.2 g
└清酒	3 ml
食紅水	少々
さやえんどう	5 g
細切りのり	0.3 g
しょうが甘酢漬け	5 g

※すし飯の水加減は少量調理の場合には，水の重量の1.3～1.4倍であるが，大量調理では，米の重量の1.1～1.2倍にする．

作り方

① 米は洗米し，昆布を水と共に釜に入れ，30～60分浸漬する．炊く前に昆布を取り出しみりんを加えて炊飯する．
② 飯は熱いうちにすし桶に移し，中高に盛り，合わせ酢を飯に平均にかける．手早く飯を切るように混ぜ合わせながら風を当て余分な水分を蒸発させると，すし飯の表面が引き締まりツヤが出る．
③ 干ししいたけは戻して，せん切りにする．
④ かんぴょうは塩でもんで洗い，15分ほど戻して1 cmの長さに切る．
⑤ にんじんは小さめの短冊切りにする．れんこんはいちょう切りにして酢水にさらしアクを取る．③，④，⑤をBで煮含める．
⑥ 鶏卵にCを加えて混ぜる．薄焼き卵をつくり，冷めてからせん切りにする（錦糸卵）．
⑦ 白身魚を沸騰水でよくゆで，皮や骨を取り除く．木綿のさらし布巾に包み，流水に当てながら中の身をほぐし，魚の臭みも同時に除く．濁り水が出なくなったら水気を絞り，鍋に移す．Dを入れ火にかけ水分をとばし，食紅で桜色に染めてそぼろにする．
⑧ さやえんどうはゆでて細く斜めに切っておく．しょうがの甘酢漬けはせん切りにする．
⑨ すし飯に，⑤の具を混ぜ器に盛り，その上に錦糸卵，そぼろ，さやえんどう，のり，しょうがの甘酢漬けを飾る．

展開　茶きんずし／ふくさずし／押しずし

■茶きんずし・ふくさずし…具を混ぜたすし飯を薄焼き卵で包む．その形により茶きんずしやふくさずしとなる．茶きんずしは，薄焼き卵に，丸く握ったすし飯をのせ，包み口をひだ寄せし，かんぴょうやゆで三つ葉の茎を紐に見立てしばる．ひだの部分を花びらのように外側に開いて，その中心部にそぼろを盛り，真ん中にグリンピースをのせる．ふくさずしは，薄焼き卵の中央部にすし飯をのせて，風呂敷包みのように折りたたみ，ゆでた三つ葉などで中央を縛る．

■押しずし…押しずしは，すし飯の上に酢じめの魚介類，加熱調理した乾物類，野菜，卵焼きなどを具として置き，箱枠に蓋をして押さえしばらく置き，形が整ったら枠を外して，適切なサイズに切り，器に彩りよく盛る．

※茶きんずしや押しずしは，飾り具を彩りや味の組み合わせを考えた献立に工夫すると，各種行事やバイキングのとき大皿に盛っても美しく見栄えもよいため楽しめる．
※生魚を用いるにぎりずしに用いる合わせ酢は砂糖を少なくし，関西風のすしには多くする．

料理名	エネルギー (kcal)	たんぱく質 (g)	脂質 (g)	飽和脂肪酸 (g)	一価不飽和脂肪酸 (g)	多価不飽和脂肪酸 (g)	n-6系合計 (g)	n-3系合計 (g)	コレステロール (mg)	炭水化物 (g)	カルシウム (mg)	鉄 (mg)	食塩相当量 (g)	レチノール当量 (μg)	ビタミンB1 (mg)	ビタミンB2 (mg)	ビタミンC (mg)	ビタミンE (mg)	食物繊維 (g)
ちらしずし	434	12.3	3.8	0.87	1.32	1.00	0.92	0.13	96	83.6	37	1.3	2.4	219	0.12	0.17	9	1.0	2.3

主食

1-A-7 のり巻きずし いなりずし

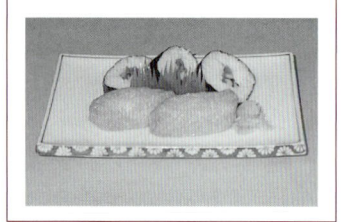

材料　分量

<すし飯>
材料	分量
米	90 g
水	110 ml
出し昆布	1.2 g
みりん	4.5 ml
A　食酢	12 ml
砂糖	5 g
塩	1 g

<のり巻きずし>
材料	分量
かんぴょう	2 g
B　砂糖	2 g
しょうゆ	1.5 ml
干ししいたけ	1.5 g
C　砂糖	2 g
しょうゆ	0.9 ml
鶏卵	15 g
D　出し汁	2 ml
みりん	0.5 ml
砂糖	1.2 g
塩	0.1 g
三つ葉	2 g
のり	1/2 枚 (1 g)

<いなりずし>
材料	分量
すし用油揚げ (大1枚)	10 g
E　砂糖	5 g
しょうゆ	3.5 ml
しょうが甘酢漬け	5 g
葉らん	

作り方

<すし飯>
① 米は洗米し，ざるにあげて水を十分に切る．定量の水に米と昆布を浸漬し，炊く前に昆布を取り出してみりんを加え炊飯する．
② 飯は熱いうちにすし桶に移し，合わせ酢を飯に平均にかけ，手早く飯を切るように混ぜながら風を当てて余分な水分を蒸発させる．

<のり巻きずし>
① かんぴょうは塩でもんで洗い，ゆでる．出し汁とBで煮て煮汁を切る．
② 干ししいたけは戻して軸を取り，戻し汁とCで煮含めてせん切りにする．
③ 鶏卵にDを加えて混ぜ，卵焼きを作り，幅1cmくらいに細長く切る．
④ 三つ葉はさっとゆで，手早く冷まして水気を絞る．
⑤ 巻きすに，のりを表を下にして置き，すし飯を向こう側3cmほどを残して広げる．中央よりやや手前に具を揃えてのせる．巻きすの手前を両親指で持ち，具を指で押さえながら巻く．少しおいてから切る．

<いなりずし>
① 油揚げは2つに切り，中を袋状に開いて，熱湯をかけて油抜きをする．
② 出し汁とEでゆっくり煮含める．汁気を軽く絞り，冷ます．
③ すし飯を軽く握って油揚げに詰める．
④ のり巻きずしといなりずしを盛り，飾り切りにした葉らんとしょうがの甘酢漬けを添える．
※ 油揚げを裏返して，すし飯を詰めてもよい．

サイエンス "のりの色素"

のりには，フィコエリトリン(赤)，フィコシアニン(青)，クロロフィル(緑)，カロチン(黄)，キサントフィル(黄)などの色素があり，熱せられると赤色のフィコエリトリンが青色のフィコシアニンに変わるので，のりをあぶると青緑色になる．

栄養価 料理名	エネルギー (kcal)	たんぱく質 (g)	脂質 (g)	飽和脂肪酸 (g)	一価不飽和脂肪酸 (g)	多価不飽和脂肪酸 (g)	n-6合計 (g)	n-3合計 (g)	コレステロール (mg)	炭水化物 (g)	カルシウム (mg)	鉄 (mg)	食塩相当量 (g)	レチノール当量 (μg)	ビタミンB₁ (mg)	ビタミンB₂ (mg)	ビタミンC (mg)	ビタミンE (mg)	食物繊維 (g)
のり巻きずし	292	6.6	2.1	0.59	0.69	0.44	0.39	0.05	63	59.5	21	1.0	1.3	75	0.08	0.11	2	0.3	2.0
いなりずし	183	4.0	3.6	0.70	0.77	1.82	1.61	0.21	0	32.0	36	0.7	1.3	0	0.03	0.02	0	0.4	0.4
合計	475	10.6	5.7	1.29	1.46	2.26	2.00	0.26	63	91.5	57	1.7	2.6	75	0.11	0.13	2	0.7	2.4

主食 1-A-8 三色丼

材料　分量

材料	分量
米	80 g
水	100 ml
A　しょうゆ	2 ml
塩	0.7 g
清酒	4 ml
鶏ひき肉	25 g
B　しょうゆ	2 ml
砂糖	2 g
清酒	5 ml
しょうが	1 g
鶏卵	25 g
C　スキムミルク	5 g
砂糖	2 g
塩	0.1 g
清酒	2 ml
食酢	0.5 ml
サラダ油	0.5 g
さやえんどう	15 g
塩	0.1 g
のり	(1/8枚) 0.3 g
紅しょうが	3 g

※さくら飯…しょうゆ味のご飯．具の入らないものをいう．

作り方

① 米は洗米し，ざるにあげて水を十分に切る．釜に米と定量の水を入れ30～60分浸漬して吸水させ，Aを加えて炊飯する（さくら飯）．
② 鶏ひき肉にBを加えて，ほぐすように混ぜながら加熱し，そぼろにする．
③ 鶏卵は溶きほぐし，Cを加え調味して，細かい炒り卵にする．
④ さやえんどうは塩ゆでして，斜めのせん切りにする．
⑤ のりは乾いた布巾に包み，もみほぐす．
⑥ さくら飯を器に盛り，②，③，④とものり，紅しょうが（せん切り）を上に飾る．

展開

■さやえんどうの代わりに，小松菜をゆでて1cm位に切り，調味して用いると，彩りもよくカルシウムを多く摂取することができる．また，上に飾るのではなく，さくら飯に三種の具を混ぜた三色混ぜ飯にしても食べやすい．

■三種でなく，鶏そぼろだけを盛ると鶏そぼろ丼になり，鯛の身でそぼろを作り，さくら飯の上に盛ると鯛めしになる．さけのそぼろを用いると，さけそぼろ丼，さらにいくらを乗せると北海丼になるなど，のせるものにより種々の料理名がつけられている．これらはお弁当としても好まれる．

サイエンス "炒り卵に食酢・スキムミルクを入れる"

炒り卵を作る時に，食酢とスキムミルクを加えることにより，卵が鍋につくのを防ぐことができ，しかも細かく仕上がる．

卵やスキムミルクのアミノ酸と砂糖によるアミノカルボニル反応で，一層色がきれいに仕上がる．また，スキムミルクを加えることによってカルシウムの補給にもなる．

ちょっとみて！「スキムミルクの利用」

スキムミルクは脂肪が少ないが，たんぱく質，カルシウム，ビタミンB_2，乳糖を多く含んでいる．脂肪の制限を必要とする動脈硬化症・高血圧症・心臓病や太りすぎを心配している人にお勧めできる食品である．牛乳より幅広い料理への利用が可能で，幼児から高齢者まで積極的に利用したい．

料理名	エネルギー (kcal)	たんぱく質 (g)	脂質 (g)	飽和脂肪酸 (g)	一価不飽和脂肪酸 (g)	多価不飽和脂肪酸 (g)	n-6合計 (g)	n-3合計 (g)	コレステロール (mg)	炭水化物 (g)	カルシウム (mg)	鉄 (mg)	食塩相当量 (g)	レチノール当量 (μg)	ビタミンB_1 (mg)	ビタミンB_2 (mg)	ビタミンC (mg)	ビタミンE (mg)	食物繊維 (g)
三色丼	426	15.9	6.0	1.55	2.25	1.15	1.06	0.13	125	71.0	85	1.5	2.2	76	0.15	0.29	10	0.8	1.1

主食 1-A-9 親子丼

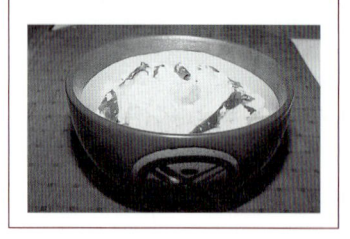

材料　分量

材料	分量
米	80 g
水	105 ml
若鶏もも肉	20 g
A 清酒	1 ml
しょうゆ	1 ml
たまねぎ	30 g
ねぎ	15 g
にんじん	8 g
三つ葉	5 g
B 出し汁	50 ml
みりん	7 ml
砂糖	5 g
しょうゆ	8 ml
塩	0.5 g
鶏卵	50 g

※ 新鮮な卵は白身が2段になって黄身がこんもりと盛り上がっている．殻は親鶏の分泌物や有害菌で汚れている可能性があるので注意する．いくつもの卵を一緒に使うときは，別々の器に1つずつ割り，卵が腐敗していたり，血液が混在していないかを確認する．

※ 大量調理の場合では，径48 cm ソトワールを用いた場合は25人分前後が目安である．供食時間からさかのぼって鍋ごとに卵でとじると味もよく，仕上げも良好である．

作り方

① 米は洗米し，ざるにあげて水を十分に切る．釜に米と定量の水を入れ，30〜60分浸漬して吸水させ，炊飯する．
② 鶏肉はそぎ切りにし，Aを振っておく．
③ たまねぎは5 mm幅のくし形切り，ねぎは斜め切り，にんじんは3 cm長さのせん切り，三つ葉は3 cm位の長さに切っておく．
④ 鶏卵は溶きほぐしておく．
⑤ 鍋にBを入れ，煮立った中に鶏肉とたまねぎ，にんじんを加え煮る．
⑥ ⑤に溶き卵を流し入れ大きくかき混ぜる．卵が半熟になってきたら三つ葉を加え，卵が八分通り加熱されたら，火を止める．
⑦ 丼によそった温かいご飯の上に⑥をのせ，丼の蓋をして2〜3分蒸らす．とじた卵は半熟の方がおいしいが，食中毒予防上完全に火を通すこと．

展開　丼物各種

■ きつね丼（油揚げ，ねぎ，鶏卵，のりなど）
■ 牛丼（牛肉，たまねぎなど）
■ 柳川丼（どじょう，ごぼう，鶏卵，三つ葉）
■ 深川丼（あさり，ねぎ，鶏卵）
■ 木の葉丼（かまぼこ，三つ葉，きのこ，鶏卵）
■ 鰻丼（鰻蒲焼き，さんしょう）
■ 天丼（えびや野菜のてんぷらとたれ）
■ カツ丼（豚肉のカツレツ，たまねぎ，鶏卵など）
　平鍋で野菜を煮て，2 cm幅位に切った豚のカツレツを平らに並べ入れ，溶き卵でとじ，ご飯の上にのせる．
材料 米90 g，豚ロース肉60 gのカツレツ1枚，たまねぎ50 g，出し汁80 ml，しょうゆ8 ml，砂糖6 g，鶏卵50 g，三つ葉10 g，のり0.2 g

料理名	エネルギー(kcal)	たんぱく質(g)	脂質(g)	飽和脂肪酸(g)	一価不飽和脂肪酸(g)	多価不飽和脂肪酸(g)	n-6合計(g)	n-3合計(g)	コレステロール(mg)	炭水化物(g)	カルシウム(mg)	鉄(mg)	食塩相当量(g)	レチノール当量(μg)	ビタミンB₁(mg)	ビタミンB₂(mg)	ビタミンC(mg)	ビタミンE(mg)	食物繊維(g)
親子丼	452	16.5	6.8	1.76	2.34	1.09	0.99	0.11	228	76.1	51	2.0	2.3	205	0.14	0.33	6	0.9	1.5

主食 1-A-10 きつねうどん

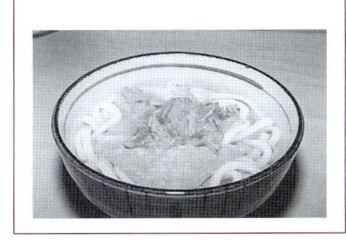

材料	分量
ゆでうどん（1玉）	230 g
かえし	
A ┌ みりん	16 ml
└ しょうゆ	16 ml
B ┌ うるめいわし節厚削り出し	10 g
└ 水	250 ml
油揚げ（大1枚）	30 g
C ┌ 出し汁	15 ml
│ 砂糖	1 g
│ しょうゆ	2 ml
└ みりん	2.5 ml
ねぎ	5 g
花かつお	2 g
七味とうがらし粉	適宜

※大量調理ではうどん玉を温める際に万能こし器の大きいものを利用して，1回5〜6食ずつ温める．

作り方

① 鍋にAを入れ火にかけ，表面に白っぽい薄い膜のようなものが見えはじめたらアクを除き，沸騰させないで火を止める．冷暗所で保存し1〜2日ねかしておく（かえしという．冷蔵庫内で1週間ほどもつ）．

② うるめいわしの厚削りを出し袋に入れ，定量の水と共に火にかけ，沸騰したら弱火で20分間静かに煮て，出し袋を取り出す．途中でアク取りをする．

③ ①1に対し②5〜6の割合が，かけ汁の基本となるので，味を調整して麺つゆを作る．

④ 油揚げは油抜きし，三角形に切る．Cを煮立てた中に入れて煮含める．ねぎは小口切りにする．

⑤ 温めた丼に，熱いうどんを入れる．④の油揚げをのせ，熱い③のかけ汁をはり，ねぎと花かつおを盛る．七味とうがらしを添える．

※乾麺をゆでる場合は，重量の10倍以上の湯でゆでる．ゆで時間は表示に従うものの実際にはゆで加減を確かめること．麺類をゆでるときには昔は"さし水を"といわれたが，火加減が調節できる現代では，吹きこぼれを防ぐように火を弱めるだけでよい．

展開　鶏南蛮

本来は鴨肉を使った鴨南蛮を，若鶏肉で代用するため，鶏南蛮と呼ぶ．

材料 若鶏肉50 g，みりん3 g，しょうゆ2 g，肉の煮込み用出し汁適量，ねぎ15 g，花麩1 g，花かつお2 g，七味とうがらし粉少量

料理名 \ 栄養価	エネルギー (kcal)	たんぱく質 (g)	脂質 (g)	飽和脂肪酸 (g)	一価不飽和脂肪酸 (g)	多価不飽和脂肪酸 (g)	n-6合計 (g)	n-3合計 (g)	コレステロール (mg)	炭水化物 (g)	カルシウム (mg)	鉄 (mg)	食塩相当量 (g)	レチノール当量 (μg)	ビタミンB₁ (mg)	ビタミンB₂ (mg)	ビタミンC (mg)	ビタミンE (mg)	食物繊維 (g)
きつねうどん	438	15.0	10.9	2.06	2.22	5.66	4.99	0.67	4	63.6	114	2.3	3.9	0	0.09	0.07	1	1.0	2.2

主食 1-A-11 七夕そうめん

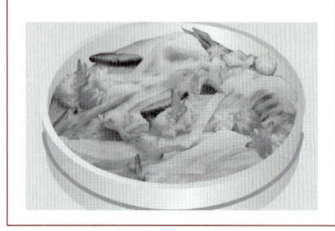

材料　分量

そうめん（乾）	80 g
麺つゆ	
かつお出し	60 ml
麺汁用かえし	20 ml
（しょうゆ，みりん各10 ml）	
えび　　（中1尾）	25 g
鶏卵	15 g
A　砂糖	0.5 g
塩	0.1 g
サラダ油	1 g
干ししいたけ	2 g
B　しょうゆ	3 ml
砂糖	3 g
きゅうり	10 g
かにかまぼこ	15 g
ミニトマト	20 g
薬味	
葉ねぎ	2 g
土しょうが	2 g
青じそ	1枚（0.5 g）
細切りのり	0.3 g

作り方

① 沸騰した湯に乾麺を入れ箸でかき混ぜ，再び沸騰したら火を弱めてゆでる．麺がのびないうちに冷水にとり，さらし，ざるにとり水気を切る．

② 麺つゆは濃いめにとったかつお出しと麺汁用かえしをあわせて冷やしておく．

③ えびは尾を残して，殻と背ワタを取り除き，塩ゆでする．

④ 鶏卵は溶きほぐし，Aを加え混ぜる．薄焼き卵を作り，短冊形に切る．

⑤ 干ししいたけは戻して軸を取り，せん切りにする．戻し汁とBで甘辛く煮る．

⑥ きゅうり，かにかまぼこ，ミニトマトは飾り切りにする．薬味のねぎは小口切り，青じそは細いせん切り，土しょうがはすりおろす．

⑦ 器にそうめんを盛り，冷水を張る．麺の上にえびなどの具を彩りよく飾り，割り氷をのせ，麺つゆと薬味，細切りのりを添える．

サイエンス　"乾麺のゆで方"

細もののそうめん，冷やむぎ，中華麺などは，重量の6～7倍の水を沸騰させた中に入れ，強火のまま麺をほぐし，かき混ぜ，再び沸騰したら，ごく弱火にして，沸騰状態を続けながら数分ゆでる．途中さし水はしない．麺のゆで上がり具合をみて，ざるにあげ，一気に冷水にとり，もみ洗いをして水を切る．

ゆで上がりは乾麺重量の3～3.5倍になる．

栄養価

料理名	エネルギー (kcal)	たんぱく質 (g)	脂質 (g)	飽和脂肪酸 (g)	一価不飽和脂肪酸 (g)	多価不飽和脂肪酸 (g)	n-6合計 (g)	n-3合計 (g)	コレステロール (mg)	炭水化物 (g)	カルシウム (mg)	鉄 (mg)	食塩相当量 (g)	レチノール当量 (μg)	ビタミンB₁ (mg)	ビタミンB₂ (mg)	ビタミンC (mg)	ビタミンE (mg)	食物繊維 (g)
七夕そうめん	404	18.4	3.7	0.74	1.07	1.19	1.05	0.16	106	70.0	61	1.1	5.0	95	0.10	0.17	9	1.5	3.4

主食

1-B-1
ピラフ
pilaf（仏）

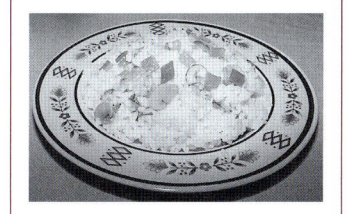

材料	分量
米	80 g
ブイヨン（コンソメ1g）	95 ml
ミックスベジタブル	30 g
ハム	5 g
たまねぎ	30 g
マッシュルーム	5 g
レーズン	5 g
塩（塩分0.5g％）	0.5 g
こしょう	0.01 g
トマトケチャップ	10 g
サラダ油	3 g

※ピラフは米に肉や香料を加えて炊き込んだ回教徒（イスラム教徒）の料理である．

作り方
① 米は洗米し，ざるにあげて水を十分に切る．
② ミックスベジタブルは熱湯でさっとゆでる．ハム，たまねぎ，マッシュルームは0.8cm角に切る．
③ 鍋に油を入れ，洗米を炒める．
④ ③の中に定量の水，②，レーズン，調味料を入れ炊飯する．
※大量調理の場合は，米にブイヨンを加えて普通に炊飯したご飯に炒めた具を混ぜるとよい．または，浸漬した米に炒めた具を加えて炊飯してもよい．

展開　　パエリア／チキンライス

■パエリア…サフランの色が鮮やかなスペインの米料理である．みじん切りのたまねぎ，にんにくと共にオリーブ油（10g）で炒めた米にサフラン（0.1g），鶏肉やシーフード（各種20〜30g），トマト（60g），ピーマン（赤・緑各15g），ブイヨン，調味料を加えて炊飯する．
■チキンライス…洗米にあられ切りの鶏肉，たまねぎ，にんじん，トマトケチャップを入れて，ブイヨンを用いて炊く．

サイエンス
　米を炒める時間が長いほど，炊いた飯には粘りが少ない．米粒のまわりに脂肪の皮膜ができ，デンプンの糊化に必要な水分の吸収が阻害されるためである．

栄養価＼料理名	エネルギー(kcal)	たんぱく質(g)	脂質(g)	飽和脂肪酸(g)	一価不飽和脂肪酸(g)	多価不飽和脂肪酸(g)	n-6合計(g)	n-3合計(g)	コレステロール(mg)	炭水化物(g)	カルシウム(mg)	鉄(mg)	食塩相当量(g)	レチノール当量(μg)	ビタミンB_1(mg)	ビタミンB_2(mg)	ビタミンC(mg)	ビタミンE(mg)	食物繊維(g)
ピラフ	383	7.4	4.2	0.65	1.51	1.69	1.57	0.26	2	76.1	22	1.2	1.3	181	0.14	0.06	8	1.1	2.6

主食

1-B-2 カレーライス
curry and rice（英）

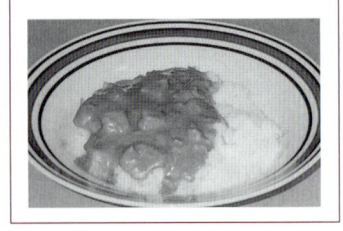

材料	分量
米	80 g
水	105 ml
鶏もも肉	40 g
┌塩	0.1 g
│カレー粉	0.1 g
│バター	3 g
└赤ワイン	10 ml
ブイヨン（コンソメ 1 g）	125 ml
ローリエ	1/5 枚
┌たまねぎ	50 g
└バター	3 g
┌薄力粉	8 g
│カレー粉	2.5 g
└バター	5 g
┌おろしにんにく	2 g
│おろししょうが	1 g
│おろしりんご	18 g
A│チャツネ	2 g
│トマトケチャップ	7.5 g
│ウスターソース	5 ml
└塩	0.5 g
レモン汁	1 ml

※大量調理の場合，既製のカレールーを使用することもある．

🍅 作り方

① 米は洗米し，ざるにあげて水分を十分に切る．釜に米と定量の水を入れ，30～60 分浸漬して吸水させた後，炊飯する．
② 鶏肉は一口大に切り，塩とカレー粉をまぶしてバターで炒める．赤ワインを振りかけて少し蒸らし，ブイヨンを注ぎ，ローリエを加えて，アクを取りながら弱火で煮る．
③ たまねぎはみじん切りにし，バターで炒めて②に加える．
④ 薄力粉を褐色になるまで弱火で空炒りし，カレー粉とバターを加え，肉の煮汁で溶きのばして，②に加える．
⑤ ④に A を加え，約 30 分煮込む．最後にレモン汁を加える．
⑥ 器に盛ったご飯の上にカレーソースをかける．

🍴 展開　カツカレー／ドライカレー

　カレーソースに加える材料により，チキンカレー，ビーフカレー，ポークカレー，シーフードカレーなどになる．
　ハヤシルーを使用するとハヤシライスになる．

■カツカレー…ご飯の上にカツレツをのせてカレーソースをかけたもの．
■ドライカレー…ひき肉と野菜のみじん切りや干しぶどうなどを炒め，カレー粉で調味して煮込んだ汁気のないカレー．バターライスに混ぜて供する．
　カレー風味の炒めご飯のことをドライカレーともいう．

材料 　牛ひき肉 40 g，たまねぎ 50 g，ピーマン 10 g，にんじん 10 g，干しぶどう 5 g，バター 5 g，カレー粉 2 g，塩 0.8 g，こしょう，にんにく，しょうが，ブイヨン，ローリエ

サイエンス　"カレーのスパイス"

　カレー粉には，色つけにターメリック，サフラン，辛味づけにこしょう，とうがらし，ジンジャー，マスタード，香りづけにコリアンダー，クミン，フェンネル，カルダモン，オールスパイス，クローブ，シナモンなど 20 数種のスパイスが混合されている．
　辛味スパイスは，味覚神経を刺激して食欲を増進し，消化液の分泌を促す．また，発汗作用や鎮静作用もある．

栄養価 料理名	エネルギー(kcal)	たんぱく質(g)	脂質(g)	飽和脂肪酸(g)	一価不飽和脂肪酸(g)	多価不飽和脂肪酸(g)	n-6合計(g)	n-3合計(g)	コレステロール(mg)	炭水化物(g)	カルシウム(mg)	鉄(mg)	食塩相当量(g)	レチノール当量(μg)	ビタミンB₁(mg)	ビタミンB₂(mg)	ビタミンC(mg)	ビタミンE(mg)	食物繊維(g)
カレーライス	516	15.5	12.0	6.37	3.42	1.14	0.80	0.12	55	81.4	43	2.4	2.0	77	0.15	0.16	8	0.7	2.7

◆主　　食◆ 61

主食
1-B-3 チキンドリア
chicken doria（仏）

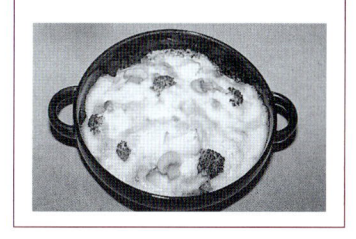

材料	分量
米	80 g
水	90 ml
A　トマトジュース	40 ml
コンソメの素	1 g
バター	3 g
若鶏もも肉	25 g
B　塩	0.1 g
こしょう	0.01 g
白ワイン	5 ml
ホワイトソース	
C　サラダ油	4 g
バター	4 g
薄力粉	10 g
牛乳	100 ml
ローリエ	1/10 枚
塩	0.4 g
こしょう	0.01 g
たまねぎ	30 g
にんじん	10 g
マッシュルーム	20 g
ブロッコリー	20 g
サラダ油	2 g
おろしチーズ（エダム）	5 g

※ドリアはグラタンの一種である（ライスグラタン）．

作り方

① 米は洗米し，ざるにあげて水を十分に切る．釜に米と定量の水を入れ，30〜60分浸漬して吸水させる．Aを加えて炊飯し，トマト風味のバターライスを炊く．

② ホワイトソースを作る．

《大量調理の場合の手順》
　回転鍋を弱火で熱し，サラダ油とバターを入れ，バターが溶けたら振るった薄力粉を加え，弱火のまま焦げ色がつかないよう木じゃくしで混ぜながらゆっくりと炒める．ルーの温度が120〜130℃となりサラサラとした流動性を帯びるまで炒め（ホワイトルーは火加減に十分注意して焦げ色をつけないこと），火を止め，冷たい牛乳を一度に加え，泡立て器でルーと牛乳を均一に手早く混ぜる．ルーの固まりがなくなったら，再び火をつけ，ローリエを加えて木じゃくしで混ぜながら加熱し，塩，こしょうで調味する．とろみがついたら，余熱で焦げないうちにホワイトソースを別の容器に移しておく．

③ 鶏肉を1cm角切りにし，Bで下味をつける．

④ たまねぎとにんじんは1cmの色紙切り，マッシュルームは薄切りにする．

⑤ ブロッコリーは小房に分け，塩を加えた湯で色よくゆでて冷ます．

⑥ 別鍋に油を熱し③と④の野菜を炒め，①のバターライスを加える．さらにホワイトソースの半量を加えて混ぜる．

⑦ ドリア皿に油（分量外）を塗り，⑥を盛り，その上に⑤と残りのホワイトソース，チーズをのせて，200℃のオーブンで約15分ほど焼く．

⑧ 表面のチーズが溶け，程よい焼き色がついたら出来上がり．

展開　シーフードドリア／カレードリア

鶏肉を魚介類に替えるとシーフードドリアに，カレー用の香辛料を使用すると，カレードリアである．シーフードドリアにはむきえび20 g，いか20 g，ムール貝15 gを用いる．

栄養価 料理名	エネルギー(kcal)	たんぱく質(g)	脂質(g)	飽和脂肪酸(g)	一価不飽和脂肪酸(g)	多価不飽和脂肪酸(g)	n-6合計(g)	n-3合計(g)	コレステロール(mg)	炭水化物(g)	カルシウム(mg)	鉄(mg)	食塩相当量(g)	レチノール当量(μg)	ビタミンB₁(mg)	ビタミンB₂(mg)	ビタミンC(mg)	ビタミンE(mg)	食物繊維(g)
チキンドリア	582	17.5	18.9	7.96	5.64	3.49	3.22	0.59	52	81.3	174	1.4	1.6	283	0.20	0.37	30	2.6	3.1

主食

1-B-4 スパゲッティー（ミートソース）
spaghetti (with meat sauce)（英）

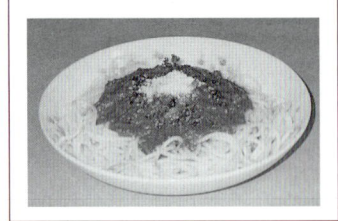

材料	分量
スパゲッティー（乾）	70 g
バター	5 g
（塩）	0.4 g
ミートソース	
牛ひき肉	30 g
たまねぎ	30 g
にんじん	10 g
マッシュルーム	10 g
バター	7 g
小麦粉	10 g
ブイヨン（コンソメ 0.5 g）	90 ml
トマトピューレ	30 g
トマトケチャップ	15 g
赤ワイン	5 ml
塩	1 g
こしょう	少々
パルメザンチーズ	5 g
刻みパセリ	1 g

※冷凍麺を利用すれば便利である．
※パスタはイタリアの麺類の総称で，マカロニ，スパゲッティーのほか，細いバーミセリー，卵・牛乳・チーズなどを練り合わせたニョッキーやヌードル，フェトチーネなど種類が多い．

作り方

① たっぷりの湯を沸かし，塩を加えてスパゲッティーをほぐしながらゆで，ざるにあげてバターをまぶす．

ゆでる時は，高温で，たっぷりの湯の中で，強火の状態で，さし水をしないでゆでる．さし水をすると温度が下がり腰が弱くなる．ゆでる時間は，太さによって異なるが，直径1.6 mmのもので7～8分が歯ごたえ（アルデンテ）のある麺に仕上がる．ゆでたスパゲッティーにバターをまぶすと，油膜により，デンプンの接着を防ぐことができる．

② ミートソースを作る．

野菜はみじん切りにする．たまねぎ，にんじんをバターで炒め，牛ひき肉，マッシュルームを入れてさらに炒め，小麦粉を加えて褐色になるまで炒める．ブイヨン，トマトピューレを入れて1/2量になるまで煮込み，トマトケチャップ，ワイン，塩，こしょうで味を調える．

③ 麺を盛り，ミートソースを上にかけ，パルメザンチーズ，パセリのみじん切りを振りかける．

（スパゲッティーはデュラムという腰の強い小麦粉を使用するので，口当たりがしこしこする．）

展開　スパゲッティーナポリタン／スパゲッティーボンゴレ

■スパゲッティーナポリタン…少量のバターで薄切りのマッシュルームを炒める．残りのバターを加え，ゆでたスパゲッティーを入れて温め，塩，こしょう，トマトピューレを入れて混ぜる．皿に盛り，おろしチーズをかける．

材料 スパゲッティー（乾）70 g，バター10 g，マッシュルーム10 g，トマトピューレ20 ml，塩0.7 g，こしょう，おろしチーズ5 g

■スパゲッティーボンゴレ…あさりをワインと湯で蒸し煮し，1/2は殻からとり，マッシュルームと共に炒め，ゆでた麺を入れて調味する．皿に盛り，殻付きあさりを飾る．

栄養価\料理名	エネルギー(kcal)	たんぱく質(g)	脂質(g)	飽和脂肪酸(g)	一価不飽和脂肪酸(g)	多価不飽和脂肪酸(g)	n-6合計(g)	n-3合計(g)	コレステロール(mg)	炭水化物(g)	カルシウム(mg)	鉄(mg)	食塩相当量(g)	レチノール当量(μg)	ビタミンB1(mg)	ビタミンB2(mg)	ビタミンC(mg)	ビタミンE(mg)	食物繊維(g)
スパゲッティー	533	19.4	17.5	7.50	3.04	1.24	1.11	0.12	51	69.4	104	2.3	2.2	276	0.22	0.19	7	1.9	4.1

◆主　　　　食◆

主　食
1-B-5
サンドウィッチ
（ミックス）
sandwiches(mixed)（英）

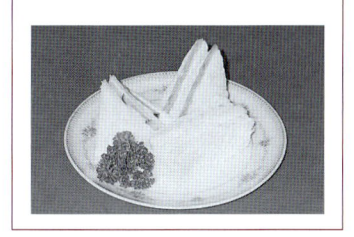

材料	分量
食パン　　　　　（3枚）	80 g
からしバター	
バター	10 g
からし	1 g
ハム（角切り）	15 g
鶏卵　　　（1/2個）	25 g
たまねぎ	10 g
マヨネーズソース	3 g
パセリ（みじん切り）	0.3 g
きゅうり	35 g
トマト	40 g
マヨネーズソース	5 g
パセリ（飾り用）	1 g

※パンはサンドウィッチ用の端を切り落としてある薄切りを用いる．
※サンドウィッチの名称は，イギリスの名門貴族で政治家でもあったジョン・モンターギュ・サンドウィッチ伯爵がトランプに熱中していた頃，勝負をしながらでも食べられるように工夫したもので，その後グロスレイ・ロンドレスが，伯爵の名前をつけたと言われている．

作り方

① ハムはパンの大きさに合うように切る．
② 鶏卵は固ゆでにして殻をむき，粗く切る．たまねぎとパセリはみじん切りにして水にさらす．これらをマヨネーズソースで和える．
③ きゅうりはパンの幅に揃えて薄く切る．トマトも同様に薄く切る．
④ パンにからしバターを塗り，パン2枚を1組にして，①，②，③をパンにはさむ（③はマヨネーズソースをトマトの上に塗ってはさむ）．少し落ち着かせてから切り，形よく盛ってパセリを添える．
※2人分（パン6枚）ずつ作る．

展　開

はさむ材料は，欧米では俗に「AからZまで」といわれるように数多くの食品が用いられ，異なった名称がつけられている．

パンの上にフィリングをのせるとオープンサンドウィッチ，巻くとロールサンドウィッチになる．

温めたロールパンに焼いたソーセージや野菜炒めなどをはさみ，トマトケチャップとウスターソースを同量合わせ，溶きがらしを加えたソースを塗るとホットドッグ，バンズと呼ばれる丸形で軟らかいパンにハンバーグをはさむとハンバーガーになる．

サイエンス "W/O型とO/W型"

パンにバターを塗ると，はさんだ食品の水分によるべたつきを防ぐことができる．バターの乳化状態が，油中に水分が分散したW/O型のエマルションだからである．マヨネーズソースは水に油が分散した形（O/W型）なので防水の役目を果たさない．

料理名	エネルギー (kcal)	たんぱく質 (g)	脂質 (g)	飽和脂肪酸 (g)	一価不飽和脂肪酸 (g)	多価不飽和脂肪酸 (g)	n-6 合計 (g)	n-3 合計 (g)	コレステロール (mg)	炭水化物 (g)	カルシウム (mg)	鉄 (mg)	食塩相当量 (g)	レチノール当量 (μg)	ビタミンB₁ (mg)	ビタミンB₂ (mg)	ビタミンC (mg)	ビタミンE (mg)	食物繊維 (g)
サンドウィッチ	426	14.1	22.2	7.87	7.96	3.93	3.52	0.87	145	42.0	61	1.4	1.9	166	0.20	0.19	21	2.6	2.9

主食 1-C-1 中華飯

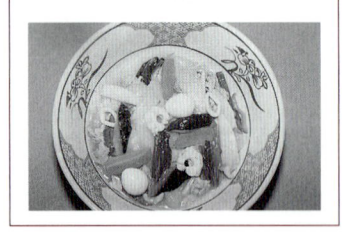

材料　分量

材料	分量
米	80 g
水	105 mℓ
豚もも肉薄切り	15 g
A ┌ しょうが汁	1 mℓ
├ 清酒	1 mℓ
└ しょうゆ	1 mℓ
いか	15 g
B ┌ 塩	0.1 g
└ かたくり粉	1 g
うずら卵（水煮缶）（1個）	7 g
小えび（冷凍）	5 g
干ししいたけ	1 g
たまねぎ	25 g
にんじん	10 g
ゆでたけのこ	10 g
チンゲン菜	25 g
もやし	20 g
サラダ油	2 g
塩	0.2 g
こしょう	0.02 g
スープ（コンソメ1.5g）	100 mℓ
清酒	3 g
C ┌ 砂糖	0.5 g
├ しょうゆ	2 mℓ
└ 塩	1 g
かたくり粉	3 g

作り方

① 米は洗米し，ざるにあげて水分を十分に切る．釜に米と定量の水を入れ，30～60分浸漬して吸水させた後，炊飯する．

② 豚肉は2cm幅に切り，Aで下味をつける．いかは松笠切りにしBをまぶし，ゆでておく．えびは解凍し殻と背ワタを取り，ゆでる．缶から出したうずら卵は水洗いし，ざるにあげておく．

③ しいたけは戻して，そぎ切りにし，戻し汁はこしてスープに使用する．たまねぎは1cm幅のくし形切り，にんじんとゆでたけのこは短冊切りにする．にんじんは硬めに下ゆでする．チンゲン菜は3cmに切り，もやしは髭根をとる．

④ 鍋に油を熱し，下味をつけた豚肉を炒める．次いでしいたけ，たけのこ，にんじん，たまねぎ，チンゲン菜，もやしの順に炒める．歯切れよく，また煮くずれしないよう，炒め方に注意する．

⑤ ④に塩とこしょうを加えて調味し，いかとうずら卵を加える．スープとCを入れ，煮立ってきたら2倍量の水で溶いたかたくり粉を加え，全体を混ぜてとろみをつける．

⑥ 炊き上がったご飯を丼に盛り，⑤を上からかける．

展開　天津飯

ご飯に芙蓉蟹（フーロンシェ）をのせ，くずあんをかける．

材料 かにの身20g，ゆでたけのこ15g，干ししいたけ1g，にんじん7g，ねぎ15g，さやえんどう4g，鶏卵80g，油7g，くずあん100g，米80g

サイエンス　"デンプンの粘性と調味料"

デンプンあんの粘りは，加える調味料の種類で大きく変わる．じゃがいもデンプン（かたくり粉）は塩分濃度が濃くなるほど粘りが弱くなり，砂糖の濃度が濃くなるほど粘りは強くなる．食酢が加わると粘りは小さくなるが，砂糖と食酢が入った甘酢あんの場合は，かすかに酸味が感じられる程度のpH 3.8までは粘りに変化はないが，酸味が感じられるようになってくると急激に粘りが小さくなる．油が加わると再び粘りは強くなる．

料理名 \ 栄養価	エネルギー (kcal)	たんぱく質 (g)	脂質 (g)	飽和脂肪酸 (g)	一価不飽和脂肪酸 (g)	多価不飽和脂肪酸 (g)	n-6合計 (g)	n-3合計 (g)	コレステロール (mg)	炭水化物 (g)	カルシウム (mg)	鉄 (mg)	食塩相当量 (g)	レチノール当量 (μg)	ビタミンB₁ (mg)	ビタミンB₂ (mg)	ビタミンC (mg)	ビタミンE (mg)	食物繊維 (g)
中華飯	401	14.2	4.7	1.04	1.76	1.37	1.25	0.20	64	71.8	52	1.4	2.4	260	0.24	0.13	11	1.5	2.4

◆主　　食◆

主　食
1-C-2
シジンチャオハン
什景炒飯
（五目チャーハン）

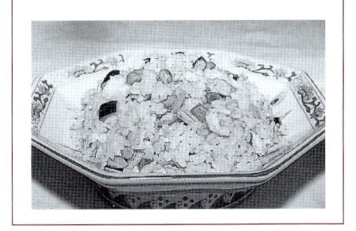

材料	分量
米	80 g
水	95 ml
A ┌鶏卵	20 g
└塩	0.2 g
B：サラダ油	2 g
豚もも肉薄切り	20 g
C ┌しょうが汁	1 ml
│にんにく	0.05 g
│清酒	2 ml
└しょうゆ	1 ml
D：サラダ油	5 g
にんじん	10 g
たまねぎ	25 g
干ししいたけ	1 g
冷凍グリンピース	4 g
塩	1 g
こしょう	0.01 g
しょうゆ	2.5 ml

作り方
① 米は洗米し，ざるにあげて水分を十分に切る．釜に米と定量の水を入れ，30〜60分浸漬して吸水させた後，炊飯する．
② 豚肉は1cm角に切り，Cをまぶして下味をつける．
③ にんじんは1cm角の色紙切り，たまねぎは1cm角切り，干ししいたけは水で戻して1cm角に切る．
④ 冷凍グリンピースは熱湯で色よくゆでる．
⑤ 鶏卵は割りほぐして塩で調味する．鍋を熱してから，Bの油を入れ，全体に油をよくなじませ溶き卵を入れる．手早くへらなどでかき混ぜて炒り卵を作り，焦げないうちに器に取り出しておく．
⑥ 次いでDの油を鍋に足してから，強火で②の豚肉を炒め，しいたけ，にんじん，たまねぎの順に加えて炒め，火が八分ほど通ったらご飯と⑤を入れ，よくほぐしながら炒める．グリンピースを加え，塩とこしょうで調味し，最後に鍋の周囲からしょうゆを回し入れるようにし，しょうゆの焦げた香りをつける．

※炊飯のご飯は粘らないように普通より水を控えめにし，硬めに炊く．

展　開　　和風炒飯／鶏肉とザーサイの炒飯

チャーハンの具は，肉やえびや貝類などのたんぱく質食品と野菜の取り合わせにより，また，調味料の使い方で，様々に工夫できる．

■和風炒飯
材料 米80 g，塩鮭30 g，しめじ25 g，ねぎ10 g，ぎんなん10 g，干ししいたけ1 g，水で戻したひじき5 g，油8 g，清酒4 ml，しょうゆ2 ml，冷凍グリンピース4 g，みりん2 ml，塩1 g

■鶏肉とザーサイの炒飯
材料 米80 g，鶏卵15 g，若鶏肉30 g，ザーサイ15 g，セロリ5 g，油5 g，しょうゆ2 ml，白ごま2 g

サイエンス　"飯の老化"

冷やご飯はパラパラしてまずくなる．これはα化したデンプンを常温に放置していたために，デンプン分子の配列が再び元のβデンプンになるためである．この現象をデンプンの老化という．

冷やご飯は，蒸し返したり，炒飯にするなどして，再加熱することによりβ化したデンプンがまたαデンプンになる．αデンプンからβデンプンへの変化は水分と温度が大きく影響する．老化現象は水分30〜60％の場合が最大で，10％以下の乾燥状態や多量の水中では起こりにくい．

料理名	エネルギー (kcal)	たんぱく質 (g)	脂質 (g)	飽和脂肪酸 (g)	一価不飽和脂肪酸 (g)	多価不飽和脂肪酸 (g)	n-6合計 (g)	n-3合計 (g)	コレステロール (mg)	炭水化物 (g)	カルシウム (mg)	鉄 (mg)	食塩相当量 (g)	レチノール当量 (μg)	ビタミンB1 (mg)	ビタミンB2 (mg)	ビタミンC (mg)	ビタミンE (mg)	食物繊維 (g)
什景炒飯	433	12.8	11.0	1.83	4.23	3.77	3.48	0.64	97	66.8	25	1.4	1.8	174	0.29	0.18	3	2.0	1.7

主食 1-C-3

花捲児
（ホア チレュ アヌル）
（パセリ入り花形まんとう）

材料・分量

材料	分量
薄力粉	40 g
強力粉	20 g
ベーキングパウダー	2 g
干しぶどう	5 g
パセリ	1 g
砂糖	18 g
塩	0.1 g
スキムミルク	10 g
微温湯	30 ml
サラダ油（塗り用）	0.2 g
薄力粉（打ち粉用）	1 g

作り方

① 小麦粉とベーキングパウダーを混ぜ，振るっておく．
② 干しぶどうはみじん切りにする．
③ パセリはみじん切りにして，よく水分をとる．
④ 砂糖，塩，スキムミルクを混ぜ微温湯に溶かしたものを①に加え，軽くこねて2等分し，それぞれ0.5 cmの厚さにのばす．
⑤ ④の生地に干しぶどうとパセリを振りかけ軽く押さえる．油を塗り端から渦巻きに巻き2～3 cmに切る．切り口を上にして2～3か所に2/3程度まで切り込みを入れる．
⑥ 蒸気が十分にあがった蒸し器で，10～15分間強火で蒸すと切り口が花のように開く．

展開 青豆沙如意捲（チントウシャールウイチュアン）／銀絲捲（インスウチュアン）

■ 干しぶどうとパセリを緑豆あんにすると青豆沙如意捲になる．緑豆あんを生地全体に塗り，両方から巻く．
■ 生地を糸のように細くしたものを生地で巻きこんで蒸すと銀絲捲になる．銀絲捲の発面（ファーミェン）（小麦粉を練り発酵させた状態のもの）は，強力粉5と薄力粉5に発酵させたイーストを加えよく練り，温かいところで2倍容量位まで発酵させた後，麺棒でのばす．

サイエンス "膨化剤"

ベーキングパウダーを小麦粉の2～3％を目安に混ぜると，イースト発酵に要する時間と手間を省くことができる．両者とも生地に炭酸ガスを発生させる膨化剤の機能は同じであるが，イーストの場合，発酵のとき生成するアルデヒド類，有機酸類，アルコール類などの影響もあり独特の風味がある．

《生地の図解》

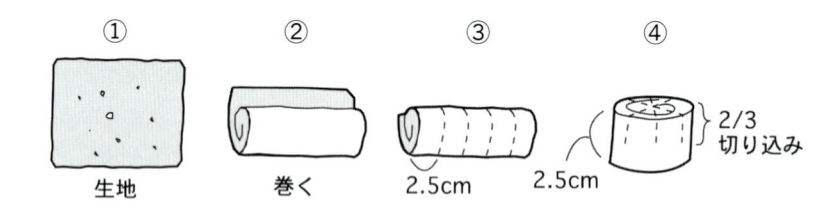

① 生地　② 巻く　③ 2.5cm　④ 2.5cm　2/3切り込み

栄養価＼料理名	エネルギー (kcal)	たんぱく質 (g)	脂質 (g)	飽和脂肪酸 (g)	一価不飽和脂肪酸 (g)	多価不飽和脂肪酸 (g)	n-6合計 (g)	n-3合計 (g)	コレステロール (mg)	炭水化物 (g)	カルシウム (mg)	鉄 (mg)	食塩相当量 (g)	レチノール当量 (μg)	ビタミンB_1 (mg)	ビタミンB_2 (mg)	ビタミンC (mg)	ビタミンE (mg)	食物繊維 (g)
花捲児	343	9.0	1.2	0.28	0.11	0.52	0.50	0.03	3	72.6	177	0.7	0.5	13	0.11	0.19	2	0.2	1.8

主食 1-C-4

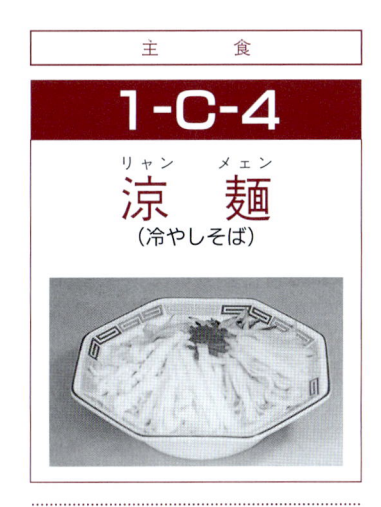

涼麺（リャンメェン）
（冷やしそば）

材料	分量
中華麺（乾）	70 g
ごま油	3 g
鶏手羽肉	20 g
ハム	15 g
きゅうり	30 g
もやし	20 g
鶏卵	25 g
塩	0.1 g
サラダ油	1 g
紅しょうが	5 g
かけ汁　スープ	50 ml
しょうゆ	20 ml
砂糖	7 g
食酢	15 ml
ごま油	1 g
練りがらし	1 g

※スープを取らないで市販のスープの素を使用してもよい．

作り方

① 鶏骨と野菜，香草を用いてスープをとる．
② 麺は，たっぷりの熱湯（10倍量以上）でゆで，ぬめりを洗い流して冷水で冷やし，ざるにあげて，ごま油をまぶす．
③ 鶏肉は熱湯でゆで，冷ましてから細くさく．ハムはゆでるか焼いてせん切り，きゅうりは，熱湯を通して，急冷してせん切りにする．
④ もやしは，さっとゆでてざるにとり，冷ます．
⑤ 鶏卵は割りほぐして塩を加え，薄く焼いて，せん切りにする．
⑥ かけ汁の材料を合わせて，よく混ぜる．
⑦ 器に麺を盛り，具を色よく並べる．かけ汁をかけ，からしを添える．

展開　海鮮涼麺（ハイシェンリャンミェン）／炸醬麺（ヂアヂャンミェン）

■海鮮涼麺…魚介類，海藻類を豊富に使用した涼麺．具をきれいに並べる．具は十分に冷まして供する．

材料 中華麺（乾）70 g，ごま油 3 g，貝柱 15 g，えび 30 g，いか 25 g，あさり 25 g，白ワイン 8 ml，おろししょうが 1 g，干しわかめ 1 g，赤とさかのり 15 g，青とさかのり 15 g，かにかまぼこ 8 g，紅しょうが 2 g，豆鼓（ドウチ）1 g，清酒 4 ml，みりん 3 ml，サラダ油 5 g，砂糖 4 g，しょうゆ 10 ml，オイスターソース 7 g，スープ 50 ml，食酢 18 ml

■炸醬麺…ゆでた麺に卵や野菜など数種のせん切りの具をのせ，肉入り練り味噌をかけたもの．

サイエンス　"中華麺のかん水"

　かん水の成分は，炭酸カリウム，炭酸ナトリウム，リン酸ナトリウム，リン酸カリウムなどでアルカリ性である．小麦粉にかん水を加えると，小麦粉中のたんぱく質が変性を起こし，ゆで麺にちぢれができ，麺の腰が強くなる．また，ゆでると特有の風味を呈する．

　小麦粉のフラボノイド色素は，かん水により淡黄色になる．

料理名	エネルギー (kcal)	たんぱく質 (g)	脂質 (g)	飽和脂肪酸 (g)	一価不飽和脂肪酸 (g)	多価不飽和脂肪酸 (g)	n-6 合計 (g)	n-3 合計 (g)	コレステロール (mg)	炭水化物 (g)	カルシウム (mg)	鉄 (mg)	食塩相当量 (g)	レチノール当量 (μg)	ビタミン B_1 (mg)	ビタミン B_2 (mg)	ビタミンC (mg)	ビタミンE (mg)	食物繊維 (g)
涼麺	428	19.3	11.0	2.13	3.90	3.42	3.07	0.23	138	58.7	50	1.8	3.7	67	0.11	0.23	11	0.9	2.7

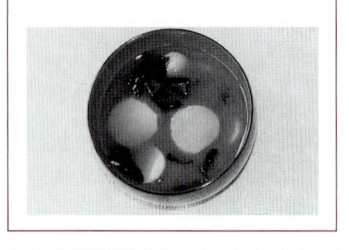

汁　物

2-A-1 さといもとわかめの味噌汁

材　料	分　量
出し汁	160 ml
味噌（塩分は出し汁の0.8％）	12 g
さといも	40 g
乾燥わかめ	1 g

🍳 作り方

① さといもは皮をむき輪切り，わかめは水で戻して2〜3 cmの長さに切る．
② 出し汁にさといもと3 gの味噌を加えて，蓋をしないで10分間煮る．
③ 残りの味噌（9 g）を少量の煮汁で溶き，わかめと共に加える．沸騰したら直ちに火を止める．
※味噌の量は塩分濃度によって調節する．実は他の料理とのバランスを考慮して工夫する．

🍴 展　開　　じゃがいもとわかめの味噌汁

じゃがいも（40 g）を拍子木切りにして下煮したものを具にする．じゃがいもの場合は吹きこぼれる心配はないので，下煮をするときに味噌を入れる必要はなく，蓋もしてよい．

＜味噌汁の実の組み合わせ例＞
- 豆腐，油揚げ，ねぎ
- 大根，小松菜
- あさり，みょうが
- 豚肉，大根，にんじん，ごぼう，ねぎ（豚汁）
- かぼちゃ，わかめ
- もやし，油揚げ

サイエンス　"さといもの特殊成分"

さといもの粘質物はガラクタンである．この物質は食塩水に可溶なので，煮る前に塩もみをして除くか，塩を入れてゆでると泡立ちや吹きこぼれを防ぐことができる．さといものえぐみ成分はホモゲンチジン酸とシュウ酸カルシウムで，皮膚に触れると痒みを起こさせる物質はシュウ酸である．

料理名	エネルギー (kcal)	たんぱく質 (g)	脂質 (g)	飽和脂肪酸 (g)	一価不飽和脂肪酸 (g)	多価不飽和脂肪酸 (g)	n-6合計 (g)	n-3合計 (g)	コレステロール (mg)	炭水化物 (g)	カルシウム (mg)	鉄 (mg)	食塩相当量 (g)	レチノール当量 (μg)	ビタミンB_1 (mg)	ビタミンB_2 (mg)	ビタミンC (mg)	ビタミンE (mg)	食物繊維 (g)
さといもとわかめの味噌汁	49	2.4	0.9	0.1	0.1	0.5	0.4	0.1	0	8.3	29	0.7	1.8	13	0.05	0.03	3	0.4	1.8

汁　物

2-A-2 豆腐と三つ葉のすまし汁

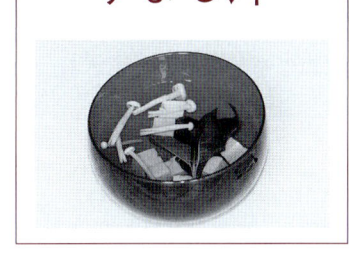

材料	分量
出し汁	150 ml
塩 ／塩分は出し	1 g
しょうゆ ＼汁の0.8％	1 ml
豆腐	40 g
えのき茸	5 g
三つ葉	10 g

作り方

① 豆腐は1cmのさいの目に切る．えのき茸は根を切り取って洗い，3cmの長さに切る．三つ葉も3cmの長さに切る．
② 出し汁に塩で調味し，沸騰しているところに豆腐を入れる．煮上がってきたら，えのき茸と三つ葉を加え，最後にしょうゆを入れ，火を止める．

展　開

　汁料理は実を工夫して季節感を出したり，他の料理で不足する食品群の調整をするとよい．

＜すまし汁の実の組み合わせ例＞
- たけのこ，わかめ
- はんぺん，青しそ
- はまぐり，なばな
- 花麩，しめじたけ
- かき卵，三つ葉
- そうめん，春菊

サイエンス　"豆腐のすだち"

　豆腐は豆乳を凝固させ成形したもので，大豆たんぱく質がカルシウムやマグネシウム塩などによって固まる性質を利用して作られる．

　豆腐を強く加熱すると「す」が立って滑らかな食感を失う．これは豆腐のたんぱく質が熱凝固して脱水するためである．0.5％～1％食塩水，0.05％の重炭酸ナトリウムかグルタミン酸ナトリウム溶液，1％デンプン溶液などの中で加熱すると「すだち」を防ぐことができる．

栄養価／料理名	エネルギー (kcal)	たんぱく質 (g)	脂質 (g)	飽和脂肪酸 (g)	一価不飽和脂肪酸 (g)	多価不飽和脂肪酸 (g)	n-6合計 (g)	n-3合計 (g)	コレステロール (mg)	炭水化物 (g)	カルシウム (mg)	鉄 (mg)	食塩相当量 (g)	レチノール当量 (μg)	ビタミンB₁ (mg)	ビタミンB₂ (mg)	ビタミンC (mg)	ビタミンE (mg)	食物繊維 (g)
豆腐と三つ葉のすまし汁	29	2.7	1.2	0.2	0.2	0.6	0.5	0.7	0	2.0	27	0.5	1.3	54	0.07	0.06	1	0.2	0.5

汁 物

2-A-3 けんちん汁

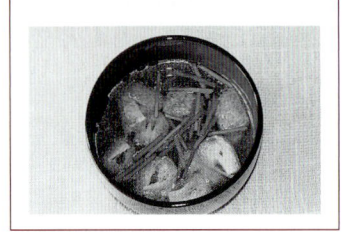

材料	分量
出し汁	150 ml
塩 ⎱ 塩分は出し	1 g
しょうゆ ⎰ 汁の0.8％	1 ml
豆腐	40 g
油揚げ	5 g
さといも	20 g
ごぼう	10 g
ねぎ	3 g
ごま油	5 g

作り方

① 豆腐は布巾に包んでつぶす．油揚げはせん切り，さといもは皮をむいてから輪切り，ねぎは斜め切りにする．ごぼうは皮をこそぎ取り，ささがきにして酢水に放つ．

② 鍋にごま油を入れ，豆腐，油揚げ，ごぼう，さといもを十分炒める．この中に出し汁を注ぎ，5分位煮る．

③ ごぼうが軟らかくなったら調味し，最後にねぎを入れて火を止める．

展 開　根菜汁／のっぺい汁

輪切りさといも（20 g），半月切りごぼう（10 g），いちょう切り大根（20 g），にんじん（10 g）をアクを取りながら出し汁で軟らかく煮てから調味し，最後にせん切りねぎ（2 g）を加えて根菜汁にすると軽い主菜にあわせることができる．

のっぺい汁は根菜類にこんにゃくや竹輪，焼き豆腐で汁を作り，最後にかたくり粉を加えてとろみをつける．

サイエンス "旨味調味料"

日本料理に用いられる出し材料には削りがつお，出し昆布，煮干し（いりこ），干ししいたけなどがある．出しは料理に適した材料を使って取るのがよい．大量調理では旨味調味料や風味調味料を用いることも多い．旨味調味料は，グルタミン酸ナトリウムを主成分にし，イノシン酸塩やグアニル酸塩が混合されている．風味調味料はかつお節や昆布の濃縮液などで天然の出しの香りがつけてある．風味調味料には50％前後の食塩が含まれているといわれる．

栄養価\料理名	エネルギー (kcal)	たんぱく質 (g)	脂質 (g)	飽和脂肪酸 (g)	一価不飽和脂肪酸 (g)	多価不飽和脂肪酸 (g)	n-6合計 (g)	n-3合計 (g)	コレステロール (mg)	炭水化物 (g)	カルシウム (mg)	鉄 (mg)	食塩相当量 (g)	レチノール当量 (μg)	ビタミンB_1 (mg)	ビタミンB_2 (mg)	ビタミンC (mg)	ビタミンE (mg)	食物繊維 (g)
けんちん汁	117	4.6	8.4	1.3	2.6	3.8	3.6	0.2	0	5.7	76	0.8	1.3	0	0.07	0.04	2	0.8	1.3

◆汁　　物◆

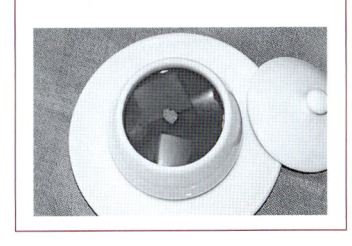

汁物 2-A-4 空也蒸し

材料	分量
木綿豆腐	50 g
茶碗蒸し台	
A　鶏卵	25 g
出し汁	35 ml
牛乳	40 ml
塩	1 g
薄口しょうゆ	1 ml
清酒	1 ml
銀あん	
B　出し汁	40 ml
塩	0.3 g
薄口しょうゆ	1 ml
かたくり粉	2 g
粉わさび	0.01 g

作り方

① 豆腐は水気を少し切り，さいの目に切る．
② 茶碗蒸し台の出し汁は冷まし，鶏卵を布巾でこし，Aの材料をあわせる．
③ 器に豆腐を入れ，その中に②の卵液を注ぎ，強火4分，中火4分，弱火4分で蒸す．火力や容器のサイズで蒸し時間は異なるので「す」が入らないように注意する．
④ Bを混ぜ，火にかけ沸騰したら水溶きかたくり粉を加えて銀あんを作る．
⑤ 蒸し上がったら熱い銀あんをかけ，練りわさびを添えて供す．

展開　茶碗蒸し

豆腐の代わりに鶏ささみ肉（10 g），えび（10 g），かまぼこ（10 g），生しいたけ（10 g），ぎんなん（2 g），三つ葉（2 g）を用いる．

サイエンス　"卵のゲル"

卵液を牛乳や出し汁で希釈して加熱すると豆腐状になる．これは卵たんぱく質の分子同士が網目構造を作り，その網目の中に液体を閉じこめたゲルを作るためである．加熱温度が高すぎたり，加熱時間が長すぎたりするとたんぱく質分子同士の結合が強くなりすぎて網糸が太く，粗くなり，液体に対する保水性も小さくなる．これが「す」がたった状態で，こうなると口ざわりや外観も悪く，味覚評価は著しく低下する．

料理名	エネルギー (kcal)	たんぱく質 (g)	脂質 (g)	飽和脂肪酸 (g)	一価不飽和脂肪酸 (g)	多価不飽和脂肪酸 (g)	n-6合計 (g)	n-3合計 (g)	コレステロール (mg)	炭水化物 (g)	カルシウム (mg)	鉄 (mg)	食塩相当量 (g)	レチノール当量 (μg)	ビタミンB₁ (mg)	ビタミンB₂ (mg)	ビタミンC (mg)	ビタミンE (mg)	食物繊維 (g)
空也蒸し	111	8.1	6.2	2.0	1.8	1.5	1.3	0.2	110	4.9	120	0.9	1.8	53	0.07	0.19	0	0.6	0.2

汁　　物

2-B-1
ミネストローネ
minestrone（伊）

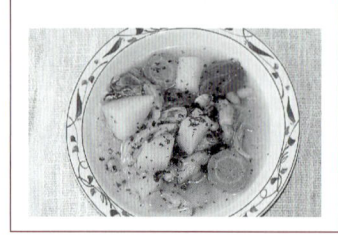

材　料	分　量
白いんげん豆（水煮缶詰）	30 g
にんにく	0.5 g
パセリ	1 g
たまねぎ	10 g
ベーコン	5 g
オリーブオイル（またはサラダ油）	5 g
にんじん	20 g
じゃがいも	25 g
トマト（缶詰）	20 g
キャベツ	15 g
セロリー	5 g
ブイヨン	160 g
塩（塩分はブイヨンの 0.7 ％．ただしベーコンの塩分も含む）	1 g
こしょう	0.01 g

作り方
① 乾燥いんげん豆を使用する場合は 1 夜水に浸けて戻し，硬めにゆでる．
② にんにく，パセリ，たまねぎはみじん切りにする．ベーコンは 1 cm 幅に切る．にんじんは輪切り，じゃがいもとトマトは皮をむいて種を取り乱切り，セロリーは小口切り，キャベツは葉芯を取って大切りにする（時間があれば 1 cm 角の色紙切りにするとよい）．
③ 鍋に油を入れて，にんにく，パセリ（半分は残す），たまねぎ，ベーコンを入れて香りが出るまで炒める．その中にトマト以外の野菜を加え，さらに炒める．
④ キャベツがしんなりしたらトマトとブイヨンを注ぐ．
⑤ この中にいんげん豆を加え，弱火で 30 分間煮込む．味を調え，パセリのみじん切りを振りかける．

展　開　　パスタ入りミネストローネ
いんげん豆の代わりにゆでたパスタ（乾物として 30 g）を使う．パスタは煮込みの最後に入れる．また，いんげん豆の代わりに大豆を用いてもよい．好みで最後にパルメザンチーズを振るとおいしい．

サイエンス　"豆類の食物繊維"
豆類にはあずき，そら豆，いんげん豆，えんどう豆のようにたんぱく質のほかに炭水化物が多く脂質が少ないものと，大豆や落花生のように脂質が多く炭水化物含量が少ないものがある．いんげん豆にはデンプン約 60 ％のほかにペントザン，デキストリン，スタキオーズなどの難消化性炭水化物（食物繊維）が含まれている．

栄養価＼料理名	エネルギー(kcal)	たんぱく質(g)	脂質(g)	飽和脂肪酸(g)	一価不飽和脂肪酸(g)	多価不飽和脂肪酸(g)	n-6 合計(g)	n-3 合計(g)	コレステロール(mg)	炭水化物(g)	カルシウム(mg)	鉄(mg)	食塩相当量(g)	レチノール当量(μg)	ビタミンB_1(mg)	ビタミンB_2(mg)	ビタミンC(mg)	ビタミンE(mg)	食物繊維(g)
ミネストローネ	158	6.4	7.4	1.4	4.5	0.8	0.7	0.1	3	17.1	48	1.2	2.1	334	0.17	0.14	22	0.9	5.7

◆汁　　物◆ 73

汁　物
2-B-2
かぼちゃのポタージュ
potage au potiron（仏）

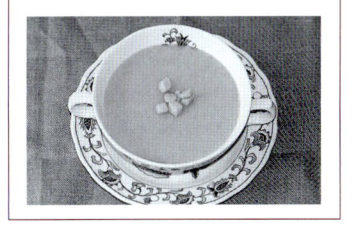

材料　　分量

材料	分量
かぼちゃペースト（冷凍）	55 g
バター	5 g
たまねぎ	20 g
ブイヨン	100 ml
塩（塩分はかぼちゃペーストとブイヨンと生クリームの0.7％）	1 g
こしょう	0.01 g
生クリーム	20 g

🍅 作り方
① たまねぎはみじん切りにする．
② 鍋にバターを溶かし，たまねぎをしんなりするまで炒める．
③ かぼちゃペーストとブイヨンを加えて5分間煮た後，ミキサーでなめらかになるまで撹拌する．
④ 調味してよく攪拌しながら加熱し，沸騰してきたら生クリームを入れて火を止める．
※クリームを入れる前にスープをよく冷やし，その後半立てにした生クリームを加えて冷製のポタージュにすると夏季の1品となる．
※クルトンやクラッカーを浮かし身にしてもよい．

🍴 展　開　　グリンピースのポタージュ
かぼちゃの代わりに生グリンピース（100 g）を使って上記と同じように作る．グリンピースは軟らかくゆでてから裏ごしして用いる．じゃがいもを用いてもよい．

サイエンス　"炒めたたまねぎの甘味"
たまねぎを炒めると辛味や刺激臭は失われて特有の甘味と香りを生じる．たまねぎの辛味成分の一部は揮散し，残りは還元されてプロピルメルカプタンなどに変化する．生成した甘味物質の強さは砂糖の50〜70倍にもなるといわれる．

料理名	エネルギー(kcal)	たんぱく質(g)	脂質(g)	飽和脂肪酸(g)	一価不飽和脂肪酸(g)	多価不飽和脂肪酸(g)	n-6合計(g)	n-3合計(g)	コレステロール(mg)	炭水化物(g)	カルシウム(mg)	鉄(mg)	食塩相当量(g)	レチノール当量(μg)	ビタミンB₁(mg)	ビタミンB₂(mg)	ビタミンC(mg)	ビタミンE(mg)	食物繊維(g)
かぼちゃのポタージュ	183	3.1	13.2	8.4	3.4	0.4	0.3	0.1	35	12.9	36	0.4	1.6	451	0.06	0.12	20	2.6	2.6

汁物

2-B-3 コーンクリームスープ
potage creme de mais（仏）

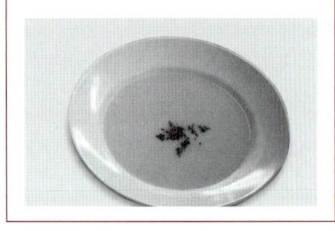

材料	分量
缶詰コーン（クリームスタイル）	40 g
たまねぎ	20 g
薄力粉	4 g
バター	3 g
牛乳	50 ml
ブイヨン	100 ml
パセリ	2 g
塩	1 g
こしょう	0.01 g

作り方
① たまねぎは薄切りにする．
② 鍋にバターを溶かし，たまねぎを炒める．薄力粉を振り入れ、さらに炒める．
③ スープで伸ばし，コーンを入れる．
④ 牛乳を加え，火が通ったら塩，こしょうを加える．
⑤ パセリのみじん切りを散らす．

展開　ベーコンクリームスープ
　1 cm 幅に切ったベーコン（30 g）と薄切りのたまねぎ（20 g）を炒め，ゆでたマカロニ（乾物 10 g）と組み合わせる．

サイエンス　"ルーのだま防止法"
　ルーを作った直後は高温なので，牛乳やブイヨンとのあわせ方がまずいと「だま」ができやすい．初心者はやや冷ましたルー（40℃）に温めた液体（60℃）をあわせると失敗が少ない．こうするとソースの温度も 55℃位なので煮立つまでの時間も短くてすむ．

栄養価 料理名	エネルギー (kcal)	たんぱく質 (g)	脂質 (g)	飽和脂肪酸 (g)	一価不飽和脂肪酸 (g)	多価不飽和脂肪酸 (g)	n-6系合計 (g)	n-3系合計 (g)	コレステロール (mg)	炭水化物 (g)	カルシウム (mg)	鉄 (mg)	食塩相当量 (g)	レチノール当量 (μg)	ビタミンB_1 (mg)	ビタミンB_2 (mg)	ビタミンC (mg)	ビタミンE (mg)	食物繊維 (g)
コーンクリームスープ	118	4.2	4.6	2.7	1.1	0.2	0.1	0.0	13	15.1	72	0.5	1.9	62	0.06	0.15	6	0.2	1.3

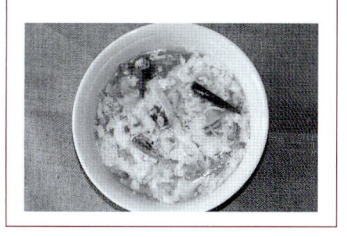

◆汁　物◆

汁　物
2-C-1
蛋　花　湯
(タン)(ファン)(タン)
（中国風卵スープ）

材　料	分　量
ハム	5 g
ねぎ	3 g
サラダ油	2 g
塩（塩分はスープの0.7％）	1 g
こしょう	0.05 g
スープ	150 ml
かたくり粉（液体の1.2％）	2 g
鶏卵	10 g

作り方
① 薄切りハムとねぎはせん切りにする．
② 鍋に油を入れ，ハムとねぎを炒める．これにスープを注ぎ，調味する．
③ 沸騰しているスープに水溶きかたくり粉を入れて，とろみをつける．
④ 卵をほぐして，沸騰しているスープの中に流し入れ，箸で手早く混ぜて火を止める．

展　開　蕃茄蛋花湯（パンチェタンファンタン）

たまねぎ（20 g），トマト（50 g），白菜（10 g）を薄切りにして油で炒め，上記スープと同様に作る．

サイエンス　"しいたけの旨味"

干ししいたけは核酸系旨味成分である 5'-グアニル酸が多く，旨味が強いので出し汁の材料にしたり，そのまま煮物にする．干ししいたけは5℃前後（冷蔵庫内の温度）で，5～6時間戻すとRNA（グアニル酸の前駆物質）が多く残存し，これを加熱すると旨味成分であるグアニル酸量は最大となる．干ししいたけを戻すのに温湯や砂糖水に浸しても旨味に関して変わりはない．

料理名＼栄養価	エネルギー (kcal)	たんぱく質 (g)	脂質 (g)	飽和脂肪酸 (g)	一価不飽和脂肪酸 (g)	多価不飽和脂肪酸 (g)	n-6合計 (g)	n-3合計 (g)	コレステロール (mg)	炭水化物 (g)	カルシウム (mg)	鉄 (mg)	食塩相当量 (g)	レチノール当量 (μg)	ビタミンB₁ (mg)	ビタミンB₂ (mg)	ビタミンC (mg)	ビタミンE (mg)	食物繊維 (g)
蛋花湯	51	3.2	3.2	0.6	1.2	1.2	1.0	0.2	44	2.1	12	0.3	1.3	15	0.24	0.10	2	0.5	0.1

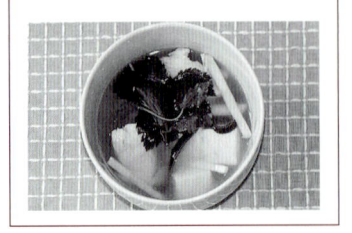

汁 物

2-C-2
酸辣湯（サンラータン）
（酸味と辛味スープ）

材　料	分　量
鶏ささみ肉	20 g
A ┌ 清酒	0.5 ml
├ しょうが汁	0.5 g
└ かたくり粉	1 g
ゆでたけのこ	10 g
きくらげ	2 g
木綿豆腐	30 g
スープ	150 ml
塩（塩分はスープの0.7％）	1 g
こしょう	0.1 g
かたくり粉（液体の1％）	1.5 g
食酢	2 ml
三つ葉	2 g

作り方

① 鶏肉は薄くそぎ切りにしてAの調味料で下味をつけておく．
② きくらげは水で戻してせん切り，たけのこはせん切り，豆腐は1.5 cmの角切りにする．
③ スープを沸騰させ，鶏ささみ肉を入れる．その中に野菜のせん切りを加え，アクを取ってから調味する．水溶きかたくり粉でとろみをつけ，再沸騰したところに豆腐を加え，もう一度沸騰したら食酢を入れてすぐ火を止める．

展　開　肉絲湯（ロウシータン）

鶏肉の代わりに豚赤身肉（20 g）をせん切りにして同様に作る．調味に食酢は使用しない．

サイエンス　"味の相互作用"

　食物の味は甘・酸・塩・苦・旨味が独立しているのではなく，相互に作用しあっている．味の相互作用として，対比効果（2種の味成分を与えたとき，片方が他方を増強する現象），抑制効果（2種の味成分を与えたとき一方が他方を著しく弱める現象），相乗効果（2種の味成分を同時に与えたとき各々単独の味の和より強い味を示す現象），変調現象（2種の味成分を継時的に与えたとき前の味の影響で後の味が変化する現象）が知られている．調理操作はいろいろな素材や調味料の味を融和させておいしくすることでもある．また，減塩調理にも味の相互作用を応用して効果をあげることができる．

栄養価／料理名	エネルギー (kcal)	たんぱく質 (g)	脂質 (g)	飽和脂肪酸 (g)	一価不飽和脂肪酸 (g)	多価不飽和脂肪酸 (g)	n-6 合計 (g)	n-3 合計 (g)	コレステロール (mg)	炭水化物 (g)	カルシウム (mg)	鉄 (mg)	食塩相当量 (g)	レチノール当量 (μg)	ビタミンB₁ (mg)	ビタミンB₂ (mg)	ビタミンC (mg)	ビタミンE (mg)	食物繊維 (g)
酸辣湯	65	8.4	1.5	0.3	0.3	0.7	0.6	0.1	13	5.0	52	1.1	1.2	4	0.27	0.11	1	0.3	1.7

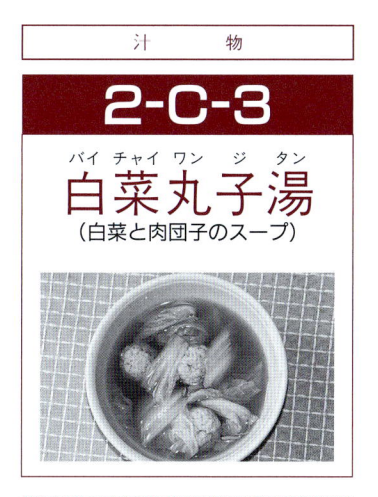

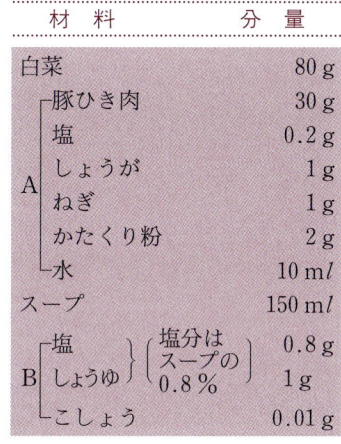

◆汁　　物◆

汁　物
2-C-3

白菜丸子湯
(バイ チャイ ワン ジ タン)
（白菜と肉団子のスープ）

材　料	分　量
白菜	80 g
A ┌豚ひき肉	30 g
├塩	0.2 g
├しょうが	1 g
├ねぎ	1 g
├かたくり粉	2 g
└水	10 ml
スープ	150 ml
B ┌塩 ┐ 塩分は	0.8 g
├しょうゆ┤ スープの	1 g
└こしょう┘ 0.8 %	0.01 g

作り方
① 白菜の軸は2 cmのそぎ切り，葉は3 cmに切る．
② ひき肉にみじん切りのしょうがとねぎ，塩，かたくり粉，水を加えて粘りが出るまでよくこねる（肉団子）．
③ スープを沸騰させ，白菜が軟らかくなるまで煮た後，Bで調味する．
④ ②をスプーンですくって，形作りながら沸騰しているスープに落とす．肉団子が浮き上がってくればよい．

展　開　白菜湯（バイチャイタン）
上記材料の肉団子の代わりにハム（5 g）のせん切りを用いる．ゆでた春雨を加えてもよい．

サイエンス　"海藻は健康食品"
藻類の大きな特徴はミネラル，ビタミンが豊富なことである．カルシウムは乾燥物で86 mg（いわのり）～1,400 mg（ほしひじき）含まれ，レチノール当量は，青のり2,900 μg，焼きのり4,600 μg（いずれも干物100 g当たり）である．多糖類は40～60 %（干物中）を占め，大部分は粘質物である．海藻を常食すれば長寿や高血圧の予防につながるとの研究も多い．

栄養価 料理名	エネルギー(kcal)	たんぱく質(g)	脂質(g)	飽和脂肪酸(g)	一価不飽和脂肪酸(g)	多価不飽和脂肪酸(g)	n-6合計(g)	n-3合計(g)	コレステロール(mg)	炭水化物(g)	カルシウム(mg)	鉄(mg)	食塩相当量(g)	レチノール当量(μg)	ビタミンB₁(mg)	ビタミンB₂(mg)	ビタミンC(mg)	ビタミンE(mg)	食物繊維(g)
白菜丸子湯	90	7.5	4.6	1.8	2.0	0.5	0.4	0.0	23	4.4	42	0.6	1.3	16	0.44	0.14	16	0.3	1.1

汁　　物

2-C-4
西湖十景湯
（シーフウシジンタン）
（五目入り卵白スープ）

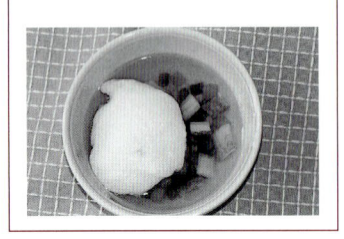

材　料	分　量
ミックスベジタブル	20 g
竹輪	7 g
ねぎ	5 g
スープ	150 ml
塩（塩分はスープの 0.7％）	1 g
清酒	1.2 ml
かたくり粉	1.5〜2 g
卵白	5 g

作り方

① ミックスベジタブル（冷凍品）は熱湯に入れて戻す．
② 竹輪は1 cm のさいの目切り，ねぎは小口切りにする．
③ スープを沸騰させ，野菜と竹輪を加え調味料で味を調えた後，水溶きかたくり粉でとろみをつける．
④ 卵白を硬く泡立て調味したスープに雲形状に浮かせ，火を止め蓋をして1〜2分蒸らす．卵白を入れてからは煮ない．

サイエンス "卵の起泡性"

　卵白の泡立つ性質を起泡性という．卵白は温度が高いほど粘度と表面張力が下がり起泡しやすいが，立てた泡には艶がなく，もろい（安定性が悪い）．手動では 30〜40℃で泡立てるのがよい．また泡の安定性は鮮度の高い卵を用いる方が大きい．

料理名 \ 栄養価	エネルギー (kcal)	たんぱく質 (g)	脂質 (g)	飽和脂肪酸 (g)	一価不飽和脂肪酸 (g)	多価不飽和脂肪酸 (g)	n-6 合計 (g)	n-3 合計 (g)	コレステロール (mg)	炭水化物 (g)	カルシウム (mg)	鉄 (mg)	食塩相当量 (g)	レチノール当量 (μg)	ビタミン B_1 (mg)	ビタミン B_2 (mg)	ビタミン C (mg)	ビタミン E (mg)	食物繊維 (g)
西湖十景湯	38	3.2	0.3	0.0	0.0	0.1	0.0	0.0	2	5.5	12	0.3	1.3	118	0.26	0.09	3	0.1	0.9

◆主　菜◆

3-A-1 牛肉すきやき風煮

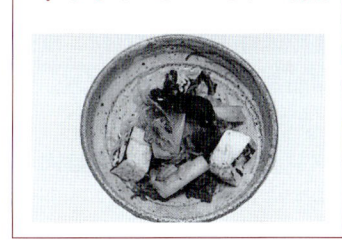

主菜

材料	分量
牛かた薄切り	50 g
サラダ油	3 g
焼き豆腐	60 g
生しいたけ	20 g
しらたき	40 g
白菜	40 g
ねぎ	20 g
春菊	20 g
A ─砂糖（材料の4％）	10 g
清酒（材料の2％）	5 ml
出し汁（材料の20％）	50 ml
─しょうゆ（材料の7％）	18 ml

作り方

① 焼き豆腐は一口大の角切り，しらたきは3～4cmに切り，ゆでてアクをとる．生しいたけは軸を除き，十文字の飾り包丁を入れる．白菜の芯は一口大のそぎ切り，葉部はざく切りにする．ねぎは斜めに1cm幅に切り，春菊は茎を除く．

② 鍋（またはガスブレージングパン）に油を熱し，牛肉を炒めAを加えて，さっと煮て牛肉は取り出す．白菜，しらたき，ねぎ，生しいたけを肉の煮汁で煮込む．焼き豆腐は弱火で煮る．春菊は煮汁でさっと煮上げる．

展開　肉豆腐／しゃぶしゃぶ

■**肉豆腐**…豚肉やたまねぎ，木綿豆腐にかえると肉豆腐になる．
[材料] 豚肉30g，豆腐100g，たまねぎ50g，しらたき40g，油3g，砂糖8g，清酒5ml，出し汁50ml，しょうゆ18ml

■**しゃぶしゃぶ**…清酒を加えた湯の中でさっと熱を通してポン酢しょうゆ（レモン汁10ml：しょうゆ15ml）で食べるしゃぶしゃぶは，肉の脂肪を控えることができる．

サイエンス　"カルシウムイオンと肉の関係"

しらたきに含まれるカルシウムイオンは，肉のたんぱく質を硬くする作用があるため，肉を食べ終えた汁で煮た方がよい．または，あらかじめ下ゆでをして，カルシウムを溶出させてから使用する．

栄養価 料理名	エネルギー (kcal)	たんぱく質 (g)	脂質 (g)	飽和脂肪酸 (g)	一価不飽和脂肪酸 (g)	多価不飽和脂肪酸 (g)	n-6合計 (g)	n-3合計 (g)	コレステロール (mg)	炭水化物 (g)	カルシウム (mg)	鉄 (mg)	食塩相当量 (g)	レチノール当量 (μg)	ビタミンB₁ (mg)	ビタミンB₂ (mg)	ビタミンC (mg)	ビタミンE (mg)	食物繊維 (g)
牛肉すきやき風煮	259	17.7	12.7	2.92	5.02	3.30	2.87	0.48	33	18.4	175	3.4	2.7	157	0.16	0.26	16	1.5	3.8

主菜

3-A-2 鶏の照り焼き

材料　分量

材料	分量
鶏もも肉	60 g
A ┌ しょうゆ（塩分1.2％）	3.6 ml
├ 清酒　（肉の3％）	1.8 ml
└ しょうが汁	2 ml
たれ	
B ┌ みりん	3 ml
└ しょうゆ	2 ml

作り方

① 鶏肉はフォークで目打ちをし，Aの中に20～30分間漬ける．金串を末広形に3～4本打つ．Aをこし，不足分のBを合わせ少し煮詰めてたれを作る．

② 魚焼き器で表になる方から中に火が通るまで素焼きにして，薄く焼き目をつけた後，たれを刷毛でつけながら両面を艶よく焼き上げる．焼いた鶏肉は金串から抜いてからそぎ切りにする．

③ 大量調理の場合は天板にクッキングペーパーを敷き，上に①の鶏肉を並べ，170℃のコンベクションオーブンで焼く．たれを途中1～2回刷毛で塗るが，こげやすいので温度を下げて表面を乾かす．

サイエンス　"鶏肉の調理"

鶏肉は牛肉や豚肉よりも肉質が白く軟らかく，肉には結合組織が少ない．脂肪は皮下にまとまっていて筋肉には少ないので味が淡白である．しかも鶏肉は脂肪の融点（30～20℃）が比較的低いので，冷めてもおいしく食べられる．

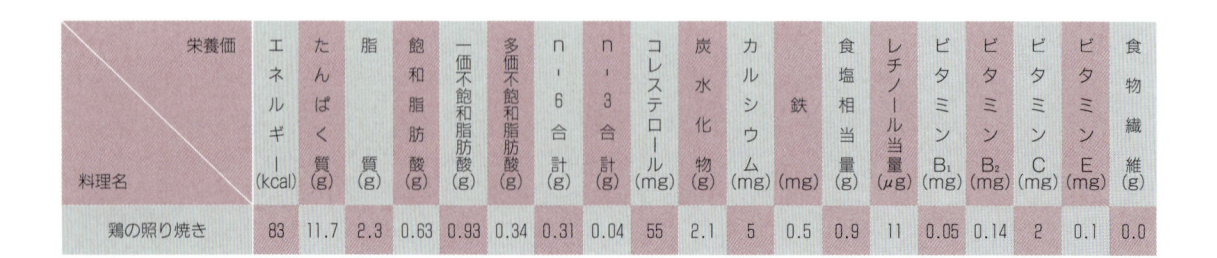

料理名	エネルギー (kcal)	たんぱく質 (g)	脂質 (g)	飽和脂肪酸 (g)	一価不飽和脂肪酸 (g)	多価不飽和脂肪酸 (g)	n-6合計 (g)	n-3合計 (g)	コレステロール (mg)	炭水化物 (g)	カルシウム (mg)	鉄 (mg)	食塩相当量 (g)	レチノール当量 (μg)	ビタミンB$_1$ (mg)	ビタミンB$_2$ (mg)	ビタミンC (mg)	ビタミンE (mg)	食物繊維 (g)
鶏の照り焼き	83	11.7	2.3	0.63	0.93	0.34	0.31	0.04	55	2.1	5	0.5	0.9	11	0.05	0.14	2	0.1	0.0

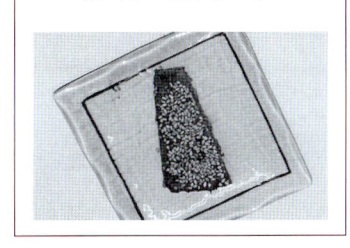

◆主　菜◆

主　菜
3-A-3
松風焼き

材料	分量
鶏ひき肉	25 g
鶏レバーの味噌漬	5 g
鶏レバー 50 g に対する味噌床	
赤味噌（レバーの 50 %）	25 g
砂糖（レバーの 25 %）	12 g
清酒（レバーの 25 %）	12 ml
たまねぎ	15 g
しょうが	1 g
鶏卵	4 g
A　みりん	1 ml
清酒	2 ml
砂糖	1 g
赤味噌	2 g
生パン粉	4〜5 g
白ごま	1 g
ししとうがらし	10 g
サラダ油	0.1 g
塩（材料の 1 %）	0.1 g
もみじおろし	
大根	50 g
とうがらし	1/5 本

作り方
① 鶏レバーは血抜きをし，ガーゼに包み，1〜3日間味噌床に漬ける．
② 鶏ひき肉，鶏レバーの味噌漬け，十分炒めたみじん切りのたまねぎ，しょうがのみじん切り，鶏卵を加え，よく混ぜ合わせる．
③ 鍋に入れ②，A，パン粉を加え種を作り，種の半量は炒めてからすり鉢でよくする．これを残り半量の種と混ぜる．
④ 天板にクッキングペーパーを敷き，③を平らに広げて，白ごまを一面に振りかけ，180℃のオーブンで15〜20分焼く．冷めてから末広形に切る．
⑤ ししとうは油でさっと揚げ，塩を振る．
⑥ 大根に菜箸で穴をあけ，ここに種を抜いた赤唐辛子を刺してからおろし，水気を切る（もみじおろし）．
⑦ 器に松風焼きを盛り，ししとうともみじおろしを添える．

展　開　　つくね煮
種を小判形に整え，和風ハンバーグやつくね煮としてもよい．
■鍋に薄く油をひき，丸めた種の両面を焼き，中まで火を通す．鍋に出し汁15 ml，しょうゆ8 ml，清酒4 ml，砂糖5 gを煮立て，その中に上記のつくねを入れ全体にからめる．

サイエンス　"レバーの栄養，臭みをとる工夫"
レバーには鉄が多く（100 g中含量は豚13.0 mg，鶏9.0 mg，牛4.0 mg）さらに，ビタミンA，B_1，B_2，B_{12}，銅，葉酸なども多いので貧血予防に最適の食品である．1 %の塩水に浸し，その後何回か水を替えてゆすぐとレバーの臭みが抜ける．牛乳に浸したり，にんにく，しょうが，カレー粉などの香味野菜や香辛料の利用も有効．

《松風焼きの切り方の図解》

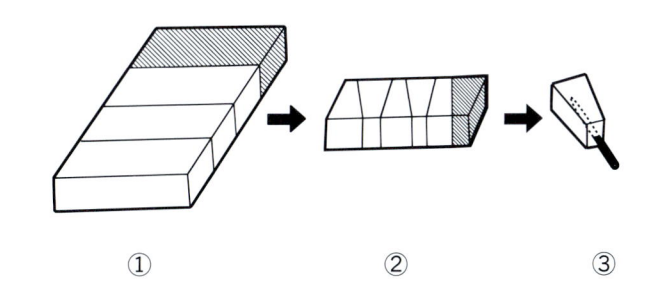

① → ② → ③

栄養価　料理名	エネルギー (kcal)	たんぱく質 (g)	脂質 (g)	飽和脂肪酸 (g)	一価不飽和脂肪酸 (g)	多価不飽和脂肪酸 (g)	n-6 合計 (g)	n-3 合計 (g)	コレステロール (mg)	炭水化物 (g)	カルシウム (mg)	鉄 (mg)	食塩相当量 (g)	レチノール当量 (µg)	ビタミンB_1 (mg)	ビタミンB_2 (mg)	ビタミンC (mg)	ビタミンE (mg)	食物繊維 (g)
松風焼き	114	8.6	3.9	0.90	1.46	0.91	0.81	0.10	54	10.3	40	1.4	0.8	745	0.08	0.19	13	0.6	2.0

主菜 3-A-4 ぶりの照り焼き

材料　分量

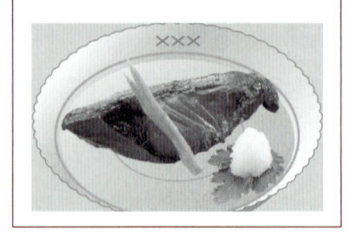

材料	分量
ぶり	70 g
塩	0.4 g
たれ	
A ┌ 本みりん	8.4 ml
├ しょうゆ	3.5 ml
└ サラダ油	3 g

作り方

① ぶりは塩を両面に振り，30分位おく．
② フライパンを熱し油を入れ，盛りつけで上になる方から中火で3分位焼き，色がついたら裏返し，同様に焼く．
③ 鍋にAを入れ，どろりとするまで煮詰めて，たれを作る．魚にたれをよくからませる．
④ 皿に盛る．
⑤ 大量調理の場合は鉄板にクッキングペーパーを敷き，皮が上になるようにぶりを並べてオーブンで200〜250℃で10〜15分位焼く．たれを途中1回刷毛で塗る．たれは焦げやすいので手早くする．

サイエンス "ぶりの栄養"

ぶりは冬が旬で，寒ぶりと呼ばれ味覚の王者として賞味される．ぶりには旨味成分のヒスチジンが多く含まれ，ぶりの旨味の要因となっている．たんぱく質，脂肪も比較的多くビタミンA，B_1，B_2，Dなども多く含んでいる．

ちょっとみて！

「貧血には血合肉を」

血合肉はイワシ，サバ，ブリ，カツオ，マグロなどに多く，たんぱく質，ビタミン類，ミネラルが豊富である．特に鉄分は普通肉の2倍も多い．貧血は鉄やたんぱく質の摂取不足による場合が多いので，大いに血合肉を活用したいものである．鉄の吸収を促進するビタミンC，葉酸，銅を多く含む食品を組み合わせることも忘れずに．

料理名	エネルギー(kcal)	たんぱく質(g)	脂質(g)	飽和脂肪酸(g)	一価不飽和脂肪酸(g)	多価不飽和脂肪酸(g)	n-6合計(g)	n-3合計(g)	コレステロール(mg)	炭水化物(g)	カルシウム(mg)	鉄(mg)	食塩相当量(g)	レチノール当量(μg)	ビタミンB_1(mg)	ビタミンB_2(mg)	ビタミンC(mg)	ビタミンE(mg)	食物繊維(g)
ぶりの照り焼き	229	15.3	15.3	3.08	3.03	2.63	2.1	18.9	49	4.0	5	1.0	0.9	35	0.16	0.26	1	1.9	0

主菜 3-A-5 かれいのおろし煮

材料　分量

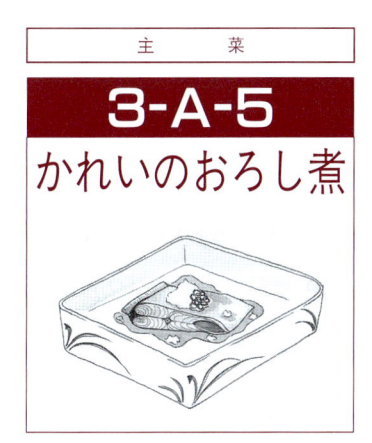

材料	分量
かれい	70 g
A しょうゆ（魚の10 %）	7 mL
砂糖（魚の2 %）	1 g
清酒（魚の20 %）	14 mL
水（魚の20 %）	14 mL
しょうが	2 g
大根	40 g
万能ねぎ	3 g

作り方

① Aを鍋（またはガスブレージングパン）に入れ，煮立ったところに薄切りにしたしょうがと魚を入れ，落とし蓋をして中火で15分ほど煮る．
② 煮汁が少なくなったら，玉杓子で煮汁をかけながら味をなじませる．
③ 煮汁に水気を絞った大根おろし（50 %重量まで）を加え，一煮立ちさせ，火を止める．
④ 盛りつけて万能ねぎをちらす．

展開　梅干し煮

小あじ，いわしなどを梅干しと共に煮ると，独特の酸味が魚を骨まで軟らかくする．また，アミン類が酸と結合すると生臭みが消える．

材料 いわし60 g，梅干し8 g，しょうゆ5 mL，砂糖2 g，水20 mL，清酒14 mL

サイエンス　"肉の軟化"

しょうがに含まれる植物性プロテアーゼ（たんぱく質分解酵素）は，肉を軟化する作用があり，肉の旨みが増すと同時に軟らかくなる．しょうがのほか，メロン，パインアップル，キウイフルーツ，パパイヤなどにもプロテアーゼが含まれる．植物性プロテアーゼはミートテンダーライザーとして市販されている．

料理名	エネルギー (kcal)	たんぱく質 (g)	脂質 (g)	飽和脂肪酸 (g)	一価不飽和脂肪酸 (g)	多価不飽和脂肪酸 (g)	n-6合計 (g)	n-3合計 (g)	コレステロール (mg)	炭水化物 (g)	カルシウム (mg)	鉄 (mg)	食塩相当量 (g)	レチノール当量 (µg)	ビタミンB₁ (mg)	ビタミンB₂ (mg)	ビタミンC (mg)	ビタミンE (mg)	食物繊維 (g)
かれいのおろし煮	99	14.5	1.0	0.18	0.18	0.23	0.03	0.21	50	4.5	43	0.4	1.2	13	0.03	0.26	6	1.1	0.6

主菜　3-A-6　いわしの南蛮漬け

材料　分量

材料	分量
いわし	60 g
かたくり粉	3 g
サラダ油（材料の 8 %）	5 g
ねぎ	10 g
A ┌ 砂糖	3 g
├ 食酢	18 mℓ
├ しょうゆ	15 mℓ
└ だし汁	6 mℓ
赤とうがらし	1/4 本

作り方

① いわしは鱗と頭を取り，内臓を除いて手開きにし，三枚におろす．
② Aにみじん切りにしたねぎ，種を取り小口切りにしたとうがらしを加え，漬け汁を作る．
③ いわしにかたくり粉をまぶし，180℃の油で揚げる．揚げたてのいわしを，漬け汁に 20 分位漬ける（上下を返す）．器に盛り，かけ汁をかける．

※身が軟らかいいわしは手で三枚おろしにできる．これを手開きという．頭を落とし，小骨が多い腹を尾の近くまで斜めに切り落とし，内臓をかき出す．手早く洗って水気を拭き，腹に両手の親指をさし入れ，中骨の上をなぞって片身から中骨をはずし，身を開く．尾を外側にまげて付け根で折り，頭の方に向かって骨をはがし，背びれをはずす．

展　開

■漬け汁の中の野菜は，たまねぎ，セロリー，にんじん，ピーマンなどで増やしてもよい．魚は，たら，さば，メルルーサなどもよい．
■小あじ，わかさぎ，きすなどは頭，骨まで食べられるよう低めの油（150℃）で骨まで火が通るようにゆっくり揚げる．
■ラビゴットソースをかけるとエスカベーシュになる．

材料　きす 60 g，小麦粉 3 g，サラダ油 5 g，ラビゴットソース（トマト 20 g，たまねぎ 10 g，ピーマン 10 g，塩 0.4 g，ワインビネガー 8 mℓ，サラダ油 7 g）

サイエンス　"魚類の脂肪酸"

鯖など背の青い魚の脂肪は，多価不飽和脂肪酸（EPA，DHA）を多く含み，血中のコレステロール，トリグリセリドを下げ，心筋梗塞や動脈硬化などの心血管系疾患を予防する．また，アレルギー体質を改善し，頭の働きをよくする効果も話題になっている．

料理名 \ 栄養価	エネルギー (kcal)	たんぱく質 (g)	脂質 (g)	飽和脂肪酸 (g)	一価不飽和脂肪酸 (g)	多価不飽和脂肪酸 (g)	n-6 合計 (g)	n-3 合計 (g)	コレステロール (mg)	炭水化物 (g)	カルシウム (mg)	鉄 (mg)	食塩相当量 (g)	レチノール当量 (μg)	ビタミン B₁ (mg)	ビタミン B₂ (mg)	ビタミン C (mg)	ビタミン E (mg)	食物繊維 (g)
いわしの南蛮漬け	218	13.2	13.4	2.81	3.70	4.49	2.30	2.43	39	9.0	51	1.4	2.4	47	0.04	0.26	1	1.6	0.6

◆主　菜◆

3-A-7 さわらの桜蒸し（道明寺蒸し）

材料・分量

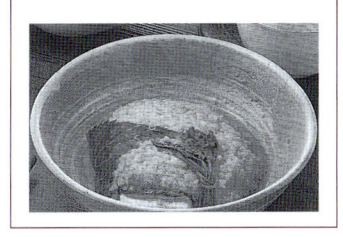

材料	分量
さわら	60 g
道明寺粉	25 g
出し汁	40 mℓ
桜の葉塩漬け	1 枚
粉わさび	0.01 g
かけ汁	
A ┌出し汁	60 mℓ
├みりん（出し汁の13％）	8 mℓ
├薄口しょうゆ	1 mℓ
└塩（出し汁の0.8％）	0.5 g

作り方

① 魚はたて塩で下味をつける（魚を5％の食塩水に浸漬する）．
② 桜の葉は水に浸け，塩出しする．
③ 道明寺粉は湯を加え蓋をして20～30分膨潤させ戻す（道明寺粉はもち米を水に浸した後，蒸して乾燥させ粗くひいたもの）．
④ 魚をくるむように道明寺粉をまぶしつけ，桜の葉先で包み，バットに並べる．
⑤ 蒸気のあがった蒸し器の中に入れ，15分間強火で蒸す．
⑥ 器に⑤を盛り，Aを煮立てて魚にかけ，練りわさびを添える（盛りつけ時に，新しい桜の葉に変えると，色が一層鮮やかである）．

展　開　魚の吹き寄せ蒸し

　清酒をかけて蒸すと酒蒸し，昆布を敷いて蒸すと昆布蒸し，そばをのせてそば蒸し，かぶらおろしと卵白を混ぜたものをかければかぶら蒸しとなる．
■魚に下味をつけ，花にんじん，しいたけ，ぎんなん，紅葉麩をのせて蒸し，かけ汁をかける．
材料 甘だい50 g，にんじん7 g，生しいたけ5 g，ぎんなん5 g，紅葉麩5 g，かけ汁（出し汁15 mℓ，しょうゆ5 mℓ，みりん2 mℓ，果実酢1 mℓ）

サイエンス　"蒸し料理の特徴"

　蒸し魚には淡泊な味の魚が適し，よく蒸気のあがった蒸し器で強火で蒸すと，臭みがとれる．魚の繊維は加熱により軟化するとともに，脂肪も水滴とともに落ち，脂肪を控えたい時に適する調理法といえる．煮物に比べ，水溶性成分の損失は少ない．

料理名	エネルギー (kcal)	たんぱく質 (g)	脂質 (g)	飽和脂肪酸 (g)	一価不飽和脂肪酸 (g)	多価不飽和脂肪酸 (g)	n-6合計 (g)	n-3合計 (g)	コレステロール (mg)	炭水化物 (g)	カルシウム (mg)	鉄 (mg)	食塩相当量 (g)	レチノール当量 (μg)	ビタミンB$_1$ (mg)	ビタミンB$_2$ (mg)	ビタミンC (mg)	ビタミンE (mg)	食物繊維 (g)
さわらの桜蒸し	219	13.9	6.0	1.34	1.99	1.42	0.17	1.19	36	23.7	10	0.6	0.8	7	0.06	0.21	0	0.2	0.2

主菜

3-A-8 白身魚の西京焼き

材料　分量

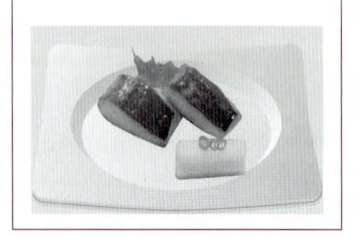

材料	分量
たら	70 g
米味噌（甘）	10 g
砂糖	3 g
清酒	7 ml
塩	0.7 g

🍴 作り方

① 白身魚に塩を振り水気をとる．
② ボールに甘味噌，砂糖を入れ十分に練る．
③ ②に清酒を徐々に入れながらのばす．
④ ③に①をガーゼで包む，またはガーゼを上下に敷いて漬け，1日位冷蔵庫におく．
⑤ 魚の表面についている味噌を除き焼く．

🍴 展開

※ 味噌床，粕床（酒粕とみりんを7:3の割合で混ぜる）に魚や鶏肉を漬けると風味がよい．

※ 味噌はほとんどが味噌汁として飲用されるが，味噌煮，味噌漬けあるいは和え味噌など，各種の調理にも利用される．これは味噌が香味を付加し，または緩衝能，粘着力，吸着性などの調理効果をあわせもつからである．

サイエンス　"味噌のマスキング効果"

味噌の水不溶性成分（浮遊性のコロイド粒子）は，魚の生臭さ（揮発性アミン）や肉の臭気成分を吸着したり，包み込んで臭いを抑えるマスキング効果がある．加熱を伴う料理では，味噌そのものの香気成分，あるいは焦香なども加わり消臭効果は高まる．また，味噌たんぱく質は油を包み込み，脂がギラギラと浮いた感じや脂っこさを消す効果もある．このため，なすの炒め煮，中国料理の炒め物などに味噌が使われる．

味噌の種類と調理

味噌の種類		通称	特徴	麹歩合	食塩%
米味噌	甘味噌	西京，府中，讃岐，江戸	米麹の使用量が多く，甘味の強い味噌（短期熟成型）	15～25	5～7
	甘口味噌	相白，御膳	米麹の使用量が大豆の使用量に比べて多い	10～15	9～13
	辛口味噌	津軽，南部，仙台，越後，佐渡，越中，加賀	大豆の使用量が米麹に比べて多く，旨味のある味噌（長期熟成型）	6～10	12～13
麦味噌		（産地として関東北部，中国，四国地方の一部および九州地方）	大豆の使用量に比べて麦麹の使用量が多いものが中心．麦特有の香りがある	15～25	9～11
豆味噌		伊勢，八丁，三州	米や麦を使用せず，大豆と食塩で作られた味噌．独特の香りがあり旨味の強い味噌（長期熟成型）	－	10～12

料理名	エネルギー(kcal)	たんぱく質(g)	脂質(g)	飽和脂肪酸(g)	一価不飽和脂肪酸(g)	多価不飽和脂肪酸(g)	n-6合計(g)	n-3合計(g)	コレステロール(mg)	炭水化物(g)	カルシウム(mg)	鉄(mg)	食塩相当量(g)	レチノール当量(μg)	ビタミンB₁(mg)	ビタミンB₂(mg)	ビタミンC(mg)	ビタミンE(mg)	食物繊維(g)
白身魚の西京焼き	90	12.0	0.6	0.07	0.07	0.23	8.36	37.84	42	7.1	38	0.8	1.5	21	0.08	0.13	0	0.7	0.6

主菜

3-A-9 豆腐の野菜あんかけ

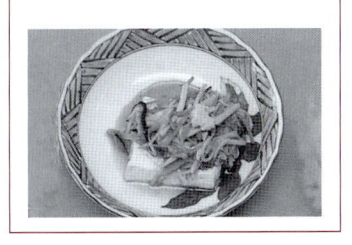

材料	分量
豆腐	100 g
A ┌ しょうゆ	6 ml
A │ 塩	0.2 g
A └ 出し汁	70 ml
豚肉	20 g
にんじん	10 g
たけのこ	10 g
もやし	20 g
サラダ油	2 g
B ┌ 砂糖	4 g
B │ しょうゆ	5 ml
B │ 塩	0.5 g
B └ 出し汁	40 ml〜
かたくり粉	2 g
天盛り ┌ 白髪ねぎ	5 g
天盛り └ おろししょうが	5 g

作り方

① 豆腐はAで下煮しておく．
② 豚肉はせん切り，にんじん，たけのこは合成調理機で1〜2 mmの薄切りにし，さらにせん切りにし，もやしと共に炒める．
③ Bを②に加え，煮たったら水溶きかたくり粉でとろみをつける．
④ 下煮した豆腐を皿に盛り，皿に出た水をすて，野菜あんをかける．
⑤ 天盛りとして，白髪ねぎ，おろししょうがを添える．

展開

※材料には生しいたけ，えのきだけ，さやえんどうなどを用いてもよい．また，ゆずの皮のせん切りを天盛りにしてもよい．

※市販品で1口大にカットされた高野豆腐を添付の調味料でさっと煮て用いてもよい．高野豆腐は鉄含量が多い（0.7 mg/10 g）．

サイエンス "木綿豆腐と絹ごし豆腐の違い"

木綿豆腐は豆乳に凝固剤を混ぜ，穴のあいた型に布を敷いて入れ，重石をかけ水を切りながら固めたもの．絹ごし豆腐は穴のない型箱に濃いめの豆乳と凝固剤を流し込み，そのまま固めたもの．たんぱく質や鉄は木綿豆腐の方が多い．

料理名	エネルギー (kcal)	たんぱく質 (g)	脂質 (g)	飽和脂肪酸 (g)	一価不飽和脂肪酸 (g)	多価不飽和脂肪酸 (g)	n-6合計 (g)	n-3合計 (g)	コレステロール (mg)	炭水化物 (g)	カルシウム (mg)	鉄 (mg)	食塩相当量 (g)	レチノール当量 (μg)	ビタミンB1 (mg)	ビタミンB2 (mg)	ビタミンC (mg)	ビタミンE (mg)	食物繊維 (g)
豆腐の野菜あんかけ	161	12.7	7.3	1.29	2.11	3.06	2.74	0.42	14	11.0	133	1.4	2.3	141	0.30	0.12	4	1.2	1.5

3-A-10 ぎせい豆腐（主菜）

材料　分量

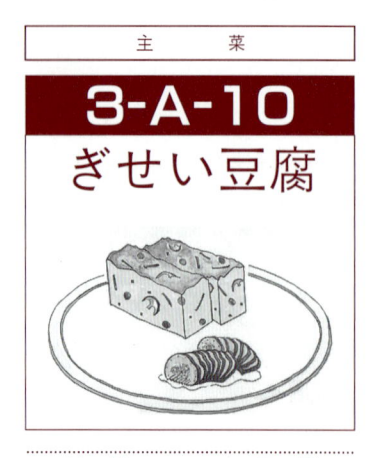

材料	分量
豆腐	60 g
干ししいたけ	2 g
にんじん	10 g
グリンピース（冷凍）	5 g
サラダ油	2 g
A 砂糖（全材料の4%）	5 g
A しょうゆ	2 ml
A 塩	0.8 g
鶏卵	70 g
出し汁	20 ml～
蛇腹胡瓜	
A きゅうり	30 g
A 塩	0.6 g
A 砂糖	2 g
A 食酢	4 ml

作り方

① 豆腐はくずして熱湯でゆで，布巾をしいたざるにとり水気を切る．
② 戻した干ししいたけ，にんじんはみじん切りにし，油で炒める．
③ 鶏卵は割りほぐしてAを加える．
④ 深みのある天板に油を塗っておく．1天板の人数単位に材料を分けておく．①，②，③にグリンピースを混ぜたものを天板に流し込む．卵液の1/2を残しておき，加熱途中にかき混ぜて，残りの卵液を加えるときれいに仕上がる．
⑤ 170～180℃のオーブンで約15分焼く．竹串をさし，何もついてこなければよい．あら熱をとり人数分に切り分ける．
⑥ 蛇腹胡瓜：きゅうりの太さの半分くらいまで斜めに細かく切り目を入れ，裏返して同様に切り目を入れる．塩水に入れしんなりしたら甘酢に漬ける（割り箸を使うと失敗しないできれいに仕上がる）．
⑦ 蛇腹胡瓜を添えて，⑤を盛りつける．

展開　高野豆腐の卵とじ

高野豆腐はぬるま湯で戻し，押し洗いして水気を絞り，縦2つに切り小口切りにする．ねぎは斜め切り，にんじんは短冊切り，さやえんどうは筋をとり塩ゆでし，斜め2つに切る．出し汁と調味料を煮立て，高野豆腐と野菜を加え，3～4分煮て味を含ませる．一煮立ちさせたら溶き卵を全体に流し入れる．半熟程度でさやを加え，蓋をして火を止める．

材料 高野豆腐10 g，ねぎ10 g，にんじん10 g，さやえんどう3 g，鶏卵70 g，出し汁30 ml，砂糖4 g，しょうゆ1 g，塩0.9 g，サラダ油2 g

《高野豆腐の戻し方》

吸水を早めるよう，ぬるま湯につけ，落とし蓋をして十分に膨潤させる（落とし蓋は高野豆腐が水より軽いので浮き上がるの防ぐ）．吸水時間は水温20℃で約5分，10℃で15～20分．吸水量は，高野豆腐の約4～4.5倍．

料理名	エネルギー (kcal)	たんぱく質 (g)	脂質 (g)	飽和脂肪酸 (g)	一価不飽和脂肪酸 (g)	多価不飽和脂肪酸 (g)	n-6合計 (g)	n-3合計 (g)	コレステロール (mg)	炭水化物 (g)	カルシウム (mg)	鉄 (mg)	食塩相当量 (g)	レチノール当量 (μg)	ビタミンB1 (mg)	ビタミンB2 (mg)	ビタミンC (mg)	ビタミンE (mg)	食物繊維 (g)
ぎせい豆腐	213	13.8	11.9	2.51	3.93	3.18	2.86	0.45	294	12.3	121	2.1	2.0	266	0.12	0.37	6	1.7	1.9

◆主　　菜◆ 89

主　菜
3-A-11 三色揚げ出し豆腐

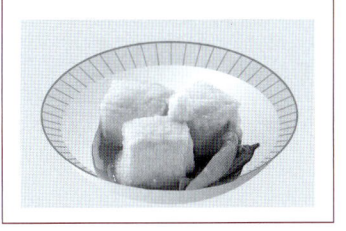

材　料	分　量
絹ごし豆腐	150 g
青のり	0.5 g
かたくり粉	12 g
塩	0.06 g
さくらえび	2 g
アーモンド粉末	0.5 g
サラダ油	7 g
大根	30 g
しょうが	3 g
しょうゆ	5 ml
みりん	4 ml

作り方

① 豆腐は布巾に包んで軽く水切りをして6個に切る．かたくり粉と塩に青のり粉，アーモンドの粉末，細かく刻んださくらえびを混ぜ，3種の衣を作る．
② 豆腐の水気を布巾で拭きとり，それぞれ2切れずつの豆腐に変わり衣をつけて油で揚げる．
③ 器に盛り，かけ汁をかけ，大根おろしとしょうがを添える．

※素干しさくらえびはカルシウムが多く，良質のたんぱく質，鉄，マグネシウム，亜鉛，銅を含み，疲労回復，老化防止にも効果がある．
※アーモンドに含まれるビタミンEは抗酸化作用がある．

ちょっとみて！

「最大骨量を高めよう」
　骨からカルシウムが抜け出し，軽石やスポンジのような状態になることを骨粗鬆症という．骨折を起こしやすく，更年期以降の女性に多い．性ホルモンであるエストロゲンの分泌量減少が主原因であるが，最大骨量を高いレベルに保っていると加齢による骨密度の低下を遅らせることもできる．若いときからカルシウム摂取を心がけ，運動や冬季には日光浴をすることが大切である．

料理名 \ 栄養価	エネルギー (kcal)	たんぱく質 (g)	脂質 (g)	飽和脂肪酸 (g)	一価不飽和脂肪酸 (g)	多価不飽和脂肪酸 (g)	n-6合計 (g)	n-3合計 (g)	コレステロール (mg)	炭水化物 (g)	カルシウム (mg)	鉄 (mg)	食塩相当量 (g)	レチノール当量 (μg)	ビタミン B_1 (mg)	ビタミン B_2 (mg)	ビタミンC (mg)	ビタミンE (mg)	食物繊維 (g)
三色揚げ出し豆腐	216	9.6	12.1	1.17	3.39	5.74	82.59	24.69	0	16.1	191	2.2	0.9	0	0.17	0.09	5	1.4	1.2

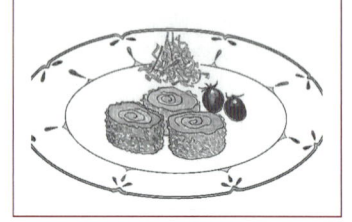

主菜 3-B-1 チキンカツ青じそ風味

材料	分量
鶏むね肉（皮なし）	60 g
塩	0.5 g
こしょう	0.02 g
青じそ	2 枚
薄力粉	5 g
鶏卵	8 g
パン粉	15 g
サラダ油	6 g
付け合わせ	
キャベツ	20 g
にんじん	5 g
プチトマト	10 g

作り方
① 鶏肉は観音開きにして，塩，こしょうをし，青じそをのせて巻き，楊枝でとめる．
② 薄力粉，溶き卵，パン粉の順に衣をつけ，170℃の油で揚げる．
③ 食べやすい大きさに切り，切り口を見せて盛る．
④ 千切りにしたキャベツ，にんじんは水にさらしパリッとさせる．
⑤ ④とプチトマトを添える．

展開　豚肉のチーズ巻き／フライ

■豚肉のチーズ巻き…鶏肉を豚肉に変えチーズを巻くとカルシウムやビタミン B_1，B_2 が多くなる．

スチームコンベクションオーブンによる展開

■豚肉のチーズ巻きフライ…パン粉は炒ってキツネ色にしておく．豚薄切り肉に塩をし，チーズと青じそを芯にして豚肉で巻く．小麦粉，溶き卵，パン粉の順に衣をつけ，油をかけ，スチームコンベクションオーブンで 190℃，10 分加熱する．

材料 豚肉薄切り（2 枚）70 g，塩 0.4 g，チーズ 15 g，青じそ 2 枚，小麦粉 5 g，鶏卵 8 g，パン粉 15 g，サラダ油 6 g

■魚フライタルタルソース…魚やえびをパン粉揚げにするとフライになる．

魚に下味をつけ，フライの衣をつけて，180℃の油で揚げる．みじん切りにしたたまねぎ，ピクルス，ゆで卵にマヨネーズを加えてタルタルソースを作る．

材料 メルルーサ 70 g，塩 0.5 g，小麦粉 5 g，鶏卵 8 g，パン粉 15 g，サラダ油 6 g　マヨネーズ 10 g，たまねぎ 3 g，ピクルス 3 g，ゆで卵 5 g

サイエンス　"しそ科植物の香気成分"

しそ特有の香気は，ペリラルデヒドであり，これだけでしその香りがする．ペリラルデヒドには防腐・防黴力がある．青じそには特にカロテン（8,700 μg/100 g）やビタミン C（55 mg/100 g）が多い．

料理名	エネルギー (kcal)	たんぱく質 (g)	脂質 (g)	飽和脂肪酸 (g)	一価不飽和脂肪酸 (g)	多価不飽和脂肪酸 (g)	n-6 合計 (g)	n-3 合計 (g)	コレステロール (mg)	炭水化物 (g)	カルシウム (mg)	鉄 (mg)	食塩相当量 (g)	レチノール当量 (μg)	ビタミン B_1 (mg)	ビタミン B_2 (mg)	ビタミン C (mg)	ビタミン E (mg)	食物繊維 (g)
チキンカツ青じそ風味	193	16.5	8.6	1.23	3.30	3.21	2.93	0.59	76	11.1	16	0.5	0.7	53	0.08	0.11	2	1.5	0.7
付け合わせ	9	0.4	0.1	0.01	0.00	0.01	0.00	0.00	0	2.2	11	0.1	0.0	88	0.02	0.01	12	0.1	0.6
チキンカツ青じそ風味と付け合わせ計	203	16.9	8.6	1.24	3.30	3.22	2.94	0.59	76	13.3	27	0.6	0.7	141	0.10	0.12	14	1.6	1.3

◆主　菜◆ 91

主　菜
3-B-2
ポークソテー
pork saute（英）

材料	分量
豚肉	70 g
┌塩	0.5 g
└こしょう	0.02 g
サラダ油	2 g
たまねぎ	40 g
バター	2 g
薄力粉	1 g
トマトケチャップ	15 g
ブイヨン	50 ml
付け合わせ	
┌ブロッコリー	20 g
└バター	2 g

作り方
① 豚肉は筋切りをして塩，こしょうを振り，10分おく．
② 天板に油を敷き（クッキングシートを敷けば油不要），①を並べ250℃のオーブンで約15分焼く．
③ フライパンにバターを溶かし，薄切りにしたたまねぎを入れ，しんなりするまで炒める．薄力粉を振り入れて炒め，ブイヨン，ケチャップを加えソースを作る．
④ ブロッコリーは色よく塩ゆでし，バターでソテーし付け合わせる．
※ ソースには，たまねぎのほか，しめじやマッシュルームを加えるとボリュームが出て満足感が得られる．食物繊維も多くなる．

展　開　ポークピカタ
卵液をつけてソテーするとポークピカタになる．
■ポークピカタ…肉に塩，こしょうをし，表面の水気を拭きとり，薄力粉をつけ，余分な粉を落とし，溶き卵をつけ（さらに溶き卵に粉チーズやパセリを入れてもよい），肉の両面を焼く．
材料 豚肉70 g，　塩0.7 g，　小麦粉3 g，　鶏卵10 g，　サラダ油2 g

サイエンス　"肉の繊維と調理"
　筋切りとは，肉の赤身と脂身の境にある筋繊維を包丁の刃先で切ること．加熱時に肉が縮まらず均一に火が通り，形も変形しない．早く火を通すことにも役立つ．また，一般に肉の筋繊維は長く強靱なので，繊維の方向と平行に切ると食べごたえがある．細切りのような場合を除き，繊維と直角に薄く切るようにする．

料理名	エネルギー(kcal)	たんぱく質(g)	脂質(g)	飽和脂肪酸(g)	一価不飽和脂肪酸(g)	多価不飽和脂肪酸(g)	n-6合計(g)	n-3合計(g)	コレステロール(mg)	炭水化物(g)	カルシウム(mg)	鉄(mg)	食塩相当量(g)	レチノール当量(μg)	ビタミンB_1(mg)	ビタミンB_2(mg)	ビタミンC(mg)	ビタミンE(mg)	食物繊維(g)
ポークソテー	172	16.1	7.4	2.47	2.79	1.29	1.17	0.19	54	8.9	15	0.8	1.4	30	0.73	0.16	5	1.0	0.9
付け合わせ	22	0.9	1.7	1.03	0.42	0.05	0.04	0.01	4	1.0	8	0.2	0.1	36	0.03	0.04	24	0.5	0.9
ポークソテーと付け合わせ計	194	17.0	9.1	3.50	3.21	1.34	1.21	0.20	58	9.9	23	1.0	1.5	66	0.76	0.20	29	1.5	1.8

主菜

3-B-3 ハンバーグステーキ
hamburg steak（英）

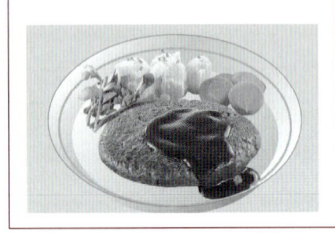

材料	分量
牛ひき肉	35 g
豚ひき肉	35 g
たまねぎ	20 g
鶏卵	7 g
パン粉	5 g
牛乳	6 ml
塩	1 g
黒こしょう	0.03 g
ナツメグ	0.02 g
サラダ油	3 g
ソース	
トマトケチャップ	10 g
ソース・ウスター	5 ml
赤ワイン	1 ml

作り方

① みじん切りのたまねぎ，ひき肉，鶏卵，牛乳に漬けておいたパン粉を混ぜて練る．
② 塩，こしょう，ナツメグで味を調えて楕円形にして真ん中をくぼませる．
③ よく熱したフライパンに油をひき，表面に焦げ目がつく程度に焼く．次にオーブンを250～270℃に設定し，中まで火を通す．
④ ソースは，ケチャップを鍋に入れ，一煮立ちさせ，ウスターソース，ワインを入れて煮込み，焼き上がったハンバーグに添える．

展開　ミートローフ

ミートローフにする時は，混ぜ合わせた材料を濡れ布巾の上で，高さ5 cm位のかまぼこ形に形を整える．油をひいた鉄板にのせ，上にバターをのせて170℃で約30分焼く．途中で2回流れ出した汁をかけて艶を出す．筒の焼き型に入れて焼いてもよい．

サイエンス　"食品の辛味成分"

※ たまねぎの辛味成分は硫化アリル，二硫化プロピルなどの硫化物である．
※ とうがらしの辛味成分はカプサイシンという一種のアルカロイドで，タカのツメには0.2％も含まれている．また小さい形の品種ほど辛味成分の含量が多い．
※ にんにくを生ですりつぶすとアリインの分解が急速となり，臭気の強いアリシンの生成が多くなる．アリシンとビタミンB_1とが結合したアリチアミンはB_1分解酵素では分解されないB_1化合物となる．
※ わさびはおろしがねですらないと辛味が現れない．すると，わさびに含まれるミロシナーゼが空気中の酸素と接触し，シニグリン配糖体に作用して，アリル・チオシアネートという辛味成分が生成される．

料理名 \ 栄養価	エネルギー (kcal)	たんぱく質 (g)	脂質 (g)	飽和脂肪酸 (g)	一価不飽和脂肪酸 (g)	多価不飽和脂肪酸 (g)	n-6合計 (g)	n-3合計 (g)	コレステロール (mg)	炭水化物 (g)	カルシウム (mg)	鉄 (mg)	食塩相当量 (g)	レチノール当量 (μg)	ビタミンB_1 (mg)	ビタミンB_2 (mg)	ビタミンC (mg)	ビタミンE (mg)	食物繊維 (g)
ハンバーグステーキ	282	14.6	19.3	2.77	3.69	2.90	21.25	1.48	79	9.7	24	1.9	2.0	21	0.29	0.22	2	0.8	0.6

◆主　菜◆ 93

3-B-4 鶏肉のコーンシチュー
stew of chicken and corn (英)

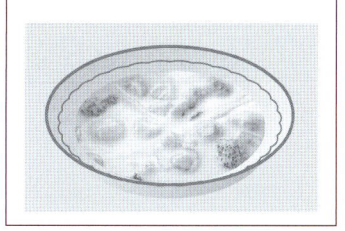

材　料	分　量
鶏もも肉	30 g
塩（肉の1％）	0.3 g
こしょう	0.02 g
たまねぎ	25 g
にんじん	15 g
じゃがいも	45 g
サラダ油	3 g
ホワイトソース	
マーガリン	3 g
薄力粉	5 g
スキムミルク	15 g
水	80 ml
ブイヨン	75 ml
塩	0.4 g
スイートコーン缶詰（クリームスタイル）	15 g
ブーケガルニ	
ローリエ	0.02 g
パセリ	0.5 g

作り方

① 鶏肉は2cmの角切りにして，塩，こしょうをする．たまねぎは1cmの櫛形，にんじんは5mmの厚さのいちょう切り，じゃがいもは2cmの角切りにする．

② 鍋にマーガリンを溶かし，振るった薄力粉を入れ，手早くかき混ぜながら炒め，ブイヨンと水溶きスキムミルクで伸ばしてホワイトソースを作る．

③ 平釜を熱し，たまねぎ，肉，じゃがいも，にんじんをさっと炒める．スイートコーンを入れる．②で少し残したブイヨンスープとブーケガルニ，コーン缶の汁を入れて煮込む．
次にホワイトソースを加え，味を調える．

④ 温めた皿に盛り，水でさらしたみじん切りパセリをちらす．

展　開　　チャウダー

■かきやあさりのクリームスープはチャウダーという．貝はさっと湯通しし，ホワイトソースの後に加える．貝を煮すぎると硬くなり身が縮む．

材料　かき，またはあさり50 g，じゃがいも50 g，にんじん20 g，ベーコン5 g，牛乳50 ml，油2 g，マーガリン3 g，小麦粉5 g，貝のスープ100 ml，塩0.4 g，スープの素1 g，こしょう0.02 g，パセリ0.5 g

栄養価／料理名	エネルギー (kcal)	たんぱく質 (g)	脂質 (g)	飽和脂肪酸 (g)	一価不飽和脂肪酸 (g)	多価不飽和脂肪酸 (g)	n-6合計 (g)	n-3合計 (g)	コレステロール (mg)	炭水化物 (g)	カルシウム (mg)	鉄 (mg)	食塩相当量 (g)	レチノール当量 (μg)	ビタミンB_1 (mg)	ビタミンB_2 (mg)	ビタミンC (mg)	ビタミンE (mg)	食物繊維 (g)
鶏肉のコーンシチュー	244	14.6	7.7	2.10	3.58	2.36	47.14	9.77	32	28.7	216	1.3	2.2	78	0.17	0.42	16	1.1	1.9

主菜

3-B-5 ロールキャベツ
rolled cabbage（英）

材　料	分　量
キャベツ	100 g
合びき肉（2度挽）	50 g
パン粉	10 g
牛乳	10 ml
たまねぎ	20 g
鶏卵	10 g
塩（ひき肉だねの 0.05％）	0.5 g
ナツメグ	少々
ブイヨン	100 ml
塩	0.8 g
ローリエ	1/3 枚

作り方

① キャベツの茎の根元にくさび状の切り込みをいれてから，熱湯でゆでる．葉を丁寧にはがして冷水にとり水切り後，キャベツの芯をそぎ取る．
② たまねぎはみじん切り，パン粉は牛乳でしっとりさせておく．
③ 合びき肉，②，鶏卵，塩，ナツメグをボールに入れ，粘りが出るまでよく混ぜる．
④ キャベツで③をきっちり包む（キャベツの左側を残すようにクルクル巻いて，最後に左側の葉を指で中に押し込む）．
⑤ 巻き終わりを下にして，鍋にきっちりつめ，ブイヨン，塩，ローリエを入れ落とし蓋をして，初め強火，煮立ったら弱火にして30～40分煮込む（残りのキャベツを下に敷くと焦げ付かなくてよい）．
⑥ 3つに切り皿に盛る．

※コンソメスープの素を使用するときは塩分を控える．

展開　豆腐入りロールキャベツ

キャベツのほか，白菜やレタスでもよい．鶏のひき肉と豆腐を用いると低脂肪となる．高齢者には和風味にして煮汁にとろみをつけるとよい．

■豆腐は布巾で包み水気を切りほぐす．鶏ひき肉，鶏卵，豆腐，しょうが汁を加え，よく混ぜる．キャベツで包み煮込んだら，深皿に盛る．残りの汁に水溶きかたくり粉を加えてとろみをつけ，キャベツにかける．

材料 キャベツ100 g，鶏ひき肉40 g，木綿豆腐40 g，鶏卵8 g，塩0.6 g，しょうが汁3 ml，出し汁70 ml，清酒10 ml，砂糖3 g，薄口しょうゆ8 ml，かたくり粉2 g

※コンソメ味のほか，ケチャップソースやホワイトソースで変化をつけるとよい．

料理名	エネルギー(kcal)	たんぱく質(g)	脂質(g)	飽和脂肪酸(g)	一価不飽和脂肪酸(g)	多価不飽和脂肪酸(g)	n-6合計(g)	n-3合計(g)	コレステロール(mg)	炭水化物(g)	カルシウム(mg)	鉄(mg)	食塩相当量(g)	レチノール当量(μg)	ビタミンB1(mg)	ビタミンB2(mg)	ビタミンC(mg)	ビタミンE(mg)	食物繊維(g)
ロールキャベツ	196	13.7	9.8	2.10	2.30	0.80	0.67	0.08	79	13.1	69	1.5	2.3	31	0.24	0.20	43	0.5	2.4

◆主　　菜◆ 95

主　菜
3-B-6
さけのムニエル
meunière of salmon（英）

材料　　　分量

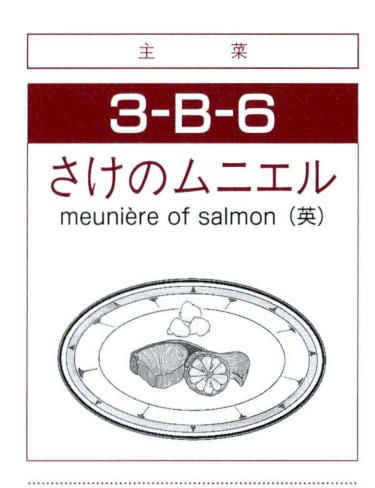

材料	分量
さけ	60 g
┌塩（魚の0.8％）	0.5 g
│こしょう	0.01 g
└小麦粉	3 g
オリーブ油	2 g
バター	1 g
輪切りレモン	10 g
粉ふきいも	
┌じゃがいも	40 g
└塩	0.2 g

作り方

① さけの両面に塩，こしょうする．
② 水気を拭き，小麦粉をつけ余分な粉は払い落とす．焼く直前に小麦粉をつける．
③ ボールに油を入れ，②をくぐらせ，ペーパータオルを敷いた天板に並べ，コンベクションオーブン（250℃）で焼く．途中，溶かしバターを魚に塗る．
④ じゃがいもはピーラーで皮をむき，面取りする．ゆで水に塩を加え，軟らかくなるまでゆでる．ゆで汁をすて，弱火にかけ，鍋ごと揺すり粉を吹かせる．レモンの輪切りと共に付け合わせる．

サイエンス "アスタキサンチンの抗酸化作用"

　さけやマスの紅色は，アスタキサンチンというカロテノイド色素の一種でかに，えびなどの甲殻にも見出される．カロテノイドの生理効果は，抗酸化作用，がん予防，免疫増強など，生活習慣病予防につながるものが多い．フリーラジカルによる脂質やたんぱく質，核酸，酵素などの変性や障害が老化の原因とも言われているので，フリーラジカルを消去する抗酸化作用を有する食品をできるだけ多くとることは，老化の予防になる．

料理名	エネルギー(kcal)	たんぱく質(g)	脂質(g)	飽和脂肪酸(g)	一価不飽和脂肪酸(g)	多価不飽和脂肪酸(g)	n-6合計(g)	n-3合計(g)	コレステロール(mg)	炭水化物(g)	カルシウム(mg)	鉄(mg)	食塩相当量(g)	レチノール当量(μg)	ビタミンB_1(mg)	ビタミンB_2(mg)	ビタミンC(mg)	ビタミンE(mg)	食物繊維(g)
さけのムニエル	125	13.8	5.6	1.30	2.68	0.87	0.28	0.56	33	3.6	14	0.3	0.6	22	0.17	0.10	10	1.1	0.6
ムニエル付け合わせ	30	0.6	0.0	0.00	0.00	0.01	0.01	0.00	0	7.0	1	0.2	0.2	0	0.04	0.01	14	0.0	0.5
さけのムニエルと付け合わせ計	155	14.4	5.6	1.30	2.68	0.88	0.29	0.56	33	10.6	15	0.5	0.8	22	0.21	0.11	24	1.1	1.1

主　菜
3-B-7
白身魚のパピヨット（包み焼き）
papillole of white fish（英）

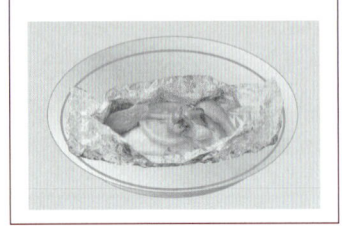

材料　　分量

材料	分量
さわら	60 g
塩	0.3 g
こしょう	0.01 g
ねぎ	10 g
にんじん	10 g
さやいんげん	10 g
マヨネーズ	10 g
米味噌・淡色辛味噌	2 g
レモン	10 g
サラダ油	0.5 g

作り方

① さわらに塩，こしょうをして15～30分間おき，下味をつける．
② 野菜はせん切りにする．レモンは輪切りにする．
③ マヨネーズと味噌を混ぜ合わせる．
④ 30×20 cm位に切ったホイルに油を薄く塗り，レモンをのせる．その上にさわらをのせる．
⑤ ④の上に野菜を③で和えたものをのせ，ホイルで包む．オーブン250～270℃の設定で10～15分焼く（フライパンで蒸し焼きにしてもよい）．

展　開

さけやほかの白身魚でもよい．野菜は彩りや栄養量を配慮して用いる．しめじ，えのき等，きのこも食物繊維の供給源となる．パピヨットの中心温度75℃以上を確認するとよい．

ちょっとみて！

「きのこの利用」

ヘルシー指向の若者に受け，低エネルギー食品のきのこは今やなかなかの人気である．血中コレステロールを減らす物質や抗がん成分を含むこともわかってきた．きのこを料理に使うときは，火を通しすぎないで歯ざわりのよさや香りを残すことが多いが，味の点からは十分加熱した方がよい．

栄養価 / 料理名	エネルギー (kcal)	たんぱく質 (g)	脂質 (g)	飽和脂肪酸 (g)	一価不飽和脂肪酸 (g)	多価不飽和脂肪酸 (g)	n-6合計 (g)	n-3合計 (g)	コレステロール (mg)	炭水化物 (g)	カルシウム (mg)	鉄 (mg)	食塩相当量 (g)	レチノール当量 (µg)	ビタミンB_1 (mg)	ビタミンB_2 (mg)	ビタミンC (mg)	ビタミンE (mg)	食物繊維 (g)
白身魚のパピヨット	196	13.0	14.1	5.79	5.90	4.23	12.49	17.61	48	3.6	31	0.9	0.8	9	0.08	0.25	12	2.3	0.8

主菜

3-B-8 白身魚のグラタン
gratin of white fish (英)

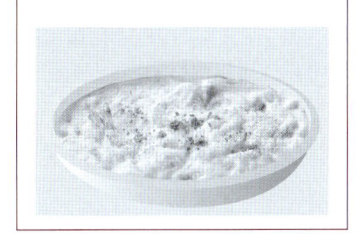

材料	分量
たら	50 g
┌塩	0.01 g
└こしょう	0.01 g
マカロニ	15 g
たまねぎ	30 g
マッシュルーム	10 g
にんじん	10 g
サラダ油	3 g
ホワイトソース	
┌薄力粉	7 g
│マーガリン	6 g
│牛乳	100 ml
│塩	0.6 g
└こしょう	0.02 g
マーガリン	2 g
パン粉	3 g
粉チーズ	2 g
パセリみじん切り	0.5 g

※オーブンで焼く場合は，オーブンに水1～2カップ入れて水がなくなるまで焼くとよい．

作り方
① 白身魚は皮をとり，骨抜きをし塩，こしょうをして10分ほどおく．
② マカロニは7～8倍の湯に0.5％の塩を入れてゆで，ざるにとり，水気を切る．
③ たまねぎは8mm角，にんじんは8mm角の薄切りにする．マッシュルームは薄くスライスする．これらの材料は炒めておく．
④ 鍋にマーガリンを溶かし，振るった薄力粉を炒め，牛乳を加えて調味してホワイトソースを作る．ホワイトソース1/2で②と③を和える．
⑤ グラタン皿にマーガリンを塗り④を入れて，上に魚をのせ，残りの半分のホワイトソースを上からかける．
⑥ ⑤の上にパン粉，マーガリン，粉チーズを振りかけてオーブンで焼く．焼き上がったら，さらしたパセリをちらす．

展開
冬季にはかきとほうれん草を用いたグラタンがよい．

材料 かき60 g，ベーコン10 g，ほうれん草40 g，生しいたけ10 g

栄養価 料理名	エネルギー(kcal)	たんぱく質(g)	脂質(g)	飽和脂肪酸(g)	一価不飽和脂肪酸(g)	多価不飽和脂肪酸(g)	n-6合計(g)	n-3合計(g)	コレステロール(mg)	炭水化物(g)	カルシウム(mg)	鉄(mg)	食塩相当量(g)	レチノール当量(μg)	ビタミンB₁(mg)	ビタミンB₂(mg)	ビタミンC(mg)	ビタミンE(mg)	食物繊維(g)
白身魚のグラタン	301	15.4	14.3	4.80	4.78	3.93	47.1	29.82	41	26.3	164	1.0	1.6	191	0.16	0.33	4	2.1	1.8

主菜

3-B-9 ポテトスコッチエッグ
Scotch egg (英)

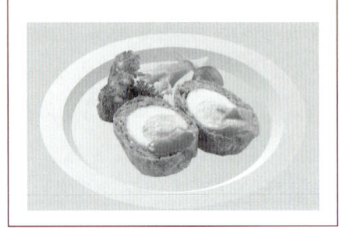

材料	分量
牛ひき肉	5 g
豚ひき肉	5 g
たまねぎ	10 g
にんじん	10 g
サラダ油	1 g
こしょう	0.3 g
じゃがいも	30 g
牛乳	8 ml
塩	0.2 g
こしょう	0.02 g
ナツメグ	0.02 g
鶏卵・生	40 g
薄力粉	2 g
溶き卵	3 g
パン粉	3 g
サラダ油	4 g
かけソース	
トマトケチャップ	10 g
ウスターソース	5 ml

※卵白は58℃で固まりはじめ，62～65℃で流動性を失い，70℃でほぼ固まる．しかし，この温度ではまだ完全に堅くなっていない．80℃以上で完全に堅くなる．
※大量の卵をゆでる時は，回転平釜に網籠を入れる．

作り方

① 1％の塩水に鶏卵を入れ，黄身が中心になるように沸騰するまで菜箸で転がしながら沸騰後11分間ゆで，固ゆで卵にする．氷水にとり，皮をむく．
② ひき肉，みじん切りにしたたまねぎとにんじんを炒め調味する．バケットに広げて冷ます．
③ じゃがいもはゆでて，マッシュポテトにする．冷ましてから牛乳を加え調味して手早くサックリと混ぜる．②を加えて混ぜ合わせる．
④ ①のゆで卵に小麦粉をつけて③で包み，上から薄力粉，溶き卵，パン粉をつけて170℃のサラダ油できつね色に揚げる．冷めたら，縦2つ切りにする．かけソースをかけて供する．

展開

じゃがいもの代わりに市販のポテトフレークを用いてもよい．
エッグコロッケは刻んだ固ゆで卵をマッシュポテトに混ぜ，パン粉をつけて揚げる．

サイエンス "食品に含まれる毒成分"

じゃがいもの発芽の部分にはソラニンという有毒で苦みのある物質が存在している．調理・加工の際には，この発芽の部分はすっかり除かないと食中毒の原因になる．

ちょっとみて！

「ゆで卵の黒ずみは硫化鉄」
卵は15分以上ゆでると卵黄の回りが黒っぽい緑色に変化する．卵白中の含硫アミノ酸のシスチンが長時間の加熱で分解されて硫化水素を生成し，これが卵黄の鉄と反応して硫化鉄を作ったからである．見た目は悪いが身体に害はない．

料理名	エネルギー (kcal)	たんぱく質 (g)	脂質 (g)	飽和脂肪酸 (g)	一価不飽和脂肪酸 (g)	多価不飽和脂肪酸 (g)	n-6合計 (g)	n-3合計 (g)	コレステロール (mg)	炭水化物 (g)	カルシウム (mg)	鉄 (mg)	食塩相当量 (g)	レチノール当量 (μg)	ビタミンB_1 (mg)	ビタミンB_2 (mg)	ビタミンC (mg)	ビタミンE (mg)	食物繊維 (g)
ポテトスコッチエッグ	199	7.6	11.4	2.02	3.31	3.11	36.68	7.80	163	15.4	40	1.4	1.2	66	0.12	0.22	9	1.4	1.0

◆主　菜◆

3-B-10 イタリア風オムレツ
omelettes italian style（英）

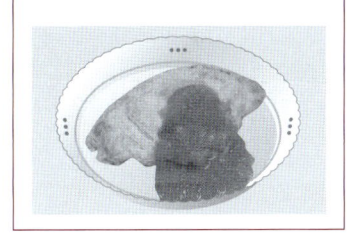

材料　分量

材料	分量
鶏卵	50 g
┌牛乳	20 ml
│塩	0.8 g
└こしょう・白	0.04 g
サラダ油	5 g
ブラウンソース	
┌マーガリン	6 g
│薄力粉	6 g
│ブイヨン	30 ml
│塩	0.3 g
└こしょう	0.02 g
┌マッシュルーム	5 g
│たまねぎ	20 g
│ベーコン	3 g
│サラダ油	2 g
│トマトピューレ	2 g
│ウスターソース	2 ml
└赤ワイン	2 ml
ローリエ	0.04 g
パセリみじん切り	0.5 g

作り方

① ボールに鶏卵を入れ，泡立てないように割りほぐし，牛乳，塩，こしょうを混ぜる．
② 鍋にマーガリンを溶かし，振るった薄力粉を炒めてルーを作る．温めたブイヨンを3回に分けて入れ，ブラウンソースを作る．
③ たまねぎの薄切り，ベーコン，マッシュルームを炒める．
④ ③に②を入れ，沸騰まで強火．煮立ちはじめたらアクを除きながら加熱する．トマトピューレ，ウスターソース，赤ワイン，ローリエ，塩，こしょうを加え，弱火でとろみがつくまで煮込み，野菜入りトマトソースに仕上げる．
⑤ フライパンに油を熱し，卵液を入れ，手早く箸で全体をかき混ぜる．半熟状になりかけたら向こう側に寄せ，形を整えフライパンの柄をトントンとたたき，卵を手前に一回転させる．
⑥ オムレツを皿に受け④のソースをかける．
⑦ みじん切りパセリをちらす．

※オムレツは，鶏卵をあまりかき混ぜないことと，強火で手早く焼き上げることがコツ．かき混ぜすぎると白身の腰が弱くなり，ふっくらとできない．表面が焼けていて，中は半熟状がよい．

サイエンス "卵の加熱"

鶏卵は高い温度で加熱すると硬く固まり，比較的低い温度で長く加熱すると軟らかさのある状態になる．また，高温で加熱すると卵黄はぼそぼそに固まる．卵白だけを加熱すると60℃で粘りのある柔らかいのり状に凝固する．沸騰水の中で3分間ゆでると卵白は凝固し，卵黄は生に近いが，やや粘性をもった半熟卵ができる．卵白も卵黄も完全に凝固した固ゆで卵を作るには100℃で12～13分間の加熱を必要とする．

このように卵白と卵黄とでは凝固温度に違いがあるので，ゆで卵を作る場合には温度と加熱時間を工夫することにより求める状態の加熱卵が得られる．

料理名	エネルギー (kcal)	たんぱく質 (g)	脂質 (g)	飽和脂肪酸 (g)	一価不飽和脂肪酸 (g)	多価不飽和脂肪酸 (g)	n-6合計 (g)	n-3合計 (g)	コレステロール (mg)	炭水化物 (g)	カルシウム (mg)	鉄 (mg)	食塩相当量 (g)	レチノール当量 (μg)	ビタミンB₁ (mg)	ビタミンB₂ (mg)	ビタミンC (mg)	ビタミンE (mg)	食物繊維 (g)
イタリア風オムレツ	247	8.4	18.8	4.07	6.21	4.85	29.11	2.34	239	9.3	59	1.4	2.6	209	0.09	0.30	7	2.5	0.8

3-C-1 咕咾肉（酢豚）
クラオロウ

🍳 作り方

① 豚角切りは，Aで下味をつけ汁気をとり，かたくり粉をまぶして170℃の油で揚げる．
② 玉ねぎはくし形，干ししいたけは戻してそぎ切り，にんじん，たけのこは乱切りにしてゆでる．ピーマンは乱切りにして油通しをする．
③ 鍋（または回転釜）に油を熱し，ピーマン以外の野菜を強火で炒め，Bで調味する．
④ 水溶きかたくり粉を加え，とろみをつけてから食酢を加える．
⑤ 火をとめてから豚肉とピーマンを入れ手早く混ぜる．
⑥ 大量調理の場合は肉を煮込まないで，盛りつけの時まず肉を盛ってから，野菜あんをかけると肉を均等に配分できる．
※中華スープの素を使用するときは塩分を控える．

🥄 展開

高齢者には豚肉の代わりに鶏肉や白身魚にしてもよい．パインアップルを加えると酸味と甘みが増す．

サイエンス "豚肉の調理"

豚肉は肉質が軟らかく消化がよい．他の獣肉に比較的少ないビタミンB_1が多いのが特徴（牛肉の約10倍）．豚肉の脂肪は，融点が33～46℃と低くなめらかなので，料理に加わると味に丸みを出す．また，料理が冷めてもおいしい．一方，豚肉は寄生虫（さなだむし）の心配があるので，十分加熱して供する．豚肉を調理した包丁やまな板を介し，他の食品が汚染されることがあるので気をつける．

材料　分量

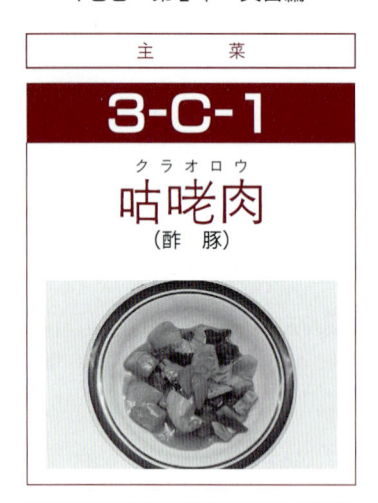

材料	分量
豚肉角切り	60 g
A しょうゆ	3 ml
A 清酒	2 ml
A しょうが汁	2 ml
かたくり粉（肉の8％）	5 g
サラダ油（肉の8％）	5 g
たまねぎ	40 g
干ししいたけ	2 g
にんじん	20 g
たけのこ	30 g
ピーマン	20 g
サラダ油（野菜の4％）	4 g
サンザシ	1～2片
B 砂糖（野菜とスープの4％）	6 g
B 塩	0.5 g
B しょうゆ（野菜とスープの0.3％塩分）	8 ml
B トマトケチャップ	10 g
B スープ	70 ml
食酢	5 ml
かたくり粉	3 g

料理名	エネルギー(kcal)	たんぱく質(g)	脂質(g)	飽和脂肪酸(g)	一価不飽和脂肪酸(g)	多価不飽和脂肪酸(g)	n-6合計(g)	n-3合計(g)	コレステロール(mg)	炭水化物(g)	カルシウム(mg)	鉄(mg)	食塩相当量(g)	レチノール当量(μg)	ビタミンB_1(mg)	ビタミンB_2(mg)	ビタミンC(mg)	ビタミンE(mg)	食物繊維(g)
咕咾肉	281	16.3	12.4	1.96	4.96	4.30	3.99	0.76	43	26.1	30	1.2	2.5	307	0.67	0.22	23	2.8	3.6

◆主　菜◆ 101

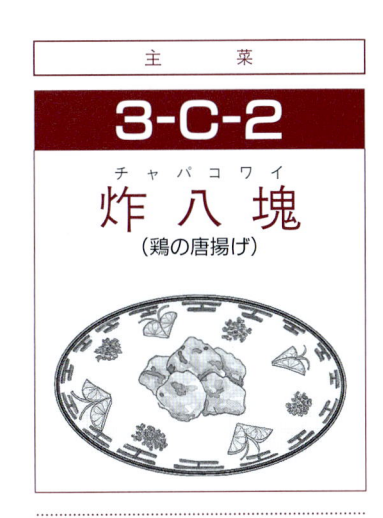

3-C-2
炸八塊（チャパコワイ）
（鶏の唐揚げ）

材料	分量
鶏もも肉	70 g
A ┌ しょうゆ	8 ml
├ 清酒	4 ml
├ しょうが	1 g
└ にんにく	1 g
かたくり粉	8 g
サラダ油	6 g
レモン	10 g
パセリ	少々

作り方
① 鶏肉は一口大に切り，Aで下味をつけ，汁気を切り，かたくり粉をまぶす．
② 160℃のサラダ油で5～6分揚げ，いったん肉を取り出す．
③ 油を180～200℃に上げ，肉を戻し，二度揚げする．
④ レモンとパセリを添える．

展開　乾炸鶏片（カンツァオカイピン）

揚げ衣をつけて揚げる．

■鶏肉は一口大に切り，塩，清酒で下味をつける．溶き卵，小麦粉とかたくり粉を混ぜたものを振り入れて，よくかき混ぜ（下味の汁と卵の水分を吸わせる），ごま油を加えて混ぜる（油を入れると衣がサクッと揚がる）．二度揚げする．

材料 鶏肉70 g，塩0.3 g，清酒3 ml，衣（鶏卵8 g，塩0.5 g，ごま油3 g，小麦粉8 g，かたくり粉8 g），サラダ油8 g

サイエンス "揚げ油の保存法"

油は空気中での長時間放置や紫外線，長時間加熱などにより酸化が進む．特に，揚げ物は空気と触れる状態で高温で加熱されるので酸化が進み，食味の低下が起こりやすい（油脂の劣化）．揚げ物に使った油は，冷えないうちに油こし紙で揚げカスをこして，空気に触れないよう密封して冷暗所に保存する．足し油をすれば同じ油を5～6回使用することができる．

栄養価 料理名	エネルギー (kcal)	たんぱく質 (g)	脂質 (g)	飽和脂肪酸 (g)	一価不飽和脂肪酸 (g)	多価不飽和脂肪酸 (g)	n-6合計 (g)	n-3合計 (g)	コレステロール (mg)	炭水化物 (g)	カルシウム (mg)	鉄 (mg)	食塩相当量 (g)	レチノール当量 (μg)	ビタミンB₁ (mg)	ビタミンB₂ (mg)	ビタミンC (mg)	ビタミンE (mg)	食物繊維 (g)
炸八塊	180	14.0	8.8	1.34	3.51	3.05	2.84	0.56	65	9.2	17	0.8	1.3	25	0.07	0.18	14	1.5	0.6

主菜

3-C-3
焼売（シャオマイ）
（しゅうまい）

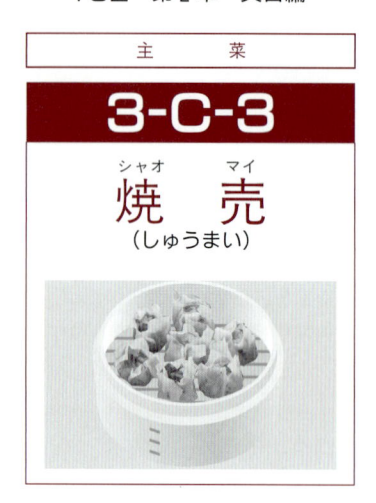

材料	分量
しゅうまいの皮（5枚）	18 g
豚ひき肉	30 g
A 塩	0.5 g
清酒	1 ml
砂糖	0.5 g
しょうゆ	1 ml
ごま油	1.5 g
ねぎ	10 g
干ししいたけ	3 g
しょうが	1 g
かたくり粉	2 g
グリンピース	2 g

作り方

① ひき肉にAを加え練るようによく混ぜてから，水を少しずつ差して，さらによくこねる．
② ねぎ，生しいたけ，しょうがはみじん切りにする．グリンピースは湯通しする．
③ ねぎ，生しいたけ，しょうがにかたくり粉をまぶす．
④ ボウルに①を入れ，③の野菜を加えて，さらによくこね合わせ5等分にする．
⑤ 左手の人差し指と親指で輪を作った上に，皮を1枚のせてその中央に④の具をおいて左手の指で回すようにしながら，まわりの形を整え底を平らにする．
⑥ ⑤の上にグリンピースを1個ずつのせ，ちょっと押さえる．スチームコンベクションオーブン100℃で蒸す（蒸し器では強火で約15分間蒸す）．

展開

市販のものを使って揚げしゅうまいにし，これに甘酢をかけてもよい．えびやかにを用いてもよい．

料理名	エネルギー (kcal)	たんぱく質 (g)	脂質 (g)	飽和脂肪酸 (g)	一価不飽和脂肪酸 (g)	多価不飽和脂肪酸 (g)	n-6合計 (g)	n-3合計 (g)	コレステロール (mg)	炭水化物 (g)	カルシウム (mg)	鉄 (mg)	食塩相当量 (g)	レチノール当量 (μg)	ビタミンB₁ (mg)	ビタミンB₂ (mg)	ビタミンC (mg)	ビタミンE (mg)	食物繊維 (g)
焼売	146	7.5	7.8	1.98	2.54	1.29	14.31	0.69	18	12.5	11	0.7	0.9	3	0.23	0.14	2	0.1	1.7

◆主　　菜◆

3-C-4

醋溜丸子（ツウリュウワンズ）
（肉団子の甘酢あんかけ）

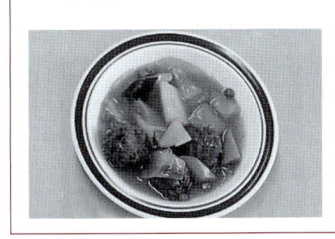

材　料	分　量
豚ひき肉（2度挽）	60 g
鶏卵	10 g
A ─ 清酒	1 ml
しょうゆ	1.2 ml
しょうが汁	0.5 ml
ねぎ	5 g
かたくり粉	1.2 g
サラダ油	7 g
たまねぎ	30 g
にんじん	20 g
たけのこ	15 g
干ししいたけ	2 g
グリンピース（冷凍）	5 g
にんにく	0.5 g
サラダ油	1.5 g
B ─ スープ	70 ml
砂糖	5 g
しょうゆ	7 ml
食酢	5 ml
かたくり粉	3 g

作り方

① 豚ひき肉，みじん切りにしたねぎ，鶏卵，Aを混ぜ，粘りが出たらかたくり粉を加え，混ぜ合わせる．
② 中華鍋に油を入れ170℃位に熱し，①を団子に丸めながら入れ，こんがり色づくまで揚げる（手のひらに油か水をつけて，あらかじめ丸めておくのもよい）．
③ にんじん，たけのこは一口大の乱切りにし下ゆでする．たまねぎも一口大の乱切りにする．干ししいたけは戻してそぎ切りする．
④ 鍋（または回転釜）で③を炒める．Bを加え，水溶きかたくり粉でとろみをつける．
⑤ 一煮立ちしたら肉団子とグリンピースを加える．

展　開　珍珠丸子（チェンチュウワンズ）（肉団子の餅米蒸し）

肉団子を油で揚げず，蒸すと低脂肪，低エネルギーとなる．

■ もち米は2時間以上浸漬し，水切りする．肉団子にもち米をまぶし，蒸気のあがった蒸し器で強火で40分蒸す．酢じょうゆと練りからしを小皿に供する．もち米の代わりにホールコーン缶をまぶして蒸してもよい．

材料 もち米20 g，豚ひき肉60 g，鶏卵10 g，清酒1 ml，しょうが汁0.5 ml，ねぎ5 g，かたくり粉1.2 g，塩0.5 g

栄養価＼料理名	エネルギー (kcal)	たんぱく質 (g)	脂質 (g)	飽和脂肪酸 (g)	一価不飽和脂肪酸 (g)	多価不飽和脂肪酸 (g)	n-6合計 (g)	n-3合計 (g)	コレステロール (mg)	炭水化物 (g)	カルシウム (mg)	鉄 (mg)	食塩相当量 (g)	レチノール当量 (μg)	ビタミンB₁ (mg)	ビタミンB₂ (mg)	ビタミンC (mg)	ビタミンE (mg)	食物繊維 (g)
醋溜丸子	301	14.7	18.8	4.56	7.72	4.97	4.55	0.77	88	17.3	29	1.3	1.3	307	0.44	0.25	7	2.3	2.7

主　　菜

3-C-5

タンツウユイピェン
糖醋魚片
（さばの華風あんかけ）

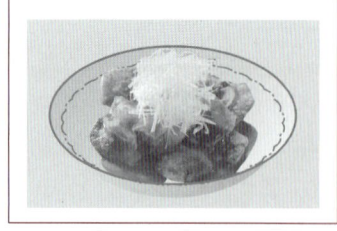

材　料	分　量
さば	60 g
A ┌ しょうゆ	7 mℓ
└ 清酒	4 mℓ
薄力粉	4 g
サラダ油	3 g
にんじん	10 g
干ししいたけ	2 g
ゆでたけのこ	10 g
しょうが	1 g
たまねぎ	10 g
サラダ油	1 g
グリンピース	3 g
B ┌ スープ	30 mℓ
│ 砂糖（スープの 4 %）	1 g
└ しょうゆ（スープの 10 %）	3 mℓ
食酢（スープの 10 %）	3 mℓ
かたくり粉（スープの 5 %）	1.5 g

作り方

① さばは頭，内臓を取り除き洗い，三枚におろし小骨をとる．2.5 cm 角位に切り，A に 20 分くらい浸けておく．
② 魚の水気をよくとり，薄く薄力粉をまぶし，170℃の油でからっと揚げる．
③ にんじん，ゆでたけのこはせん切り，グリンピースは熱湯にさっと通しておく．
④ 回転平釜に油を熱し，しょうがを入れ，にんじん，たまねぎ，干ししいたけ，ゆでたけのこの順に炒め，B を加えて煮立ったら，食酢，水溶きかたくり粉を入れてとろみをつける．
⑤ 揚げた魚に野菜あんをかけて供する．

展　開

魚はあじやさんまなどでもよい．また調味料としてトマトケチャップを加えると，甘味と共に色もきれいになる．

ちょっとみて！

「老化を促進する過酸化脂質」

植物油や魚油に多い不飽和脂肪酸が，活性酸素等により酸化されて作り出される．体内には過酸化脂質から身を守る機構が備わっているが，過剰の過酸化脂質は動脈硬化や老化を促進するといわれる．食品中のビタミン E，C，B_2 には過酸化脂質の生成を抑制する機能がある．

栄養価 料理名	エネルギー(kcal)	たんぱく質(g)	脂質(g)	飽和脂肪酸(g)	一価不飽和脂肪酸(g)	多価不飽和脂肪酸(g)	n-6合計(g)	n-3合計(g)	コレステロール(mg)	炭水化物(g)	カルシウム(mg)	鉄(mg)	食塩相当量(g)	レチノール当量(μg)	ビタミンB_1(mg)	ビタミンB_2(mg)	ビタミンC(mg)	ビタミンE(mg)	食物繊維(g)
糖醋魚片	230	13.8	14.1	2.5	3.48	3.15	14.18	17.59	33	10.1	25	1.4	1.2	18	0.13	0.39	4	1.8	2.1

主菜

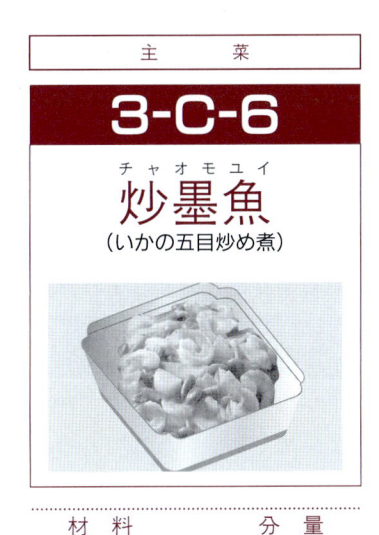

3-C-6
炒墨魚（チャオモユイ）
（いかの五目炒め煮）

材料	分量
いか（冷凍）	50 g
A ┌塩	0.4 g
└清酒	2 ml
かたくり粉	1.5 g
白菜	40 g
かにかまぼこ	40 g
干ししいたけ	2 g
にんじん	10 g
しょうが	1 g
サラダ油	5 g
こしょう	0.02 g
かたくり粉	1 g
さやえんどう	10 g

作り方

① いかを解凍し胴の外側から，0.5 cm 間隔に深い斜めの松笠状の切り込みを入れる．約3～4 cm の角切りにして，A を振りかけておく．いかにかたくり粉をまぶしてさっと熱湯をくぐらせ，水にとってあら熱をとり，水気を切る．

② 戻した干ししいたけはそぎ切り，白菜の軸は2×4 cm くらいの角切りにする．白菜の葉は適当に切る．にんじんは短冊切りにする．しょうがはみじん切りにする．かにかまぼこはほぐす．さやえんどうはゆでて，斜め切りする．

③ 回転平釜に油を熱し，しょうがを炒め，にんじん，白菜，干ししいたけ，かにかまぼこの順に炒める．B を入れて煮立ったらいかを加え，水溶きかたくり粉を加えて全体に混ぜる．

④ 器に盛り，さやえんどうを飾る．

サイエンス "いかの成分"

いかの濃厚な旨味成分はトリメチルアミンオキサイド，ベタイン，タウリンなどで，特有の臭気はこれらが分解したものである．いかの皮は特有の構造をしているので加熱によって大きく縮む．加熱するときには両面に包丁を入れ，繊維を切っておくとよい．いかは横方向には裂けやすいが，縦向きには裂けにくいので，加熱調理のために切り身にするときには，縦方向に切ること．加熱すると丸くなる性質を利用し，松笠の切り形で目先を変えることができる．加熱しすぎると脱水して堅くなり，テクスチャーが劣るので，できるだけ強火で手早くする．

料理名	エネルギー (kcal)	たんぱく質 (g)	脂質 (g)	飽和脂肪酸 (g)	一価不飽和脂肪酸 (g)	多価不飽和脂肪酸 (g)	n-6合計 (g)	n-3合計 (g)	コレステロール (mg)	炭水化物 (g)	カルシウム (mg)	鉄 (mg)	食塩相当量 (g)	レチノール当量 (µg)	ビタミンB₁ (mg)	ビタミンB₂ (mg)	ビタミンC (mg)	ビタミンE (mg)	食物繊維 (g)
炒墨魚	166	17.2	6.4	0.77	1.67	12.64	13.22	46.93	6	9.7	45	1.0	1.6	3	0.07	0.10	15	0.9	2.0

主　菜
3-C-7

八宝菜（パオパオツァイ）
（五目炒め）

材料　分量

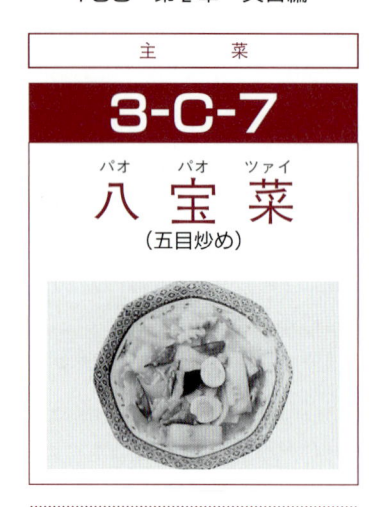

材料	分量
豚もも肉	40 g
A〔しょうが汁	3 g
清酒	3 ml
かたくり粉	4.5 g
うずらの卵	10 g
ゆでたけのこ	20 g
さやえんどう	5 g
たまねぎ	25 g
にんじん	20 g
白菜	30 g
干ししいたけ	2 g
にんにく	0.02 g
サラダ油	5 g
B〔塩	1 g
しょうゆ	2.5 ml
（スープの塩分は1.3%）	
スープ	50 ml
清酒	2 ml
こしょう・白	0.02 g
かたくり粉	2.5 g

作り方

① 豚肉は2〜3 cmに切り，Aで下味をつける．炒める時にかたくり粉をまぶす．うずらの卵は熱湯をかけ，縦2つ切りにする．

② ゆでたけのこ，にんじんは短冊切り，たまねぎは角切り，白菜の軸は1 cm幅の短冊切り，葉は5 cm位の長さに切る．戻した干ししいたけはいちょう切り，さやえんどうはゆでて，斜め切りにする．しょうがとにんにくはみじん切りにする．ゆでたけのことにんじんは下ゆでする．

③ 回転平釜に油を熱し，にんにくとしょうがを炒め，香りが出たらたまねぎ，豚肉，ゆでたけのこ，にんじん，干ししいたけを炒める．Bを入れて一煮立ちさせ，味を調える．水溶きかたくり粉を入れてとろみをつける．

④ 皿に盛り，上にうずらの卵とさやえんどうを飾る．

展　開

動物性食品として，いか，えび，ハムを取り合わせてもよい．また，野菜類も上記材料のほかにも組み合わせを楽しむことができる．

栄養価 料理名	エネルギー (kcal)	たんぱく質 (g)	脂質 (g)	飽和脂肪酸 (g)	一価不飽和脂肪酸 (g)	多価不飽和脂肪酸 (g)	n-6合計 (g)	n-3合計 (g)	コレステロール (mg)	炭水化物 (g)	カルシウム (mg)	鉄 (mg)	食塩相当量 (g)	レチノール当量 (µg)	ビタミンB1 (mg)	ビタミンB2 (mg)	ビタミンC (mg)	ビタミンE (mg)	食物繊維 (g)
八宝菜	187	11.6	9.5	13.87	14.2	6.46	39.75	20.62	24	13.7	38	1.4	1.4	48	0.52	0.22	14	1.0	2.7

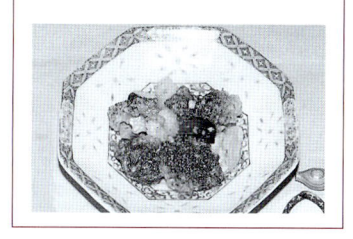

主菜 3-C-8

蘭花炒蝦球（ランホウチャオシャチュ）
（ブロッコリーとえびの炒め煮）

材料	分量
ブロッコリー	50 g
セロリー	20 g
芝えび	30 g
A　清酒	1.2 ml
塩	0.2 g
かたくり粉	1 g
サラダ油	4 g
生しいたけ	10 g
ねぎ	5 g
みじん切りしょうが	0.5 g
サラダ油	2 g
B　スープ	25 ml
清酒	10 ml
塩	0.6 g
かたくり粉	3 g
水	8 ml

作り方

① 熱湯に1％の油を入れ，ブロッコリーを色よくゆで一口大に切る（ブロッコリーを切る時は茎側から包丁を入れる）．
② セロリーは筋を取り，乱切りとする．
③ 芝えびは背ワタと殻を除き，Aで下味をつける．
④ 生しいたけは軸を取り，薄切りにする．ねぎ，しょうがはみじん切りにする．
⑤ ②，③を油通しする．
⑥ 中華鍋（または回転釜）に油を熱し，ねぎ，しょうがを炒め，セロリー，しいたけの順に入れて炒め，Bを加え，中火で1〜2分煮て①，⑤を加え，水溶き片栗粉でとろみをつける．

※中華スープの素を使用するときは，塩分を控える．

展開　干酪炒蝦仁（ガンランツォシャーレン）

■空豆，いんげん，グリンアスパラなど（冷凍野菜も可）を油通しし，メルティングチーズとともに炒める．

材料　芝えび50 g(Aで下味つける)，空豆40 g，油通し用油，しめじ20 g，メルティングチーズ10 g，清酒3 ml，塩0.3 g，スープ25 ml，生クリーム2 ml，かたくり粉3 g

スチームコンベクションオーブンによる展開

■えびの蒸し物…大正えびは背開きにして背わたを取り，酒をふる．長ネギ，しょうが，にんにくをみじん切りにしてごま油で炒め，しょうゆを加えてソースを作る．えびを皿に盛り，ソースをかけて，皿ごと穴あきホテルパンにのせて，スチームコンベクションオーブンで120℃，3分加熱する．

材料　大正えび2尾（むきえび80 g），酒4 ml，長ねぎ20 g，にんにく，しょうが，しょうゆ5 ml，ごま油5 g

栄養価 料理名	エネルギー (kcal)	たんぱく質 (g)	脂質 (g)	飽和脂肪酸 (g)	一価不飽和脂肪酸 (g)	多価不飽和脂肪酸 (g)	n-6合計 (g)	n-3合計 (g)	コレステロール (mg)	炭水化物 (g)	カルシウム (mg)	鉄 (mg)	食塩相当量 (g)	レチノール当量 (μg)	ビタミンB₁ (mg)	ビタミンB₂ (mg)	ビタミンC (mg)	ビタミンE (mg)	食物繊維 (g)
蘭花炒蝦球	126	8.3	6.1	0.60	2.31	2.56	2.36	0.49	51	8.0	46	0.9	0.9	68	0.10	0.15	64	2.9	3.0

主菜 3-C-9

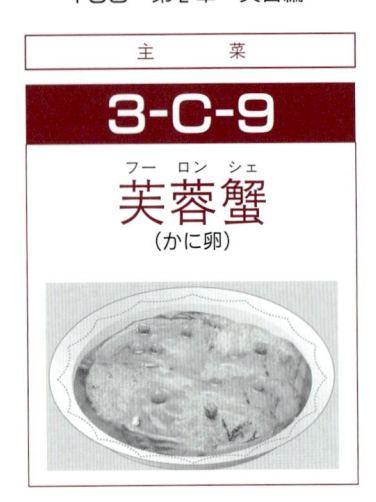

芙蓉蟹（フーロンシェ）（かに卵）

材料	分量
鶏卵	60 g
塩（卵の0.6%）	0.4 g
砂糖（卵の1%）	0.6 g
ずわいがに	20 g
清酒	2 mℓ
ゆでたけのこ	15 g
干ししいたけ	1 g
ねぎ	5 g
サラダ油	10 g
しょうゆ	6 mℓ
砂糖	3 g
食酢	4 mℓ
かたくり粉	4 g
グリンピース	2 g

作り方

① 鶏卵を割りほぐし調味しておく．その卵にほぐしたかにを入れ，中華鍋に油を熱し，全体に流し半熟程度になったら裏返し，程よい色になるまで焼き，皿にのせる．

② 鍋に油を熱し，せん切りにしたゆでたけのこ，戻した干ししいたけ，ねぎを炒め，Aを加え調味する．水溶きかたくり粉を加え，とろみをつける．このあんを卵の上にかける．最後に湯通ししたグリンピースをちらす．

展開　落とし卵の野菜あんかけ

■落とし卵を作り，ひき肉と野菜のせん切りの入ったあんかけもよい．

材料 鶏卵50 g，豚ひき肉20 g，ゆでたけのこ10 g，にんじん5 g，グリンピース3 g，たまねぎ15 g，干ししいたけ2 g，油2 g，しょうが0.5 g，砂糖1.5 g，しょうゆ7 mℓ，スープ40 mℓ，かたくり粉2 g

スチームコンベクションオーブンによる展開

■温泉卵の野菜あんかけ…卵は常温に戻しておき，65 mm穴あきホテルパンに並べ，スチームコンベクションオーブンで68℃，17分蒸し，すばやく冷却する．温泉卵にひき肉と野菜のせん切りの入ったあんをかける．

料理名	エネルギー(kcal)	たんぱく質(g)	脂質(g)	飽和脂肪酸(g)	一価不飽和脂肪酸(g)	多価不飽和脂肪酸(g)	n-6系合計(g)	n-3系合計(g)	コレステロール(mg)	炭水化物(g)	カルシウム(mg)	鉄(mg)	食塩相当量(g)	レチノール当量(μg)	ビタミンB₁(mg)	ビタミンB₂(mg)	ビタミンC(mg)	ビタミンE(mg)	食物繊維(g)
芙蓉蟹	248	12.0	16.9	2.84	5.49	5.77	15.94	7.03	282	10.4	65	1.5	1.7	114	0.07	0.35	2	2.2	1.1

主　菜

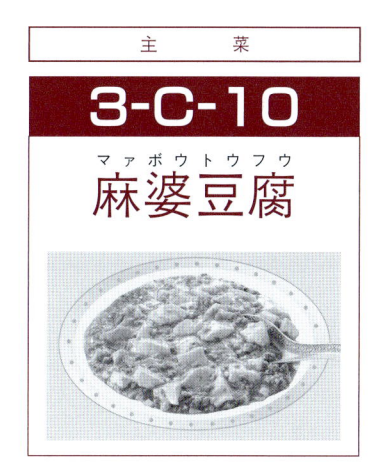

3-C-10
マァボウトウフウ
麻婆豆腐

材　料	分　量
絹ごし豆腐	100 g
豚ひき肉	40 g
ねぎ	15 g
しょうが	4 g
にんにく	2 g
赤とうがらし	0.01 g
A ┌ しょうゆ	6 ml
├ 赤味噌	5 g
└ 砂糖	0.5 g
サラダ油	7 g
かたくり粉	3 g

作り方

① ねぎ，しょうが，にんにくはみじん切りにする．赤とうがらしは種を取り，みじん切りにする．
② 豆腐はまな板にはさんで軽く重石をして水気を切る．さっとゆで，ざるにとり2cm角に切る．
③ 回転平釜に油を熱し，①を入れ炒める．香りが立ったら豚ひき肉を入れ，手早くほぐし炒める．この中にAを加え，煮立ったら豆腐を入れ弱火にし，くずさないようにざっくりと返し一煮立てする．
④ 水溶きかたくり粉を加え，とろみをからませる．器に盛りつける．

展　開　　豆腐とひき肉の中国風五目煮

材料 木綿豆腐150 g，豚ひき肉20 g，ゆでたけのこ10 g，にんじん20 g，干ししいたけ2 g，ねぎ10 g，しょうが0.5 g，にんにく0.5 g，スープ50 ml，しょうゆ5 ml，砂糖1.5 g，清酒2 ml，かたくり粉2 g

栄養価／料理名	エネルギー (kcal)	たんぱく質 (g)	脂質 (g)	飽和脂肪酸 (g)	一価不飽和脂肪酸 (g)	多価不飽和脂肪酸 (g)	n-6系合計 (g)	n-3系合計 (g)	コレステロール (mg)	炭水化物 (g)	カルシウム (mg)	鉄 (mg)	食塩相当量 (g)	レチノール当量 (μg)	ビタミンB₁ (mg)	ビタミンB₂ (mg)	ビタミンC (mg)	ビタミンE (mg)	食物繊維 (g)
麻婆豆腐	261	13.8	18.6	3.77	5.58	5.78	60.12	7.7	24	8.0	109	2.1	1.6	4	0.38	0.17	3	1.4	1.2

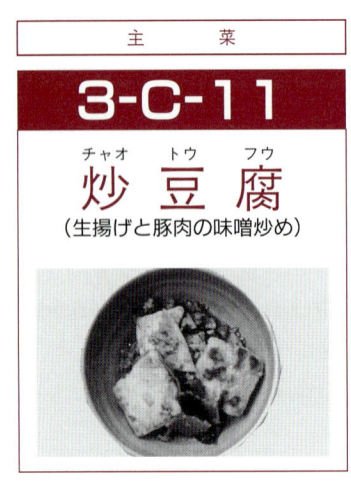

主菜
3-C-11
炒豆腐
（チャオトウフウ）
（生揚げと豚肉の味噌炒め）

材　料	分　量
生揚げ	90 g
豚もも薄切り肉	40 g
A 清酒	5 ml
A しょうゆ	4.1 ml
サラダ油	5.5 g
ゆでたけのこ	30 g
干ししいたけ	2 g
にんじん	10 g
キャベツ	40 g
ねぎ	20 g
しょうが	2 g
にんにく	0.5 g
赤とうがらし	0.01 g
グリンピース	3 g
B 赤味噌	4 g
B しょうゆ	3 ml
B 砂糖	1 g
B 清酒	3 ml
B スープ	40 ml
かたくり粉	2 g

作り方

① 肉にAを用いて下味をつける．回転平釜に油を熱し，肉を炒める．
② 生揚げは湯通しする．1 cm幅のそぎ切りにする．にんじんは短冊切りにしてゆでておく．ゆでたけのこは縦に薄切り，キャベツは3 cmの角切りにする．干ししいたけは戻してそぎ切りにする．グリンピースは湯通しする．
③ 鍋に油を熱し，みじん切りのにんにく，しょうが，輪切りの赤とうがらし，斜め切りのねぎを炒め香りを出す．ゆでたけのこ，干ししいたけ，にんじん，キャベツを炒め，肉，調味料Bを加え，生揚げを入れ煮立てる．水溶きかたくり粉でとろみをつける．
④ 皿に盛り，グリンピースをちらす．

展　開

キャベツのほかに，ピーマン，にんにくの芽，チンゲン菜を使用するとよりビタミンAの豊富な一品となる．

栄養価\料理名	エネルギー(kcal)	たんぱく質(g)	脂質(g)	飽和脂肪酸(g)	一価不飽和脂肪酸(g)	多価不飽和脂肪酸(g)	n-6系合計(g)	n-3系合計(g)	コレステロール(mg)	炭水化物(g)	カルシウム(mg)	鉄(mg)	食塩相当量(g)	レチノール当量(μg)	ビタミンB$_1$(mg)	ビタミンB$_2$(mg)	ビタミンC(mg)	ビタミンE(mg)	食物繊維(g)
炒豆腐	329	20.9	21.4	4.33	5.03	8.37	71.0	15.84	22	13.7	263	3.6	1.2	2	0.53	0.22	24	2.0	5.0

副菜

4-A-1 ほうれん草のごま和え

材料	分量
ほうれん草	70 g
A 白ごま	5 g
A しょうゆ	5 ml
A 砂糖	2 g

作り方

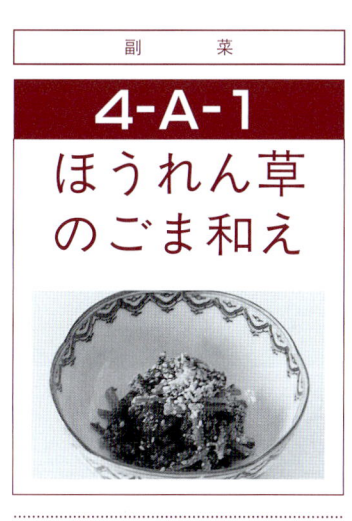

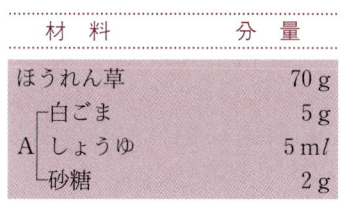

① ほうれん草は根の部分もきれいに洗い，十字に切り込みを入れる．熱湯中に根の方から入れてゆでる．ゆで上がったら，直ちに水にとり急冷した後，す巻に巻いて水気を絞り，3 cm位の長さに切る．大量調理では回転釜で熱湯を沸かし，ほうれん草を洗浄後，5 cm位に切り，根の部位をざるに入れ2～3分間ゆで，葉の部位を加え一煮立ちさせ火を止め，直ちに水にとり急冷し水を切る．

② ごまは弱火で香ばしく煎り，すり鉢でする．飾りごまを少々残し，Aをつくり①を和える．大量調理ではごますりはスピードカッターを使用するとよい．

③ 器に②を盛りつけて，飾りごまを上にのせる．

※ほうれん草は短時間でゆでると緑色を保持し，ビタミンCなどの水溶性成分の損失を防ぐことができる．

※ごまの煎り加減は，全体がふっくらし，2～3粒はねる程度を目安とし，焦がさないように注意する．ごまは黒ごまでもよい．当たりごまやすりごまを使ってもよい．

展開　ピーナツ和え／アーモンド和え／クルミ和え

■ごまの代わりにピーナツ，アーモンド，クルミを適宜に刻み，和え衣を作り，ごま和えと同じ要領で和える．

■ほうれん草のほかに，春菊，さやいんげん，うど，つる菜など用いてもよい．

サイエンス　"野菜のアク抜き（加熱法）"

ほうれん草，小松菜，春菊などのアク成分は主に水溶性のシュウ酸あるいはシュウ酸化合物であるから，熱湯でゆでると除去できる．ゆでることで原形質膜の半透性を失い，水や成分が自由に通過できるので，細胞内のアク成分が溶出しやすくなる．

料理名	エネルギー (kcal)	たんぱく質 (g)	脂質 (g)	飽和脂肪酸 (g)	一価不飽和脂肪酸 (g)	多価不飽和脂肪酸 (g)	n-6合計 (g)	n-3合計 (g)	コレステロール (mg)	炭水化物 (g)	カルシウム (mg)	鉄 (mg)	食塩相当量 (g)	レチノール当量 (μg)	ビタミン B_1 (mg)	ビタミン B_2 (mg)	ビタミンC (mg)	ビタミンE (mg)	食物繊維 (g)
ほうれん草のごま和え	55	2.9	2.9	0.40	0.96	1.24	1.13	0.09	0	5.6	95	2.0	0.7	490	0.13	0.16	25	1.6	2.5

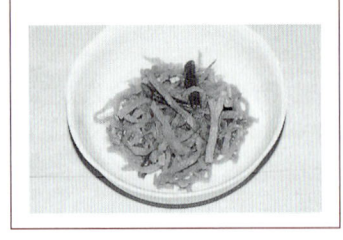

副菜

4-A-2 切り干し大根の煮物

材　料	分　量
切り干し大根	10 g
油揚げ	3 g
さやいんげん	5 g
ごま油	2 g
砂糖	3 g
しょうゆ	4 ml
出し汁	75 ml

作り方

① 切り干し大根は微温湯に浸して15分間戻し（4～5倍となる），4～5 cmに切る．
② 油揚げは熱湯で油抜きをし，せん切りにする．
③ さやいんげんは筋を取り，下ゆでし4～5 cmに切る．
④ 中華鍋（大量は回転釜）にごま油を熱し，①，②を炒め，出し汁，砂糖，しょうゆを加え，煮汁がほとんどなくなるまで煮る．最後に③を加え，器に盛る．

※ さやいんげんは変色を抑えるため，煮る時間は短時間とする．
　切り干し大根の煮物の出し汁は材料の10～15 %，加熱時間は20～30分間，きんぴらごぼうの出し汁は材料の5～10 %，加熱時間は10～15分間とする．

展　開　　きんぴらごぼう

① ごぼうは包丁の背で皮を取り除き4～5 cm長さに切り，れんこんは皮をむき，フードスライサー（1～2 mm設定）で薄切りにし，さらにせん切りにし，共に酢水（食酢10 %濃度）に浸け下ゆでする．
② にんじんもフードスライサー（1～2 mm設定）でせん切りにする．
③ とうがらしは種を取り，輪切りにする．
④ 大量調理の場合には回転釜に油を熱し，①のごぼうを炒め，ごぼうに油がのったら，にんじん，れんこんを加え混ぜ合わせ，出し汁と調味料，③を加え蓋をして10～15分間煮て，軟らかくなったら蓋を取り，煮汁がなくなるまで攪拌しながら煮汁を飛ばし，器に盛る．

材料 ごぼう30 g，れんこん10 g，食酢(酢水用)，にんじん5 g，植物油2 g，とうがらし0.01 g，出し汁4 ml，しょうゆ4 ml，砂糖2.5 g

サイエンス　"野菜のアク抜き"

ごぼう，れんこん，なすは切って放置しておくと，酸化酵素（ポリフェノールオキシダーゼ）の作用で褐変する．食品を水，食塩水（1 %程度），酢水（10 %程度）に浸けると酵素作用が阻止されて褐変を防止することができる．
ごぼうの褐変はクロロゲン酸が基質となる．

栄養価＼料理名	エネルギー (kcal)	たんぱく質 (g)	脂質 (g)	飽和脂肪酸 (g)	一価不飽和脂肪酸 (g)	多価不飽和脂肪酸 (g)	n-6 合計 (g)	n-3 合計 (g)	コレステロール (mg)	炭水化物 (g)	カルシウム (mg)	鉄 (mg)	食塩相当量 (g)	レチノール当量 (μg)	ビタミンB1 (mg)	ビタミンB2 (mg)	ビタミンC (mg)	ビタミンE (mg)	食物繊維 (g)
切り干し大根の煮物	74	1.6	3.1	0.47	0.95	1.37	1.30	0.07	0	10.6	66	1.2	0.7	5	0.03	0.04	0	0.2	2.2

◆副　菜◆ 113

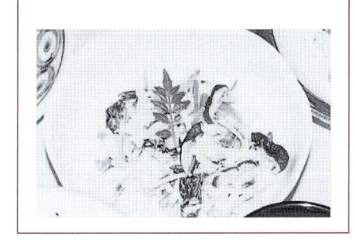

副　菜
4-A-3
豊酢和え

材　料	分　量
ほうれん草	35〜40 g
切り干し大根	5 g
きゅうり	10 g
生しいたけ	(1枚) 5 g
豊酢	
マヨネーズ	5 g
食酢	5 ml
白当たりごま	5 g
木の芽または針しょうが	適宜
塩（きゅうりの板ずり用）	適宜

作り方
① ほうれん草はゆで，食べやすい長さに切る（A-4-1参照）．
② 切り干し大根は微温湯で15分間程度戻した後，ゆでて切る．
③ きゅうりは板ずりし，熱湯をかけ水で急冷し，フードスライサー（2 mm設定）で薄切りし，さらにせん切りする．
④ 生しいたけは石づきを取り，さっと焼き，せん切りにする．
⑤ マヨネーズに食酢を入れ，当たりごまを入れよく混ぜ合わせ豊酢を作り，①〜④を和えて器に盛り，天盛りに木の芽または針しょうがをおく．

※ 切り干し大根は4〜5倍に膨潤する．戻しすぎるとミネラルの損失が大きいので注意する．
切り干し大根はカルシウムとビタミンCが豊富である．
和える材料としてブロッコリー，つる菜，さやいんげん，ピーマンなど季節の野菜や，蒸し鶏，しめじ，こんにゃく等も使用できる．

展　開　　ごぼうとれんこんのマヨネーズ和え
① ごぼうは包丁の背で皮を取り除き4〜5 cm切り，れんこんは皮をむき，フードスライサー（1〜2 mm設定）で薄切りにし，さらにせん切りにし，共に酢水（食酢10％濃度）に浸け，下ゆでする．
② にんじんもフードスライサー（1〜2 mm設定）でせん切りする．
③ 豊酢または市販ごぼうマヨネーズドレッシングに①と②を加え，混ぜ合わせ器に盛り，木の芽を上におく．

材料 ごぼう30 g，れんこん20 g，食酢（酢水用），にんじん5 g，豊酢または市販ごぼうマヨネーズドレッシング10 g，木の芽1〜2枚

料理名＼栄養価	エネルギー (kcal)	たんぱく質 (g)	脂質 (g)	飽和脂肪酸 (g)	一価不飽和脂肪酸 (g)	多価不飽和脂肪酸 (g)	n-6合計 (g)	n-3合計 (g)	コレステロール (mg)	炭水化物 (g)	カルシウム (mg)	鉄 (mg)	食塩相当量 (g)	レチノール当量 (μg)	ビタミンB₁ (mg)	ビタミンB₂ (mg)	ビタミンC (mg)	ビタミンE (mg)	食物繊維 (g)
豊酢和え	90	2.6	6.7	0.77	2.64	2.79	2.38	0.40	3	6.3	110	1.8	0.1	287	0.09	0.11	16	1.8	3.0

副菜

4-A-4 たくあんときゅうりの即席漬け

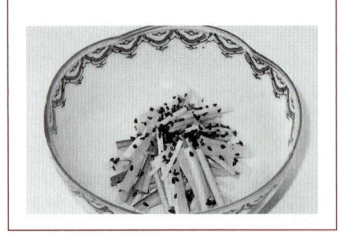

材　料	分　量
たくあん	10 g
きゅうり	25 g
しょうが	2 g
食酢	4 mL
黒ごま	0.5 g

※箸やすめに向く一品である．

作り方

① たくあんはフードスライサーでマッチ棒状に切る．
② しょうがはせん切りにし，①と食酢を入れ，よく混ぜる．
③ きゅうりは板ずりし，熱湯をかけ水で急冷し，フードスライサー（1～2 mm設定）でせん切りにする．
④ ごまは空煎りする．
⑤ ②と③とごまを混ぜ合わせ，盛りつける．

サイエンス　"たくあんの名称と栄養価"

江戸・品川，東海寺の沢庵和尚が考え出したもの，あるいは"たくわえ漬"が転訛したものといわれる．本漬たくあん，新漬たくあん（早漬たくあん）がある．米ぬかを豊富に使用したいっちょう漬たくあんは，米ぬかからビタミンB群が多く移行しており，漬け込み2カ月で，ビタミンB_1は0.24 mg/100 g含まれるといわれている．しかし市販の新漬たくあんは米ぬかを使用していないため，ビタミンB_1の含有量は少ない．

料理名	エネルギー (kcal)	たんぱく質 (g)	脂質 (g)	飽和脂肪酸 (g)	一価不飽和脂肪酸 (g)	多価不飽和脂肪酸 (g)	n-6合計 (g)	n-3合計 (g)	コレステロール (mg)	炭水化物 (g)	カルシウム (mg)	鉄 (mg)	食塩相当量 (g)	レチノール当量 (μg)	ビタミンB_1 (mg)	ビタミンB_2 (mg)	ビタミンC (mg)	ビタミンE (mg)	食物繊維 (g)
たくあんときゅうりの即席漬け	12	0.6	0.3	0.04	0.09	0.11	0.11	0.00	0	1.8	21	0.2	0.3	14	0.03	0.01	5	0.1	0.8

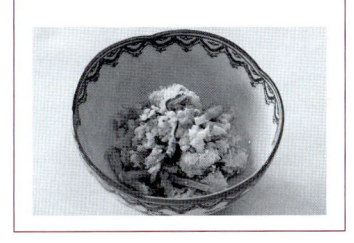

◆副　　菜◆

副　菜
4-A-5 うの花の炒り煮

材　料	分　量
おから	30 g
サラダ油　（材料の10％）	3 g
干ししいたけ	2 g
にんじん	10 g
油揚げ	3 g
ねぎ	5 g
A ┌ しょうゆ（材料の5％）	3 mℓ
├ 塩	0.2 g
├ 清酒	2.5 mℓ
└ 牛乳	50 mℓ

🍱 作り方

① 干ししいたけは水で戻し石づきをとり，フードスライサー（1〜2 mm設定）で薄切りにする．
② にんじん，ねぎ，油揚げはフードスライサー（1〜2 mm設定）でせん切りにする．
③ おからは，空炒りまたは電子レンジで水分を飛ばす．
④ 鍋（大量は回転釜）にサラダ油を熱し，①と②を炒め③を入れ，Aを加え味つけをし，煮込む．

※ うの花はおからまたはきらず（雪花菜）ともいう．
　うの花は一度すり鉢ですって用いるとなめらかである．
　カルシウム補給に牛乳やスキムミルクを加えることが望ましいが，好みにより出し汁や食酢を加えてもよい．

サイエンス　"うの花の栄養価"

　うの花は植物のうの花（うつぎの一種）のように白いので，この名がある．豆腐製造時に豆乳を絞った残りで，食物繊維が豊富で少量のたんぱく質と脂肪を含む伝統的な健康食品である．うの花を利用した料理には，うの花漬，うの花汁などがある．

ちょっとみて！

「食物繊維の機能」

　食物繊維は人間の消化酵素で加水分解されない，食品中の難消化性成分の総体であり，消化管内腔を通過する際に生理作用を発揮する．効果は肥満，糖尿病，高血圧，高コレステロール血症，便秘，がんなどの予防と治療である．また，腸内でのビタミンB群の合成能も増進する．不溶性食物繊維に比べて水溶性の方が効果が大きいといわれる．一方，食物繊維はカルシウムなどのミネラルの吸収を阻害するという欠点もある．

料理名／栄養価	エネルギー (kcal)	たんぱく質 (g)	脂質 (g)	飽和脂肪酸 (g)	一価不飽和脂肪酸 (g)	多価不飽和脂肪酸 (g)	n-6合計 (g)	n-3合計 (g)	コレステロール (mg)	炭水化物 (g)	カルシウム (mg)	鉄 (mg)	食塩相当量 (g)	レチノール当量 (μg)	ビタミンB_1 (mg)	ビタミンB_2 (mg)	ビタミンC (mg)	ビタミンE (mg)	食物繊維 (g)
うの花の炒り煮	115	4.4	7.1	1.93	1.62	2.93	2.56	0.38	6	8.4	100	0.6	0.7	160	0.06	0.13	2	1.1	4.1

副菜 4-A-6 白和え

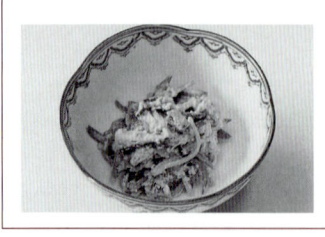

材料　分量

材料	分量
さやいんげん	15 g
にんじん	10 g
細切りこんにゃく	20 g
生しいたけ	10 g
出し汁　（材料の40％）	25 ml
A ┌ 砂糖　（材料の約4％）	2 g
└ しょうゆ　（材料の約5％）	3 ml
和え衣	
┌ 豆腐　（材料の50％）	25 g
│ 白ごま	5 g
│ しょうゆ	0.5 ml
│ 塩　（豆腐の1.5％）	0.4 g
│ 砂糖　（豆腐の10％）	2.5 g
└ 清酒	5 ml

作り方

① さやいんげんは熱湯でゆでて，3〜4 cmの長さの斜め切りにする．
② にんじんはフードスライサー（1〜2 mm設定）でせん切りする．
③ こんにゃくは熱湯を通して，空炒りする．
④ 生しいたけはフードスライサー（1〜2 mm設定）で薄切りにする．
⑤ 出し汁にAを入れ①〜④の材料を加え，汁気がなくなるまで煮て冷まず．
⑥ 白ごまは煎って，すり鉢でよくする．
⑦ 豆腐を砕いて熱湯で約10秒加熱して，布巾を敷いたざるの上にあけ水気を絞り，ごまの入ったすり鉢に入れ，よくすり調味料を加えて和え衣を作る．
⑧ ⑤を⑦の衣で和え器に盛る．

※豆腐は生のまま布巾に包んで絞るのもよい．この方が味もよく，なめらかであるが，衛生的には一度熱を通す方が安全である．大量調理の場合には回転釜を使用し沸騰水で1分間ゆで，平らなざるに1時間放置すると重量が約65％に減少する．豆腐の絞り加減は綿布に入れて絞ると調節ができる．ごまは缶詰・瓶詰（当たりごま）製品を使用してもよい．

展開

■ ひじき，ぜんまい，きくらげ，油揚げなど用いてもよい．
■ 和え衣に白味噌を加えて作ることもある．

料理名	エネルギー (kcal)	たんぱく質 (g)	脂質 (g)	飽和脂肪酸 (g)	一価不飽和脂肪酸 (g)	多価不飽和脂肪酸 (g)	n-6合計 (g)	n-3合計 (g)	コレステロール (mg)	炭水化物 (g)	カルシウム (mg)	鉄 (mg)	食塩相当量 (g)	レチノール当量 (μg)	ビタミンB$_1$ (mg)	ビタミンB$_2$ (mg)	ビタミンC (mg)	ビタミンE (mg)	食物繊維 (g)
白和え	80	3.2	3.4	0.52	1.12	1.55	1.49	0.06	0	9.2	103	1.0	0.9	155	0.09	0.07	2	0.3	2.1

◆副　菜◆

4-A-7 ひじきの炒め煮

副菜

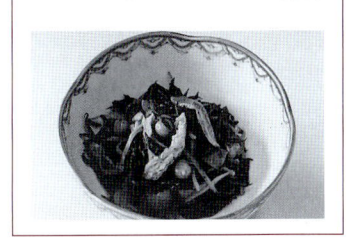

材料	分量
ひじき（乾燥）	5 g
油揚げ	5 g
冷凍グリンピース	5 g
にんじん	5 g
細切りこんにゃく	10 g
しょうが	1 g
サラダ油	3 g
A ┌ 出し汁	9 ml
砂糖	1 g
しょうゆ	2 ml
└ 清酒	1 ml

作り方

① ひじきは，40℃位の湯に20～30分間浸して軟らかくし，長いものは3～4 cmに切る．
② グリンピースは熱湯を通す．
③ 細切りこんにゃくは下ゆでする．
④ 油揚げ，にんじん，しょうがはフードスライサー（1～2 mm設定）でせん切りにする．
⑤ 鍋（大量は回転釜）にサラダ油を熱し，ひじきと②～④を混ぜて入れ，Aを加え，蓋をして沸騰までは強火，沸騰したらほぼ汁がなくなるまで弱火で煮る．
※ひじきの炒め煮の出し汁は材料の10～15％，加熱時間は20～30分である．

展　開

冷凍グリンピースの代わりにゆで大豆や冷凍枝豆を用いてもよい．

サイエンス　"ひじきの調理性"

ひじきは乾燥して市販され，色の黒いものほど良品とされている．種類としては，芽ひじき（米ひじき）と長ひじきがある．
水またはぬるま湯（40℃前後）に30～90分間浸して戻すと，6～10倍（平均6.5倍）重量となる．炒め煮または下味をつけて和え物に用いる．

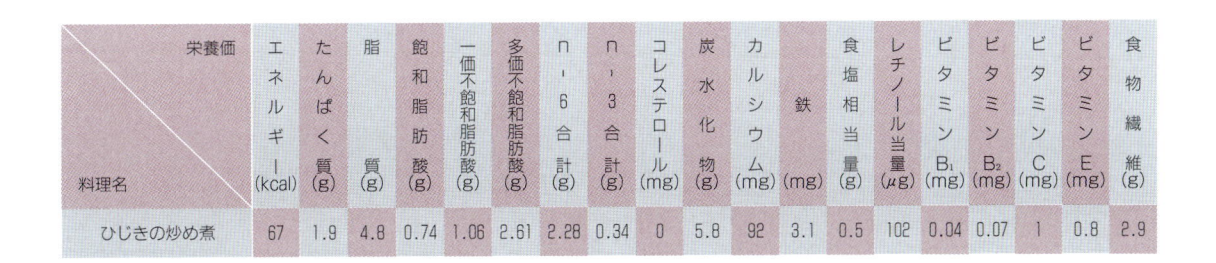

栄養価 / 料理名	エネルギー (kcal)	たんぱく質 (g)	脂質 (g)	飽和脂肪酸 (g)	一価不飽和脂肪酸 (g)	多価不飽和脂肪酸 (g)	n-6合計 (g)	n-3合計 (g)	コレステロール (mg)	炭水化物 (g)	カルシウム (mg)	鉄 (mg)	食塩相当量 (g)	レチノール当量 (μg)	ビタミンB_1 (mg)	ビタミンB_2 (mg)	ビタミンC (mg)	ビタミンE (mg)	食物繊維 (g)
ひじきの炒め煮	67	1.9	4.8	0.74	1.06	2.61	2.28	0.34	0	5.8	92	3.1	0.5	102	0.04	0.07	1	0.8	2.9

副菜 4-A-8 ちぐさ漬け

作り方
① キャベツ，きゅうり，にんじん，ピーマン，みょうがはフードスライサー（1〜2 mm 設定）でせん切りする．
② ①の野菜にごま，塩，しょうゆを加えて，全体をよく混ぜて重石をし，30 分位おく．
※ 昆布の代わりにきくらげを 0.3 g 入れてもよい．
　もてなし料理には天盛りにごま，大葉，芽じそ，穂じそなど好みでのせるとよい．

展開　かぶのゆず香り漬け
① かぶはフードスライサーで拍子木切りにし，塩を振り約 30 分重石をし，水気を切る．
② A を混ぜ合わせ，かぶとゆずの皮を加えて 30 分間以上漬け込む．
　（重石の代用はボールに水を入れて用いる）

材料　かぶ 60 g，塩 0.6 g，A（食酢 5 ml，ゆずのしぼり汁 0.2 ml，砂糖 1 g，しょうゆ 0.6 ml，塩 0.5 g），ゆずの皮 0.1 g

材料　分量
材料	分量
キャベツ	30 g
きゅうり	10 g
にんじん	5 g
ピーマン	5 g
みょうが	2 g
（またはしょうが 0.5 g）	
刻み昆布	0.2 g
煎りごま	0.5 g
塩　（材料の 1.5〜2 %）	1 g
しょうゆ	0.5 ml

※「ちぐさ」とは，千草または千種のことで，多くの材料を取り混ぜて作る料理につけられる．

栄養価

料理名	エネルギー (kcal)	たんぱく質 (g)	脂質 (g)	飽和脂肪酸 (g)	一価不飽和脂肪酸 (g)	多価不飽和脂肪酸 (g)	n-6 合計 (g)	n-3 合計 (g)	コレステロール (mg)	炭水化物 (g)	カルシウム (mg)	鉄 (mg)	食塩相当量 (g)	レチノール当量 (μg)	ビタミン B$_1$ (mg)	ビタミン B$_2$ (mg)	ビタミン C (mg)	ビタミン E (mg)	食物繊維 (g)
ちぐさ漬け	14	0.6	0.4	0.05	0.10	0.12	0.11	0.00	0	3.1	27	0.1	1.1	81	0.01	0.01	17	0	1.0

副菜

4-A-9 炊き合わせ

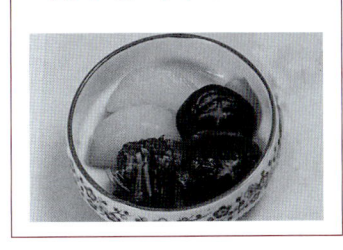

材　料	分　量
干ししいたけ	中2枚 (6 g)
戻し汁＋水	30 mℓ
A 砂糖	2 g
A しょうゆ	2.4 mℓ
A みりん	1 mℓ
大根	60 g
出し汁	60 mℓ
B 砂糖	4 g
B しょうゆ	5 mℓ
B みりん	2 mℓ
小松菜	30 g
出し汁	10 mℓ
C しょうゆ	1.5 mℓ
C みりん	0.5 mℓ
ゆずの皮	0.1 g

作り方

＜しいたけ＞
① 干ししいたけは水で戻して軸を取る（十文字に切り込みを入れたり，亀甲に切ってもよい）．
② 戻し汁で少し煮てからAを加え，落とし蓋をして中火で煮汁がなくなるまで煮る．

＜大　根＞
① 大根は皮をむき，1.5 cm厚さの半月に切る（直径6 cm位のもの）．
② 米のとぎ汁でゆで，ゆで汁を捨てて水で洗う（アク抜き）．
③ 出し汁で半ば軟らかくなるまでゆでてからBを入れ，弱火でゆっくり煮る．煮上がってからも煮汁に浸けておく．

＜小松菜＞
① 小松菜は熱湯でゆでて水にとり，水気を軽く絞って3～4 cmに切る．
② 出し汁にCを加え，沸騰してから小松菜を入れて，一煮立ちしたらしばらく煮汁に浸けておく（色よく仕上げるのに，小松菜を入れて一煮立ちさせたら取り出し，煮汁と別々に冷まして，再び小松菜を煮汁に浸ける方法もある）．

三種を彩りよく盛り，ゆずの皮のせん切りを添える．

展　開

炊き合わせは魚介類，鶏肉，季節の野菜などを2種類以上とり合わせ，それぞれ材料別に煮上げて器に盛り合わせたものをいう．高野豆腐，生揚げ，たけのこなどもよく用いる．青みとしては，さやえんどう，さやいんげんなどを用いる．

サイエンス "しいたけとビタミンD"

生しいたけにはエルゴステリン（プロビタミンD）が多く含まれ，天日乾燥するとビタミンDになる．干ししいたけも再度天日にあてるとビタミンD量が増える．

料理名	エネルギー (kcal)	たんぱく質 (g)	脂質 (g)	飽和脂肪酸 (g)	一価不飽和脂肪酸 (g)	多価不飽和脂肪酸 (g)	n-6 合計 (g)	n-3 合計 (g)	コレステロール (mg)	炭水化物 (g)	カルシウム (mg)	鉄 (mg)	食塩相当量 (g)	レチノール当量 (μg)	ビタミンB_1 (mg)	ビタミンB_2 (mg)	ビタミンC (mg)	ビタミンE (mg)	食物繊維 (g)
炊き合わせ	66	2.6	0.4	0.03	0.00	0.11	0.09	0.02	0	15.4	68	1.1	1.2	156	0.07	0.14	19	0.3	3.9

副菜

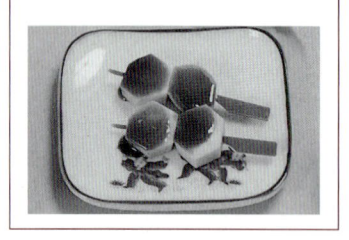

4-A-10 さといもの田楽

材料	分量
さといも	60 g
A ┌ 砂糖	2 g
┃ 赤味噌	4 g
┃ みりん	2 mℓ
└ 出し汁	3 mℓ
粉さんしょう	
（またはゆずの皮）	

作り方

① さといもは洗って皮をむき，1人4個になるように切る．
② さっとゆでてから軽く洗ってぬめりを取り，軟らかく煮る．亀甲型になるように角を落として形を整える．
③ Aを合わせて火にかけ，練り味噌を作る．
④ さといもを飾り串に2個ずつ刺して練り味噌を塗り，粉さんしょうを振る．

※ 粉さんしょうの代わりに，味噌が冷めてからおろしゆずを加えてゆず味噌を作って用いてもよい．
※ 田楽は田楽味噌を塗って焼いたものであるが，おめでたい時などには，見栄えをよくするためにこのようにすることもある．

展開　豆腐の田楽／おでん

田楽はこんにゃく，なす，だいこんなどでも作る．豆腐を串に刺し，田楽味噌を塗って焼いたものが豆腐田楽であり，材料に魚を用いたものは魚田という．また，材料を串に刺して煮込んだものは煮込み田楽（おでん）という．

サイエンス　"こんにゃくの調理"

こんにゃくは生のこんにゃくいもから作る場合とこんにゃく粉（精粉）から作る場合がある．こんにゃくいもの主成分はこんにゃくマンナンで，水に分散したものに石灰またはアルカリ塩類を加え，加熱して作る．こんにゃくの水分が少ないほど口当たりが硬くなり，下処理として塩もみしたり，空炒りして脱水させると，味がよく浸み，コリコリした歯ざわりになる．

栄養価＼料理名	エネルギー (kcal)	たんぱく質 (g)	脂質 (g)	飽和脂肪酸 (g)	一価不飽和脂肪酸 (g)	多価不飽和脂肪酸 (g)	n-6合計 (g)	n-3合計 (g)	コレステロール (mg)	炭水化物 (g)	カルシウム (mg)	鉄 (mg)	食塩相当量 (g)	レチノール当量 (μg)	ビタミン B_1 (mg)	ビタミン B_2 (mg)	ビタミンC (mg)	ビタミンE (mg)	食物繊維 (g)
さといもの田楽	55	1.4	0.3	0.04	0.05	0.15	0.13	0.02	0	11.6	11	0.5	0.5	1	0.04	0.02	4	0.4	1.6

副　菜

4-A-11 かぼちゃの含め煮

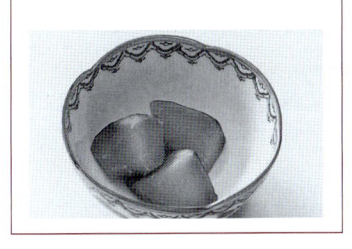

材料　分量

材料	分量
かぼちゃ	80 g
出し汁	40 ml
みりん	3 ml
砂糖	4.5 g
塩	0.4 g
薄口しょうゆ	3 ml

※落とし蓋
落とし蓋は煮汁を全体に行きわたらせ，材料に均一な味つけをするために用いる．
木蓋のほかに，紙蓋，布蓋，アルミホイルなどを使う．

作り方

① かぼちゃは1人分を3切れくらいに切り，皮目をところどころむき，できれば面取りする．
② 切ったかぼちゃは出し汁で2〜3分煮てから，しょうゆを除いた調味料を入れ，落とし蓋をしてゆっくりと煮くずれないよう（かぼちゃを重ねすぎない）煮含める．煮汁が少なくなってきたら，薄口しょうゆを加え味を調える．
③ 火を止めて蓋をして4〜5分蒸らしておくと味が落ち着く．

展　開

さつまいもやさといもの含め煮は，下ゆでした材料をたっぷりの煮汁でしばらく煮た後，そのまま煮汁に浸けておく（含め煮）．

サイエンス　"カロテノイドと調理"

カロテノイドは動植物界に広く分布する色素の総称で，色調は赤色から淡黄色である．クロロフィルと共存することが多く，カロテノイドの色は外観上わかりにくい．カロテノイドのうちβ-カロテンやクリプトキサンチンなどは動物の体内でビタミンAに変化してビタミンAとして効力を発揮するので，プロビタミンAといわれる．にんじん，ピーマン，かぼちゃなどに多く含まれている．カロテノイドは脂肪に溶けやすいので，プロビタミンAの吸収効果をあげるには油脂を使って調理するとよい．熱にも比較的安定で，調理時の損失は少ない．

料理名 \ 栄養価	エネルギー (kcal)	たんぱく質 (g)	脂質 (g)	飽和脂肪酸 (g)	一価不飽和脂肪酸 (g)	多価不飽和脂肪酸 (g)	n-6合計 (g)	n-3合計 (g)	コレステロール (mg)	炭水化物 (g)	カルシウム (mg)	鉄 (mg)	食塩相当量 (g)	レチノール当量 (µg)	ビタミンB_1 (mg)	ビタミンB_2 (mg)	ビタミンC (mg)	ビタミンE (mg)	食物繊維 (g)
かぼちゃの含め煮	99	1.7	0.2	0.03	0.05	0.05	0.03	0.02	0	22.5	13	0.4	0.9	528	0.06	0.07	34	4.1	2.8

副菜

4-A-12 きゅうりとわかめの酢の物

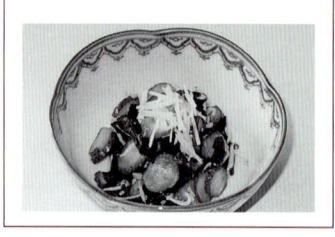

材料　分量

材料	分量
きゅうり	50 g
塩 （きゅうりの0.5%）	0.3 g
生わかめ	20 g
しらす干し	5 g
合わせ酢 A ┌食酢	6 ml
砂糖	1.5 g
（塩）	
しょうゆ	1 ml
出し汁	2 ml
└しょうが汁	0.5 g
針しょうが	1 g

※合わせ酢の調味料の塩は、しらす干しの塩分により使用量を調節する．
※合わせ酢をかけてから供食までは短時間にする．

作り方

① きゅうりは洗って、フードスライサー（2 mm設定）で輪切りにし、塩を振り、30分位おく．
② 生わかめはさっと洗い、硬い筋をとり2 cm長さに切る．熱湯にさっと通し、すぐに冷水にとって冷やしてから水切りする．
③ しらす干しはざるに入れて熱湯をかけ、水切りして合わせ酢（A）の2/3量に浸ける．
④ ①のきゅうりは水気を絞り、わかめと共に残り1/3量の合わせ酢で和えてから、ざるにとって水気を切り、③に混ぜる．器に盛り、天盛りに針しょうがをのせる．

展開

酢の物の材料には、いか、にんじん、うど、セロリー、キャベツなどもよい．香りとして、青じそやみょうがなどを取り合わせ、彩り、テクスチャー、季節感などを考えて作る．

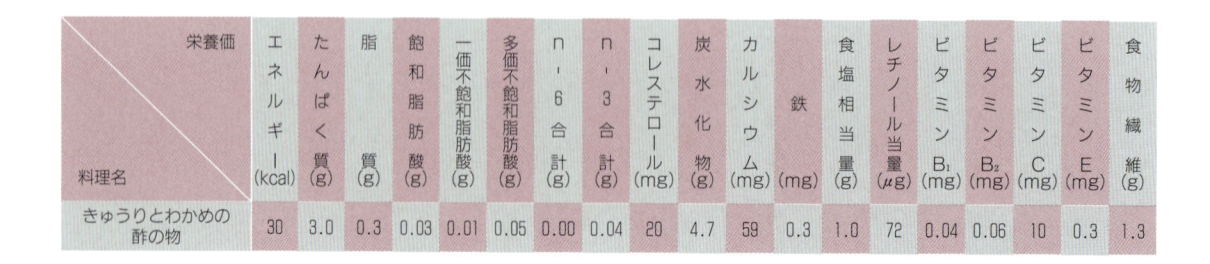

料理名	エネルギー (kcal)	たんぱく質 (g)	脂質 (g)	飽和脂肪酸 (g)	一価不飽和脂肪酸 (g)	多価不飽和脂肪酸 (g)	n-6 合計 (g)	n-3 合計 (g)	コレステロール (mg)	炭水化物 (g)	カルシウム (mg)	鉄 (mg)	食塩相当量 (g)	レチノール当量 (µg)	ビタミンB₁ (mg)	ビタミンB₂ (mg)	ビタミンC (mg)	ビタミンE (mg)	食物繊維 (g)
きゅうりとわかめの酢の物	30	3.0	0.3	0.03	0.01	0.05	0.00	0.04	20	4.7	59	0.3	1.0	72	0.04	0.06	10	0.3	1.3

◆副　菜◆

4-A-13 夏野菜の冷やし鉢

副　菜

材料	分量
かぼちゃ	50 g
にんじん	15 g
なす	40 g
オクラ	10 g
いんげん	8 g
八方出し	
出し汁	85 mℓ
みりん	8 mℓ
薄口しょうゆ	6 mℓ
花かつお	1 g

作り方

① かぼちゃは表面をタワシで洗い，縦4つ割りにし，中の種とワタをえぐり取る．3 cm角に切り，皮を所々むいて飾り切りにし，面取りをする．

② にんじんは花形に切り，いんげんは筋を取り，それぞれ熱湯で下ゆでする．いんげんは斜め2つに切って冷ましておく．なすはへたを落とし，縦半分に切り，表面に浅い斜めの切り目を入れ，水に放ってアク抜きをする．オクラは少量の塩で表面を軽くもみ毛を除き，熱湯でさっとゆでる．

③ 八方出し汁を入れ，初めにかぼちゃとなすを煮る．かぼちゃが軟らかくなったら，下ゆでしたにんじんを加える．

④ 野菜類がやや浸るくらいの煮汁を残して火を止めるが，その直前にいんげんとオクラを加える．

⑤ 鍋ごと冷水に浸けて急激に冷ますと色よく仕上がる．

⑥ 野菜を器に盛りつけ，煮汁を張り，花かつおを天盛りする．

※「和風の煮物」の盛りつけのこつ
　器に対して盛りつける量が7〜8割を目安にして器を選ぶ．煮物は器の中央にこんもりと高く盛ると映える．彩りは赤，黄，緑，白，黒の基本五色を揃えるように食材を選ぶとよい．彩りが足りない場合はあしらいで補う．

展　開　精進の冷やし鉢

お盆の精進料理に，野菜だけの煮物を炊き合わせる．小なすを素揚げにして，さといもや野菜と八方出しで煮含めると，こくのある一品料理となる．

材料 小なす40 g，さといも40 g，にんじん15 g，昆布2 g，さやえんどう8 g，八方出し100 mℓ

サイエンス "八方出し汁"

上質の削りがつおと昆布でとった出し汁に，みりん，しょうゆを加えて一度沸騰させてつくる．基本割合は，出し汁6：みりん1：しょうゆ1の調味出しのこと．調味料の割合は用途に応じて加減する．文字どおり和風料理には八方に用いられる．

栄養価／料理名	エネルギー(kcal)	たんぱく質(g)	脂質(g)	飽和脂肪酸(g)	一価不飽和脂肪酸(g)	多価不飽和脂肪酸(g)	n-6合計(g)	n-3合計(g)	コレステロール(mg)	炭水化物(g)	カルシウム(mg)	鉄(mg)	食塩相当量(g)	レチノール当量(μg)	ビタミンB1(mg)	ビタミンB2(mg)	ビタミンC(mg)	ビタミンE(mg)	食物繊維(g)
夏野菜の冷やし鉢	92	2.9	0.2	0.04	0.03	0.04	0.02	0.02	2	18.8	33	0.8	1.0	566	0.09	0.11	27	2.9	3.8

副菜

4-B-1
野菜サラダ
(グリーンサラダ)
salade de legumes (仏)

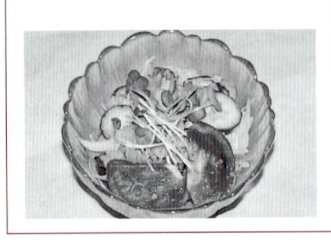

材　料	分　量
レタス	20 g
トマト	25 g
きゅうり	10 g
塩	
たまねぎ	10 g
セロリー	5 g
かいわれ菜	3 g
フレンチドレッシング	
┌サラダ油	6 g
│食酢	3 mℓ
│レモン汁	1 g
A│溶きからし	0.5 g
│塩	0.8 g
│こしょう	0.01 g
└マスタード粉	0.05 g

🥄 作り方

① レタスははがして水洗いし，氷水に浸ける．水気をよく切り，食べやすい大きさに手でちぎる．
② トマトは皮を湯むきして，くし形に切る．
③ きゅうりは塩で板ずりし，熱湯をかけ急冷し，フードスライサー（1 mm 設定）で輪切りにする．
④ たまねぎはフードスライサー（1 mm 設定）で薄切りにし，水にさらす．
⑤ セロリーは筋を取り除き，フードスライサー（1 mm 設定）で薄切りにする．
⑥ かいわれ菜は，洗って4～5 cmに切る．
⑦ ドレッシングのAを小瓶またはボールに入れ，激しく攪拌し乳化させる．
⑧ サラダボールに①～⑤をあわせ，よく混ぜる．
⑨ 食べる直前に⑦のドレッシングで和え，かいわれ菜をちらす．
※ たまねぎは繊維に直角に切ると辛みがよく抜ける．レタスは氷水にしばらく浸けると，パリッとして歯ざわりがよくなる．包丁で切らずに手でちぎるのは，鉄分があると，酸化酵素（ポリフェノールオキシダーゼ）の働きが強められ褐変しやすくなるからである．

✂ 展　開　　和風サラダ／中華風サラダ

フレンチドレッシング（英）は食酢と油を混合したソースで，ビネグレット（仏），酢油ソース（日）という．香辛料，香草，調味料などを変化させて応用ソースを作ることができる．ごま油を入れると中華風となり，しょうゆを入れると和風となる．

サイエンス "ドレッシングの乳化剤"

ドレッシングの乳化剤として，マスタードやパプリカがある．マスタードの乳化力は強く，特に粉状の方が乳化力が大きい．油と食酢を混合してもすぐ分離するが，マスタードを加えると20～30分間分離しない．さらに，これにパプリカを加えれば乳化安定性が一層増す．

栄養価 料理名	エネルギー (kcal)	たんぱく質 (g)	脂質 (g)	飽和脂肪酸 (g)	一価不飽和脂肪酸 (g)	多価不飽和脂肪酸 (g)	n-6 合計 (g)	n-3 合計 (g)	コレステロール (mg)	炭水化物 (g)	カルシウム (mg)	鉄 (mg)	食塩相当量 (g)	レチノール当量 (μg)	ビタミンB₁ (mg)	ビタミンB₂ (mg)	ビタミンC (mg)	ビタミンE (mg)	食物繊維 (g)
野菜サラダ	70	0.7	6.0	0.72	2.01	2.98	2.47	0.50	0	3.6	15	0.2	0.8	46	0.02	0.02	9	1.5	1.0

◆副　菜◆

4-B-2 紫キャベツのサラダ
salade de choux rooges（仏）

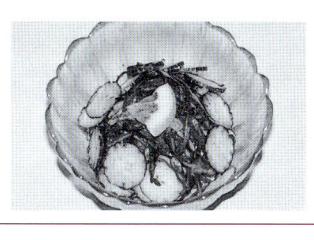

材料　分量

材料	分量
紫キャベツ	40 g
塩	0.4 g
たまねぎ	10 g
きゅうり	15 g
ビネグレットソース	
食酢	5 ml
サラダ油	5 g
A　おろしわさび	1 g
塩	0.2 g
こしょう	0.01 g
みじんパセリ	0.5 g
レモン	4 g

※みじんパセリは市販乾燥パセリを使用するとよい．

作り方

① 紫キャベツはフードスライサー（1 mm設定）でせん切りにし，塩を振り，しんなりさせておく．
② きゅうりは塩で板ずりし，熱湯をかけ急冷し，フードスライサー（1 mm設定）で輪切りにする．
③ たまねぎはフードスライサー（1 mm設定）で薄切りにして水にさらす．
④ Aを合わせ，よく撹拌してビネグレットソースを作る．
⑤ ①，②，③を④で和えて器に盛り，その上にレモンの薄切りとみじんパセリを添える．

展開　紫たまねぎのサラダ

紫キャベツの代わりに紫たまねぎを用いる．
　紫たまねぎはフードスライサー（1 mm設定）で薄切りにし水にさらし，紫キャベツのサラダと同じ要領で和える．この場合，たまねぎの代わりにキャベツを用いる．

サイエンス　"紫キャベツの調理性"

紫キャベツはレッドキャベツともいわれる．繊維が硬いので，できるだけ細いせん切りにするとよい．色はアントシアン系で，酸性では赤色に発色する．洋風にはサラダ，炒め煮，ピクルス，和風には煮物に使用できる．赤色を生かした料理に用いるとよい．

栄養価＼料理名	エネルギー (kcal)	たんぱく質 (g)	脂質 (g)	飽和脂肪酸 (g)	一価不飽和脂肪酸 (g)	多価不飽和脂肪酸 (g)	n-6系合計 (g)	n-3系合計 (g)	コレステロール (mg)	炭水化物 (g)	カルシウム (mg)	鉄 (mg)	食塩相当量 (g)	レチノール当量 (μg)	ビタミンB₁ (mg)	ビタミンB₂ (mg)	ビタミンC (mg)	ビタミンE (mg)	食物繊維 (g)
紫キャベツのサラダ	69	1.2	5.0	0.59	1.67	2.48	2.05	0.42	0	5.2	27	0.2	0.6	16	0.03	0.01	36	1.1	1.7

副　菜
4-B-3

りんごとにんじんのサラダ
salade de pommds（仏）

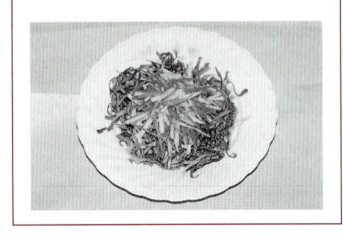

材料　分量

材料	分量
りんご	35 g
塩水（1％）	
にんじん	20 g
サラダ菜	10 g
┌レモン汁	8 ml
└砂糖	2 g

作り方

① りんごは皮をむき，芯を取り除き，直ちに塩水に短時間浸け，色止めする．
② にんじんはフードスライサー（2～3 mm 設定）でせん切りにする．
③ レモン汁と砂糖を②に振りかけ混ぜ合わせ，約10分間おき，にんじんをしんなりさせる．
④ サラダ菜はフードスライサー（1 mm 設定）でせん切りにする．
⑤ 配膳直前に①のりんごをフードスライサー（2～3 mm 設定）でせん切りにし，③と混ぜ合わせ，変色しないようにする．
⑥ 器に④と⑤を盛りつける．

サイエンス　"りんごの褐変防止"

果物の切り口が，酸素に触れると中に含まれているポリフェノール類がポリフェノールオキシダーゼ（別名ポリフェノラーゼ）の作用により，キノン類に変化する．このキノン類はさらに酸化縮合して着色物質を生ずる．りんごの褐変物質の基質はエピカテキンとクロロゲン酸である．この酵素は食塩水によってその作用を阻害されるから，1％の食塩水に浸けると褐変を防ぐことができる．レモン汁を振りかけてもビタミンCの還元作用により褐変抑制することができる．

料理名	エネルギー (kcal)	たんぱく質 (g)	脂質 (g)	飽和脂肪酸 (g)	一価不飽和脂肪酸 (g)	多価不飽和脂肪酸 (g)	n-6 合計 (g)	n-3 合計 (g)	コレステロール (mg)	炭水化物 (g)	カルシウム (mg)	鉄 (mg)	食塩相当量 (g)	レチノール当量 (μg)	ビタミンB₁ (mg)	ビタミンB₂ (mg)	ビタミンC (mg)	ビタミンE (mg)	食物繊維 (g)
りんごとにんじんのサラダ	37	0.4	0.0	0.01	0.00	0.02	0.01	0.00	0	9.8	13	0.2	0.0	317	0.03	0.02	7	0.4	1.2

4-B-4 野菜のピクルス
vegetable pickles (英)

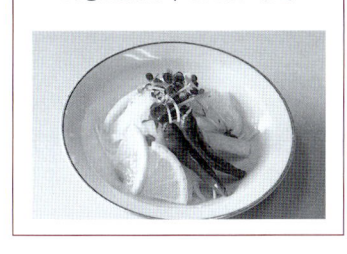

副菜

材料／分量

材料	分量
大根	35 g
たまねぎ	20 g
セロリー	5 g
かいわれ菜	3 g
A 食酢	10 ml
砂糖	5 g
塩	0.5 g
こしょう	0.01 g
ローリエ	1/4 枚
レモン	5 g
ししとう	5 g
サラダ油	0.5 g

※ピクルスは野菜，果物などを香辛料と食酢に漬けたもので，西洋の代表的な漬物．甘酢漬は3〜4日漬の簡易ピクルスである．

作り方
① 大根はフードスライサーで幅1 cm×長さ4 cmの短冊に切り，水に放つ．
② たまねぎはフードスライサー（1〜2 mm設定）で薄切りにし，水にさらす．
③ セロリーは筋を取り除き，フードスライサー（1〜2 mm設定）で薄切りにする．
④ ししとうはサラダ油で炒める．
⑤ Aをあわせた中へ水気を切った大根，たまねぎとセロリーを加え，即席酢漬とする．
⑥ 器に⑤を盛り，かいわれ菜をちらし，油で炒めたししとうとレモンの輪切りを添える．

展開
にんじん，きゅうり，赤かぶ，赤・黄色ピーマン等を入れてもよい．

サイエンス "野菜のフラボノイドと調理性"
フラボノイドはたまねぎや柑橘類などに含有されている色素で，白色，淡黄色，黄色を呈する．アルカリ性になると黄色になる．また鉄塩を作用させると褐色または緑色に変化するので，たまねぎを鉄製の包丁でミジン切りにして放置すると茶褐色になることがある．カリフラワーやれんこんは酢を加えた湯でゆでると白く仕上がるのは，フラボノイド色素が酸性では発色しない（白い）からである．

料理名	エネルギー (kcal)	たんぱく質 (g)	脂質 (g)	飽和脂肪酸 (g)	一価不飽和脂肪酸 (g)	多価不飽和脂肪酸 (g)	n-6系 合計 (g)	n-3系 合計 (g)	コレステロール (mg)	炭水化物 (g)	カルシウム (mg)	鉄 (mg)	食塩相当量 (g)	レチノール当量 (μg)	ビタミンB1 (mg)	ビタミンB2 (mg)	ビタミンC (mg)	ビタミンE (mg)	食物繊維 (g)
野菜のピクルス	48	0.6	0.5	0.06	0.17	0.26	0.21	0.04	0	10.1	20	0.1	0.5	13	0.02	0.00	15	0.4	1.4

副菜

4-B-5
サワークラウト
Sour crout (独)

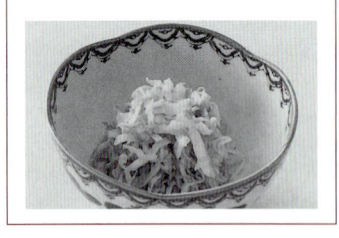

材料（30人分）分量

キャベツ	（1個）	1,500 g
たまねぎ	（1個）	150 g
にんにく	（1かけ）	5 g
塩	（キャベツの2％）	30 g
こしょう	（小さじ1）	2 g

🍳 作り方

① キャベツはフードスライサーで幅1.5 cm×長さ5 cm に切る．
② たまねぎとにんにくはフードカッターでみじん切りとする．
③ 容器内にポリエチレン袋をおき①，②を入れ混ぜ合わせ，塩，こしょうで調味し，押し蓋と軽い重石をして1日おく．
④ 翌日に漬け液が上がったら乳酸発酵が始まる．夏期なら3～5日間，冬期なら10日間で食べられる．
⑤ 長期間保存する時は，漬け液が上がったら，ポリ袋に入れ，空気を出して，口元を輪ゴムで固く止めて空気を遮断する．白カビの発生を防ぎ冷蔵庫で2～3カ月保存がきく．

🍴 展　開

ソーセージや肉類の煮込料理，炒め物，サラダなどに使用できる．ドイツ語ではザウエルクラウトという保存食品である．

サイエンス "サワークラウトの生理作用"

キャベツが発酵すると乳酸やエステル類が生成され，高血圧の予防などに効果がある．重石をして嫌気的に発酵させて作る漬物類である．乳酸菌が多く整腸作用があり，病原菌の繁殖を防止する効果もある．
この漬物は嗜好食品であると共に健康食品である．

栄養価 料理名	エネルギー (kcal)	たんぱく質 (g)	脂質 (g)	飽和脂肪酸 (g)	一価不飽和脂肪酸 (g)	多価不飽和脂肪酸 (g)	n-6合計 (g)	n-3合計 (g)	コレステロール (mg)	炭水化物 (g)	カルシウム (mg)	鉄 (mg)	食塩相当量 (g)	レチノール当量 (μg)	ビタミンB₁ (mg)	ビタミンB₂ (mg)	ビタミンC (mg)	ビタミンE (mg)	食物繊維 (g)
サワークラウト（1人分）	14	0.7	0.1	0.01	0.00	0.01	0.01	0.01	0	3.1	23	0.2	1.0	4	0.02	0.02	21	0.1	1.0

◆副　菜◆ 129

副　菜
4-B-6
ブロッコリーのパルメザン焼き
parmigiana di brocooli（伊）

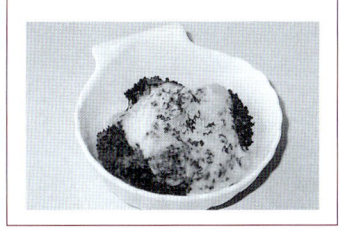

材料　分量

材料	分量
ブロッコリー	50 g
ベシャメルソース	60 g
A　バター	2 g
薄力粉	2 g
牛乳	60 mL
塩	0.1 g
こしょう	0.02 g
パルメザンチーズ	4 g
パセリ	0.1 g

作り方

① ブロッコリーの下の芯の部分を取り，小房に分けてよく洗う．
② 回転釜で熱湯を沸かしブロッコリーを4～5分間ゆでる（余熱があるので少し硬めにゆでる）．
③ ざるにとり水気を取る．
④ ソトワール鍋にベシャメルソース（ホワイトソース）を入れ，塩，こしょうで味を調える（シェリー酒やナツメッグを入れると風味がよくなる）．
⑤ 耐熱の器にバター（サラダ油でもよい）を薄く塗り，ブロッコリーを並べる．上に④をかけ，おろしたパルメザンチーズを振る．
⑥ 200℃のオーブンで10分ほど焼く．チーズに焼色がついたらオーブンから出し，みじん切りパセリを振る．
※ カリフラワーの場合は，熱湯に塩と薄力粉を入れ歯ごたえが残る程度にゆでると甘みが出ておいしい．薄力粉を入れるのは，ゆで上がりを白くさせるためである．ゆで上がりは水にとった後，ざるにあげる．

展　開

■ ブロッコリーのほかにグリーンアスパラやカリフラワー，じゃがいもでもよい．
■ ベシャメルソースとパルメザンチーズの代わりに溶けるチーズを上にかけたり，マヨネーズ（30 g）に牛乳（15 g）を混ぜ，こしょうで味を調えたものをかけると手軽で，風味の違ったものになる．

ちょっとみて！

「パルメザンチーズ」
　チーズは酸やレンネットによって，乳たんぱく質であるカゼインを凝固させて作った乳製品である．たんぱく質と脂肪を主成分とし，カルシウム，リン，イオウの供給源としても優れている．パルメザンチーズはイタリア政府の保護を受けた，1,000年以上の歴史を持つ超ハードタイプのチーズである．最低24カ月の熟成期間を要し，独特の匂いと味をもつ．約30 kgの樽形のものを薄くスライスするか，すりおろして粉にして料理に使う．水分は約25％と少なく，塩分は4～6％と多い．

栄養価 料理名	エネルギー (kcal)	たんぱく質 (g)	脂質 (g)	飽和脂肪酸 (g)	一価不飽和脂肪酸 (g)	多価不飽和脂肪酸 (g)	n-6系合計 (g)	n-3系合計 (g)	コレステロール (mg)	炭水化物 (g)	カルシウム (mg)	鉄 (mg)	食塩相当量 (g)	レチノール当量 (μg)	ビタミンB₁ (mg)	ビタミンB₂ (mg)	ビタミンC (mg)	ビタミンE (mg)	食物繊維 (g)
ブロッコリーのパルメザン焼き	98	6.1	5.4	3.16	1.23	0.18	0.10	0.01	15	7.1	138	0.5	0.3	109	0.10	0.22	61	1.4	2.3

副菜

4-B-7
ラタトゥイユ
（夏野菜の煮込み）
ratatouille（仏）

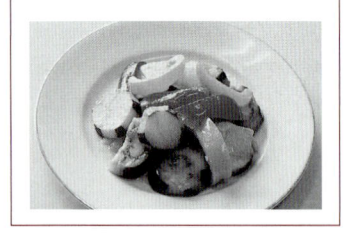

材料	分量
トマト	50 g
きゅうり（ズッキーニ）	20 g
なす	30 g
たまねぎ	30 g
ピーマン（赤，黄のパプリカ）	20 g
にんにく	1 g
白ワイン	5 ml
サラダ油（オリーブ油）	3 g
ローリエ	1/10 枚
パセリ	0.1 g
塩	0.2 g
こしょう	0.01 g

※洋風の副菜の1品料理であるが，少量で付け合わせやオードブルにする．

作り方

① トマトはへたを取り，頭に十字の切り込みを入れ熱湯に浸ける．皮がめくれてきたら冷水にとり，皮をむく（湯むき）．横半分に切って種をとり，粗く切る（缶づめを用いてもよい）．
② きゅうりは1 cm幅の輪切り，なすはへたを取り皮をしまにむき，1～2 cmの輪切り，なすが太い時は半月切り，たまねぎは2 cmの角切り，ピーマンはへたと種を取って縦に3～4つ切りにする．にんにくは薄切りにする．
③ 回転釜またはティルティングパンに油を入れ，にんにくとたまねぎを炒める．たまねぎがしんなりしてきたら，きゅうり，なす，トマト，ピーマンを入れ，手早く炒める．
④ しんなりしたら，白ワインを入れアルコール分をとばす．
⑤ ローリエを入れ蓋をして，弱火でとろっとするまで煮込み（蒸し煮），塩，こしょうで味を調える．
⑥ 温めた皿に盛り，みじん切りのパセリをちらす．また，十分冷やして食べてもよい．

展開　ピーマンの香り煮

たまねぎをみじん切りしオリーブ油で炒め，赤，黄，緑のパプリカ，ピーマンだけを使って蒸し煮にしてもよい．

栄養価 料理名	エネルギー (kcal)	たんぱく質 (g)	脂質 (g)	飽和脂肪酸 (g)	一価不飽和脂肪酸 (g)	多価不飽和脂肪酸 (g)	n-6合計 (g)	n-3合計 (g)	コレステロール (mg)	炭水化物 (g)	カルシウム (mg)	鉄 (mg)	食塩相当量 (g)	レチノール当量 (μg)	ビタミンB₁ (mg)	ビタミンB₂ (mg)	ビタミンC (mg)	ビタミンE (mg)	食物繊維 (g)
ラタトゥイユ	70	1.6	3.1	0.39	2.14	0.34	0.31	0.02	0	8.9	22	0.4	0.2	84	0.08	0.05	47	1.5	2.4

◆副　菜◆

副　菜
4-B-8
野菜のオリーブオイル焼き
escalibada（西）

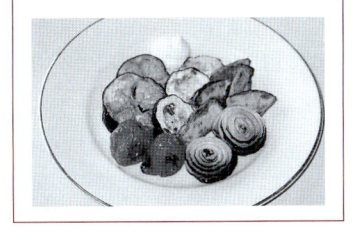

材　料	分　量
小たまねぎ	15 g
なす	10 g
ズッキーニ	10 g
かぼちゃ	30 g
プチトマト	10 g
オリーブ油	4 g
にんにく	1 g
塩	0.1 g
白こしょう	0.01 g

🍳 作り方
① 小たまねぎは皮をむいて根元と上部を切り落とし，横から半分に切る．なす，ズッキーニは2 cmの輪切り，かぼちゃは5 mmの薄切り，プチトマトはへたを取り，頭に十字の切り込みを入れる．
② 天板（大量調理にはティルティングパン）にオリーブ油とにんにくを塗る．
③ 野菜に残りのオリーブ油を塗り，塩，白こしょうを振って②に並べる．
④ 200〜220℃のオーブンに入れて，焼き色がつくまで15〜20分蒸し焼きにする．

🔪 展　開
■バジリコの葉を漬けたオイルマリネ，砂糖を入れた甘酢漬けやケッパー，黒粒こしょう，赤とうがらしなどを入れてもよい．その他の野菜では，ピーマン，ししとう，きのこ類，ポロねぎ，じゃがいもでもよい．
■スペインのカタローニャ地方ではアイオリソースとロメスコソースを混ぜ合わせたものをつけていただく．
　アイオリソース：マヨネーズににんにくを加えたようなもので少し硬い．
　ロメスコソース：タバスコの入った辛いトマトソース．

ちょっとみて！
「オリーブ油」
　南欧やトルコでは，油といえばオリーブ油のことである．最初の圧搾で得られるエキストラ・ヴァージンと呼ばれる油は，香りが高く緑がかった黄色で最高級とされる．成分はオレイン酸が主で70％を占め，凝固点が高く，10℃で濁り，0℃でペースト状になる．地中海風の料理の定着に伴い，日本での需要も伸びている．

料理名\栄養価	エネルギー (kcal)	たんぱく質 (g)	脂質 (g)	飽和脂肪酸 (g)	一価不飽和脂肪酸 (g)	多価不飽和脂肪酸 (g)	n-6合計 (g)	n-3合計 (g)	コレステロール (mg)	炭水化物 (g)	カルシウム (mg)	鉄 (mg)	食塩相当量 (g)	レチノール当量 (μg)	ビタミンB_1 (mg)	ビタミンB_2 (mg)	ビタミンC (mg)	ビタミンE (mg)	食物繊維 (g)
野菜のオリーブオイル焼き	77	1.2	4.1	0.51	2.87	0.45	0.40	0.04	0	9.3	13	0.3	0.1	222	0.05	0.06	19	1.9	1.8

副　菜

4-B-9
ポテトサラダ
salade macédoine（仏）

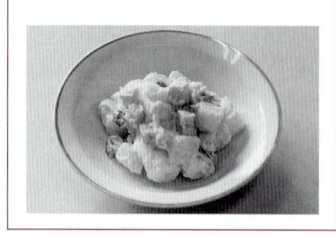

材　料	分　量
じゃがいも	70 g
にんじん	10 g
A ┌ 塩	0.5 g
└ 食酢	1.5 ml
きゅうり	20 g
塩	（きゅうりの0.5％）
たまねぎ	5 g
マヨネーズソース	10 g
練りからし	1〜2 g

※マヨネーズソースは脂肪量が多いので，エネルギー量を控えたい場合にはマヨネーズソースの30％位を牛乳やスープストックに替え，加えてからよく撹拌して使う．

※きゅうりの代わりにさやいんげんを用いてもよい．さやいんげんは色よく，軟らかくゆでてから1 cm長さに切って，軽く塩を振って冷ます．

作り方

① じゃがいもはピーラーで皮をむき，丸のまま，または半分に切ってから竹串がさっと通るまでゆでる．ゆで上がったら1.5 cm位の角切りにし（切ってからゆでる場合は，煮くずれに注意する），下味をして冷ます．調味料Aをじゃがいもとにんじんの下味に使う．

② にんじんは皮をむいて，じゃがいもよりやや小さめの角切りにし，軟らかくゆで，ゆで水を切ったら軽く下味をして冷ます．

③ きゅうりはにんじんと同様の大きさに切り，軽く塩をして，水気が出たらぬぐい取っておく．

④ たまねぎはフードスライサー（1 mm設定）で薄切りにしてから水にさらし，その後，水切りしておく．

⑤ マヨネーズソースに好みの量の練りからしを加え，この中に①〜④を入れて混ぜ合わせる．冷蔵庫で冷やしてから供する．

展　開

じゃがいもの代わりにマカロニ，スパゲッティを使い，マカロニサラダ，スパゲッティサラダにする．

栄養価 料理名	エネルギー (kcal)	たんぱく質 (g)	脂質 (g)	飽和脂肪酸 (g)	一価不飽和脂肪酸 (g)	多価不飽和脂肪酸 (g)	n-6合計 (g)	n-3合計 (g)	コレステロール (mg)	炭水化物 (g)	カルシウム (mg)	鉄 (mg)	食塩相当量 (g)	レチノール当量 (μg)	ビタミンB₁ (mg)	ビタミンB₂ (mg)	ビタミンC (mg)	ビタミンE (mg)	食物繊維 (g)
ポテトサラダ	132	1.7	7.6	0.74	3.28	3.10	2.41	0.69	6	14.7	12	0.4	0.8	153	0.07	0.04	28	2.0	1.5

副 菜

4-B-10 ほうれん草ときのこのコキーユ

coquille d' épinard（仏）

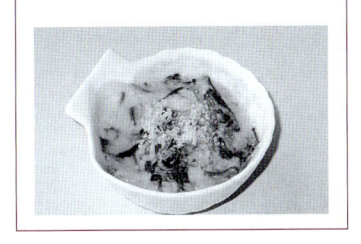

材料　分量

材料	分量
ほうれん草	40 g
しめじ	
生しいたけ	30 g
マッシュルーム	
塩	0.5 g
こしょう	少々
バター	3 g
白ワイン	2 ml
ホワイトソース	
バター	3 g
薄力粉	3 g
牛乳	50 ml
ブイヨン	10 ml
塩	0.2 g
パルメザンチーズ	1 g
コキーユ皿	

作り方

① ほうれん草は洗い4～5cm長さに切り，熱湯でさっとゆで，冷水でさらし，水切りしておく．
② きのこは石づきを取り，小房にほぐすか，せん切りにする．
③ バターを熱し②を炒め，しんなりしたら①を入れ，油が回ったら塩，こしょう，白ワインで味を調える．
④ ホワイトソースを作る．バターと薄力粉を混ぜ合わせ，火にかけて色をつけないよう気をつけながら炒める．温めた牛乳とスープを入れ，ダマにならないよう注意してソースを作る．ソースで③を和える．
⑤ 油を軽く塗ったほたての貝殻または貝形の器（コキーユ皿）に④を詰め，上にパルメザンチーズを振る．
⑥ 200～220℃のオーブンに入れ，表面に焦げ色がつき，ソースがプクプクするまで焼く（約7～8分）．

展開

具の種類や分量を増やすと主菜になる．このときはグラタン皿に入れて焼く．ホワイトソースをブイヨンでゆるくして具を煮込むとクリームスープになる．

サイエンス　"きのこの成分"

きのこは水分90％，糖質5％，たんぱく質2％，脂質0.3％を含み，水分が多い食品である．ビタミンB_2や各種のミネラルも含んでいる．また，食物繊維は100g中に3g程度含まれているものが多く，特有の歯ざわりがある．

料理名	エネルギー(kcal)	たんぱく質(g)	脂質(g)	飽和脂肪酸(g)	一価不飽和脂肪酸(g)	多価不飽和脂肪酸(g)	n-6合計(g)	n-3合計(g)	コレステロール(mg)	炭水化物(g)	カルシウム(mg)	鉄(mg)	食塩相当量(g)	レチノール当量(μg)	ビタミンB_1(mg)	ビタミンB_2(mg)	ビタミンC(mg)	ビタミンE(mg)	食物繊維(g)
ほうれん草ときのこのコキーユ	109	4.1	7.4	4.49	1.85	0.35	0.25	0.10	20	7.1	89	0.8	1.0	335	0.10	0.24	17	1.0	2.2

副菜 4-C-1

拌三絲（バヌサンスー）
（三種の和え物）

材料 / 分量

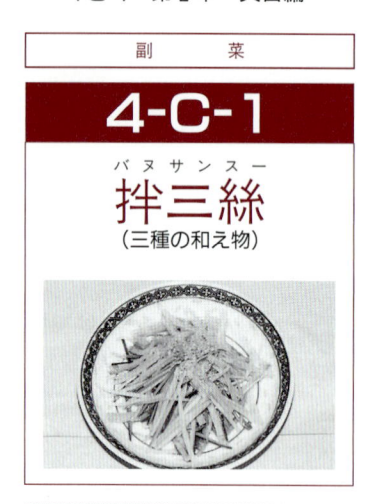

材料	分量
糸寒天	1.5 g
ハム	10 g
きゅうり	20 g
（板ずり用塩）	0.5 g
A　食酢	5 mL
しょうゆ	3 mL
砂糖	1 g
ごま油	1 mL
煎りごま	1 g

作り方

① 糸寒天はぬるま湯で戻し，4 cm長さに切る．
② ハムは4 cm長のせん切りにする．
③ きゅうりは板ずりし，熱湯をかけ水で急冷し，フードスライサー（2 mm設定）で薄切りし，さらにせん切りする．
④ Aをあわせ，調味液を作る．
⑤ ①～③の材料と煎りごまをあわせ，④の調味液で和え，器に盛る．
　材料の切り方を揃え，調味液は食べる直前に混ぜ合わせる．
　糸寒天の代わりに春雨，ビーフン，粉皮を用いてもよく，塩くらげ，錦糸卵，にんじん等を使用してもよい．

展開　涼拌茄子（リャンバンチェズ）

① なすはへたを取り，縦半分に切り，水に放ちアクを抜く．
② 煮立った蒸し器，大量調理用はスチームコンベクションオーブン（100℃）で約15分間蒸す．この際，水っぽくなるので，蒸してから水にとらない．早く冷ますため，重ねないように広げると退色も防げる．
③ Bをあわせ，調味液を作る．
④ 器に盛り，③の調味液を上からかける．

材料 なす75 g，B［食酢3 mL，しょうゆ4 mL，砂糖1 g，にんにく（おろす）0.2 g，豆板醬0.2 g］

サイエンス "ごま油"

　ごまを煎って搾油すると特有の香気が出る．ごま油は色調が濃く精製度を抑えており，調合油の原料や香りづけ調味料として中国料理や韓国料理には欠かせない．油を構成する脂肪酸にはオレイン酸，リノール酸が多い．ごま油は貯蔵中，酸化されることが少ない．セサモール（sesamol），セサモリン（sesamoline）に抗酸化作用があるためである．ごま油の生理作用である血圧降下や老化防止などが注目されている．

料理名	エネルギー (kcal)	たんぱく質 (g)	脂質 (g)	飽和脂肪酸 (g)	一価不飽和脂肪酸 (g)	多価不飽和脂肪酸 (g)	n-6合計 (g)	n-3合計 (g)	コレステロール (mg)	炭水化物 (g)	カルシウム (mg)	鉄 (mg)	食塩相当量 (g)	レチノール当量 (μg)	ビタミンB₁ (mg)	ビタミンB₂ (mg)	ビタミンC (mg)	ビタミンE (mg)	食物繊維 (g)
拌三絲	45	2.3	2.9	0.72	1.13	0.79	0.76	0.02	4	2.3	19	0.4	0.7	11	0.08	0.03	8	0.1	0.3

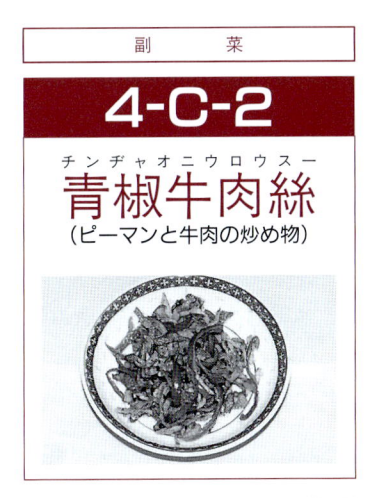

◆副　　菜◆

副　菜
4-C-2

チンヂャオニウロウスー
青椒牛肉絲
（ピーマンと牛肉の炒め物）

材　料	分　量
牛肉	25 g
A ┌ 清酒	0.5 ml
├ しょうゆ	1 ml
└ かたくり粉	0.5 g
ピーマン（青椒）	30 g
切り干し大根	7 g
ねぎ	2 g
にんにく	1 g
サラダ油	5 g
B ┌ 塩	0.4 g
├ こしょう	0.01 g
└ しょうゆ	1.5 ml
水溶きかたくり粉	
┌ かたくり粉	1 g
└ 水	3 ml

※肉は線維にそって切ると丸まらず，ちぎれない．
※野菜は炒めすぎると歯ざわりが悪くなるので，高温で短時間に仕上げるのがよい．

作り方

① 切り干し大根は湯に15分間戻し（4〜5倍となる）4〜5 cmに切る．
② 牛肉はせん切りにし，Aで下味をつけ，かたくり粉をまぶし，160℃のサラダ油で油通し（大量調理では10〜60秒弱）をする．その際，揚げすぎると硬くなるので注意する．
③ ピーマンはフードスライサー（1 mm設定）でせん切りにする．
④ ねぎとにんにくはフードカッターでみじん切りにする．
⑤ 中華鍋に油を熱し，④を入れて炒め②を強火で炒め，肉の色が変わったら①，③を加え，強火で炒め，Bで味を調え，薄い水溶きかたくり粉を入れて汁気をからめる．大量調理の場合には炒める1回の量を少なくする．特にピーマンは熱が加わると変色するので，盛りつける直前に炒めて混ぜる．

展　開　青椒肉絲
チンヂャオロウスー

牛肉の代わりに豚肉，鶏肉を使う．
野菜にはにんにくの芽（茎），ザーサイ，しいたけなどを用いてもよい．

サイエンス　"油通しの効果"

油通しとは130〜160℃に加熱した油の中をごく短時間くぐらせるという意味で，炒菜の下調理操作である．油通しをして炒めた野菜は重量減少が少なく，歯ごたえがある．肉も重量減少および加熱による収縮が少ない．低温で内部温度の緩慢な上昇を促すことになり，これが炒め時間を短縮し，色やテクスチャーに好ましい影響を与えるためである．

栄養価 料理名	エネルギー (kcal)	たんぱく質 (g)	脂質 (g)	飽和脂肪酸 (g)	一価不飽和脂肪酸 (g)	多価不飽和脂肪酸 (g)	n-6合計 (g)	n-3合計 (g)	コレステロール (mg)	炭水化物 (g)	カルシウム (mg)	鉄 (mg)	食塩相当量 (g)	レチノール当量 (μg)	ビタミンB_1 (mg)	ビタミンB_2 (mg)	ビタミンC (mg)	ビタミンE (mg)	食物繊維 (g)
青椒牛肉絲	131	6.2	7.8	1.42	2.69	2.59	2.16	0.42	17	8.3	43	1.5	0.7	20	0.05	0.08	23	1.3	2.2

副　　菜
4-C-3

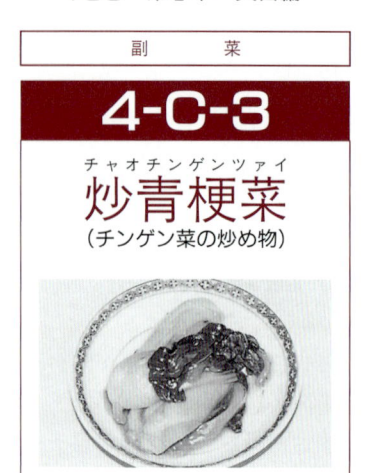

チャオチンゲンツァイ
炒青梗菜
（チンゲン菜の炒め物）

材　料	分　量
チンゲン菜	80 g
にんにく（みじん切り）	0.5 g
サラダ油	4 g
スープ	40 ml
塩	0.1 g
紹興酒	3 ml
A ┌ スープ	30 ml
├ 塩	0.1 g
├ 紹興酒	1.5 ml
├ しょうゆ	1 ml
└ オイスターソース	2 ml
水溶きかたくり粉	
┌ かたくり粉	1.5〜2 g
└ 水	5 ml

作り方

① チンゲン菜はよく洗い，軸に少し切り込みを入れ，縦に半分に切る．
② 鍋（大量は回転釜）にサラダ油を熱し，にんにくを入れ炒める．
チンゲン菜は茎の方から加えて炒め，塩，紹興酒，スープを入れ，強火で3〜4分煮て引き上げ，70〜80％に絞り，株の方を外側にし皿に放射線状に並べる．
③ ②の煮汁にAを加え沸騰したら火を弱め，水溶きかたくり粉を入れ，一煮立ちしたら火を止め，皿に並べたチンゲン菜の上にかける．
※ チンゲン菜は炒めた後，スープを加えて少し加熱すると火の通りもよく，色も鮮やかである．
※ 水溶きかたくり粉を用いてとろみをつける時は，弱火または火を消して加える．

栄養価 料理名	エネルギー (kcal)	たんぱく質 (g)	脂質 (g)	飽和脂肪酸 (g)	一価不飽和脂肪酸 (g)	多価不飽和脂肪酸 (g)	n-6合計 (g)	n-3合計 (g)	コレステロール (mg)	炭水化物 (g)	カルシウム (mg)	鉄 (mg)	食塩相当量 (g)	レチノール当量 (μg)	ビタミンB₁ (mg)	ビタミンB₂ (mg)	ビタミンC (mg)	ビタミンE (mg)	食物繊維 (g)
炒青梗菜	60	0.8	4.1	0.40	1.61	1.77	1.64	0.33	0	4.1	82	1.0	0.7	272	0.03	0.06	19	1.3	1.0

副　菜
4-C-4

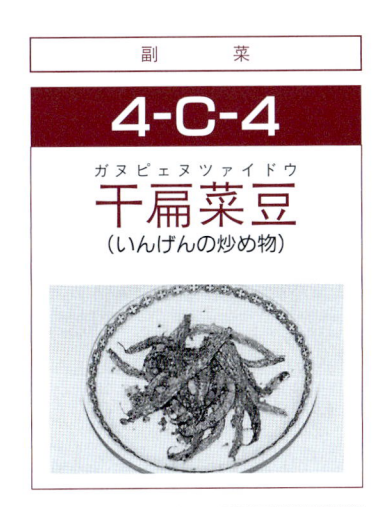

ガヌビェヌツァイドウ
干扁菜豆
（いんげんの炒め物）

材　料	分　量
さやいんげん	50 g
サラダ油	3 g
豚ひき肉	8 g
ねぎ	4 g
干しえび	3 g
ザーサイ	4 g
A ┌ 甜麺醤（小さじ1/2）	2〜3 g
（赤味噌1：しょうゆ1：	
清酒1：砂糖1）	
├ しょうゆ	1 ml
├ 紹興酒	1 ml
└ 塩	0.2 g
紹興酒	2 ml
スープ	4 ml
ごま油	0.1 g
サラダ油	2 g

作り方

① さやいんげんは6 cmに切り，160℃のサラダ油で表面にしわができる程度に揚げておく．
② 干しえびは水で戻してフードカッターでみじん切りにする．
③ ねぎ，ザーサイはフードカッターでみじん切りにする．
④ 中華鍋（大量は回転釜）にサラダ油を熱し，③，豚ひき肉，②を炒め，①を加え，スープ，紹興酒を入れて炒める．Aで味を調え，最後にごま油をたらし，器に盛る．
※さやいんげんは，しわになるまで揚げるとよい．
※干しえびは蝦米といい，独特の風味が珍重される．

展　開　　干扁茄子（ガヌビェヌチェズ）

材料のさやいんげんの代わりになすを70 g用いる．
　なすはへたを取り，縦半分に切り水に放ちアクを抜き，拍子木切りし，160℃のサラダ油で揚げ，上記と同じ要領で調理する．

栄養価 料理名	エネルギー (kcal)	たんぱく質 (g)	脂質 (g)	飽和脂肪酸 (g)	一価不飽和脂肪酸 (g)	多価不飽和脂肪酸 (g)	n-6合計 (g)	n-3合計 (g)	コレステロール (mg)	炭水化物 (g)	カルシウム (mg)	鉄 (mg)	食塩相当量 (g)	レチノール当量 (μg)	ビタミンB₁ (mg)	ビタミンB₂ (mg)	ビタミンC (mg)	ビタミンE (mg)	食物繊維 (g)
干扁菜豆	96	4.2	6.6	1.11	2.21	2.68	2.24	0.45	22	4.2	246	1.1	1.1	51	0.08	0.09	4	1.2	1.5

副　菜

4-C-5

奶白菜
（ナイ　バイ　ツァイ）
（白菜のクリーム煮）

🥄 作り方

① 白菜は，8つの櫛形に切る（ザク切りでもよい．葉を1枚ずつはがし縦に長く切ってもよい）．
② 湯に塩（2％），油（1％）を入れて白菜を軟らかくゆで，水気を切る．
③ 干しえびはさっと水洗いをし，水に浸けて戻し水気を切る．
④ 鍋に油を熱し干しえびを炒め，香りが出たらスープを入れ，砂糖と塩，こしょうで味を調える．
⑤ 水溶きかたくり粉でとろみをつける．
⑥ 生クリームとバターを加え，②の白菜を入れて1～2分煮る．

✂ 展　開　奶油青梗菜（ナイユチンゲンツァイ）／奶油白菜（パクチョイ）／奶油蘭花（ランボウ）／奶竜鬚菜（ナイロンシュウツァイ）

　白菜の代わりにチンゲン菜や広東白菜，ブロッコリー，アスパラガスでもよい．また，干ししいたけやたけのこ，ハムなどを加えるのもよい．

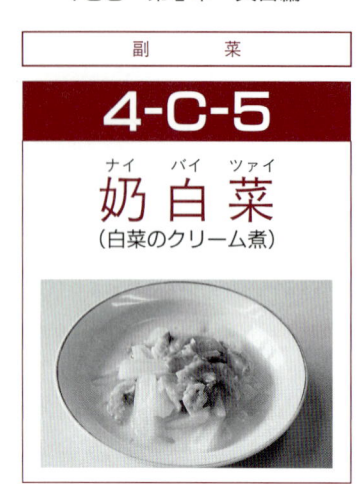

材　料	分　量
白菜	120 g
干しえび	5 g
スープ	60 mℓ
生クリーム	5 mℓ
バター	3 g
サラダ油	2 g
かたくり粉（3～4％）	2.5 g
砂糖	1 g
塩	0.5 g
こしょう	0.01 g

料理名	エネルギー (kcal)	たんぱく質 (g)	脂質 (g)	飽和脂肪酸 (g)	一価不飽和脂肪酸 (g)	多価不飽和脂肪酸 (g)	n-6合計 (g)	n-3合計 (g)	コレステロール (mg)	炭水化物 (g)	カルシウム (mg)	鉄 (mg)	食塩相当量 (g)	レチノール当量 (μg)	ビタミンB₁ (mg)	ビタミンB₂ (mg)	ビタミンC (mg)	ビタミンE (mg)	食物繊維 (g)
奶白菜	103	3.5	6.9	3.25	1.89	1.17	0.94	0.24	38	7.0	410	1.2	0.6	56	0.04	0.05	23	0.9	1.6

副 菜

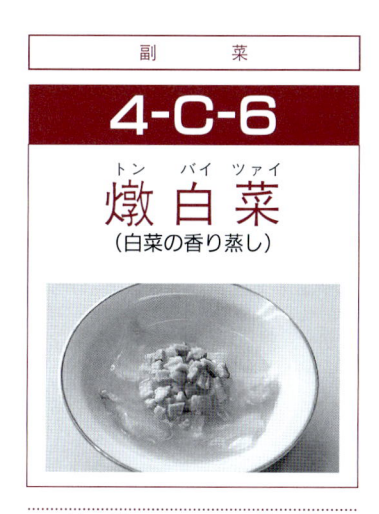

4-C-6
燉白菜
トン　バイ　ツァイ
（白菜の香り蒸し）

材　料	分　量
白菜	50 g
スープ	150 ml
ベーコン	10 g
塩	0.2 g
こしょう	0.001 g
水溶きかたくり粉	
かたくり粉	1.5 g
水	10 ml

作り方

① 白菜は1/4株（300 g位）に切り，大量調理は回転釜でゆでる．
② ゆで白菜の葉の間にベーコン（薄切り2〜3枚）をはさみ，バットに入れ白菜がかぶる程度にスープを加え，スチームコンベクションオーブン（85℃設定）で30分以上蒸す（ベーコンの香りが白菜に移る）．ベーコンは取り除き，細かく刻む．
③ ②の白菜は3〜4 cmに切り，器に盛る．鍋に②のスープを入れ，塩，こしょうで味を調え，水溶きかたくり粉でとろみをつける．蒸した白菜にスープを注ぎ，器ごと再び5分程度蒸し，刻みベーコンを上にちらす．

※白菜の蒸し時間は1〜2時間位蒸した方が一層おいしい．

展　開　奶湯白菜
ナイタンパイツァイ

スープの代わりに牛乳を50〜70％入れる．この際，牛乳は最後に加え，一煮立ちさせて火を止める．

ちょっとみて！

「牛乳とpH」

牛乳タンパク質の主成分であるカゼインの等電点はpH 4.6であるので，牛乳に酸性溶液（トマト，果汁など）を加える場合，pHが5以下になると，よく攪拌しても凝固物が生じる．凝固物のためざらざらして食感を損なうので，加え方や量に注意を要する．

栄養価 料理名	エネルギー (kcal)	たんぱく質 (g)	脂質 (g)	飽和脂肪酸 (g)	一価不飽和脂肪酸 (g)	多価不飽和脂肪酸 (g)	n-6合計 (g)	n-3合計 (g)	コレステロール (mg)	炭水化物 (g)	カルシウム (mg)	鉄 (mg)	食塩相当量 (g)	レチノール当量 (μg)	ビタミンB₁ (mg)	ビタミンB₂ (mg)	ビタミンC (mg)	ビタミンE (mg)	食物繊維 (g)
燉白菜	53	1.7	4.0	1.49	1.80	0.37	0.33	0.04	5	2.8	23	0.3	0.4	9	0.07	0.03	14	0.2	0.7

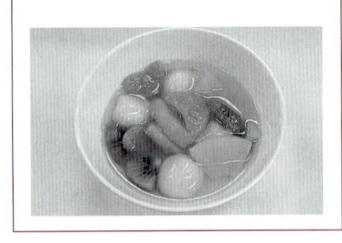

デザート
5-A-1 フルーツ白玉

材料	分量
白玉粉	20 g
水	17 ml
シロップ	
砂糖	10 g
水	50 ml
キウイフルーツ	15 g
パインアップル（缶）	20 g
みかん（缶）	20 g

作り方
① 白玉粉をボールに入れ，水を加えて混ぜ合わせ，まとめる．
② まとめた白玉粉は，直径1.5 cmほどの棒状にし，1人分3〜4個になるように切り分け，それぞれを手のひらの上で丸め，沸騰したお湯の中に落としてゆでる．
③ 火が通り，団子が浮き上がってきたら，網杓子ですくい，水をはった容器にとる．
④ シロップ用の砂糖と水をあわせ煮溶かしてから冷ましておく．キウイフルーツは皮をむいてイチョウ切りにする．みかん（缶）は汁気を切り，パインアップルは適当な大きさに切る．
⑤ 器に水気を切った団子を入れ，果物を飾りシロップをかける．

サイエンス "米粉の調理"

米粉にはグルテン形成能がないので，調理加工特性には主成分であるデンプンの影響が大きい．もち米粉とうるち米粉ではアミロースとアミロペクチン含量に差があり，それがデンプンの糊化に反映される．もち米を原料とする白玉粉は，うるち米を原料とする上新粉に比べて粘性が大きくなる．

栄養価 / 料理名	エネルギー (kcal)	たんぱく質 (g)	脂質 (g)	飽和脂肪酸 (g)	一価不飽和脂肪酸 (g)	多価不飽和脂肪酸 (g)	n-6合計 (g)	n-3合計 (g)	コレステロール (mg)	炭水化物 (g)	カルシウム (mg)	鉄 (mg)	食塩相当量 (g)	レチノール当量 (μg)	ビタミンB_1 (mg)	ビタミンB_2 (mg)	ビタミンC (mg)	ビタミンE (mg)	食物繊維 (g)
フルーツ白玉	150	1.6	0.3	0.07	0.05	0.08	0.07	0.01	0	35.1	9	0.4	0	16	0.03	0.01	15	0.3	0.7

5-A-2 わらびもち

デザート

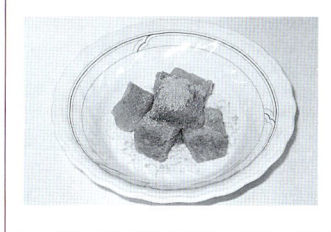

材料	分量
わらび粉	15 g
水	60 ml
砂糖	6 g
きな粉	6 g

作り方
① ボールにわらび粉を入れ，水を少量ずつ加えてよく溶かす．
② 鍋にこし入れて，砂糖を加える．
③ 中火にかけ，たえずかき混ぜながら透明になるまでよく練る．
④ 水に通した流し箱に入れ，冷やし固める．
⑤ ④の表面を押さえてみて何もついてこなければ，一口大にとりわけ，きな粉を表面にまぶす．
※大量調理時には，流し箱にきな粉の1/3量を敷き，そこに練ったわらび粉を流し入れ，上から1/3量のきな粉を振る．固まったら切り分けて残りのきな粉を表面にまぶすようにすると扱いやすい．

展開
■ わらび粉を練るときに，スキムミルクを水に溶かして加えてもよい．
■ わらび粉のかわりに葛粉を使うと葛もちになる．

サイエンス
植物の根茎から採取するデンプンには，じゃがいもデンプン，さつまいもデンプン，くずデンプン，わらびデンプンなどがある．加熱糊化した時のデンプンの粘弾性はデンプンの種類と調製温度によって異なるが，デンプンを練る時に砂糖を添加すると透明度が高くなるとともに，弾性と強度が増す．

料理名	エネルギー (kcal)	たんぱく質 (g)	脂質 (g)	飽和脂肪酸 (g)	一価不飽和脂肪酸 (g)	多価不飽和脂肪酸 (g)	n-6 合計 (g)	n-3 合計 (g)	コレステロール (mg)	炭水化物 (g)	カルシウム (mg)	鉄 (mg)	食塩相当量 (g)	レチノール当量 (µg)	ビタミン B_1 (mg)	ビタミン B_2 (mg)	ビタミンC (mg)	ビタミンE (mg)	食物繊維 (g)
わらびもち	99	2.2	1.4	0.20	0.27	0.74	0.64	0.10	0	20.0	18	0.8	0	0	0.01	0.01	0	0.2	0.8

デザート
5-A-3 果汁かん

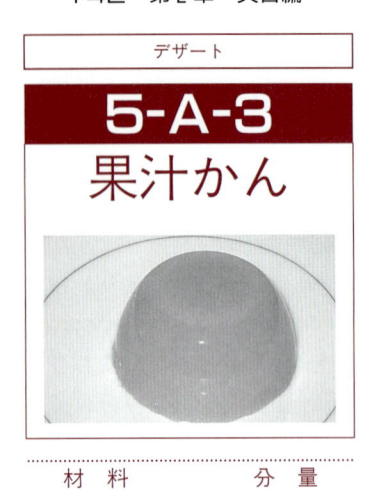

材料	分量
粉寒天	0.8 g
水	40 ml
砂糖	10 g
天然果汁（みかん）	60 ml

🍳 作り方
① 鍋に粉寒天と分量の水を入れ，よく混ぜ合わせる．
② ①を中火で加熱し，沸騰したら2分ほどその状態をたもちながら寒天を溶かす．
③ ②に砂糖を加え溶かし，火を止めてから果汁を入れよく混ぜ合わせる．
④ 水に通した容器に流し入れ，冷やし固める．
※大量に調製する時には，粉寒天に替えて錠剤状に成型した寒天を使用すると計量作業の効率化がはかれる．

🍴 展　開　フルーツかん
果汁にかえて果物を中に入れる時やフルーツカクテルの缶詰などを使う時は，寒天ゲルの中へ早く入れると果物が下に沈むので，固まりそうになってから入れて混ぜるとよい．

サイエンス　"寒天の調理性"
寒天はテングサ，オゴノリなどの紅藻類を煮溶かして寒天質を溶出してろ過し，冷却ゲル化したものを凍結後，溶解，乾燥したもので，アガロース70～80％とアガロペクチンからなる．角（棒）寒天，糸寒天はこの方法で作られる．粉寒天はゲルを圧搾脱水後，乾燥，粉砕したものである．角，糸寒天は水に浸漬して膨潤後煮溶かす．粉寒天は膨潤しなくても溶解する．また寒天は90℃以上で溶解してゾルになり，35～25℃でゲル化する．ただし酸性下で加熱すると加水分解して凝固しにくくなるので，ゾルを50～60℃に冷却して果汁を加えるとよい．

通常のゼリーの場合，角寒天は1％，糸寒天0.8～0.9％，粉寒天0.5％使用するとほぼ同じ硬さになる．

栄養価 料理名	エネルギー (kcal)	たんぱく質 (g)	脂質 (g)	飽和脂肪酸 (g)	一価不飽和脂肪酸 (g)	多価不飽和脂肪酸 (g)	n-6合計 (g)	n-3合計 (g)	コレステロール (mg)	炭水化物 (g)	カルシウム (mg)	鉄 (mg)	食塩相当量 (g)	レチノール当量 (μg)	ビタミンB_1 (mg)	ビタミンB_2 (mg)	ビタミンC (mg)	ビタミンE (mg)	食物繊維 (g)
果汁かん	64	0.4	0.1	0.00	0.00	0.00	0.00	0.00	0	16.4	6	0.1	0	5	0.04	0.01	25	0.2	0.1

◆デザート◆

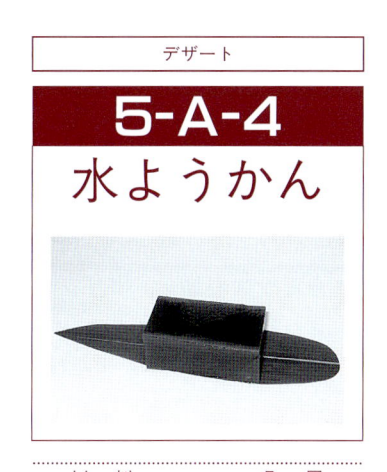

5-A-4 水ようかん

材料	分量
粉寒天	0.8 g
水	70 ml
砂糖	20 g
こしあん	25 g
塩	0.2 g

作り方
① 鍋に粉寒天と分量の水を入れ，よく混ぜ合わせる．
② ①を中火で加熱し，沸騰したら2分ほどその状態をたもちながら寒天を溶かし，砂糖を加える．
③ ②の砂糖が溶けたら，こしあんに少しずつ加えてよくかき混ぜ，塩を加えて再び加熱する．
④ あんと寒天液が分離しないように，③をかき混ぜながらとろみがつくまで冷まし，水にくぐらせた流し箱で冷やし固める．
⑤ 清潔に処理した笹の葉や桜の葉を敷いて盛りつける．

展開
こしあんをさつまいもあんに替えると，いもようかんになる．
材料 粉寒天 0.7 g，水 60 ml，砂糖 20 g，さつまいも 40 g（裏ごしをして 25 g）

サイエンス "あんの科学"
あずきのあん粒子は，煮熟によって細胞壁中層のペクチンが溶出し，細胞単位に分離したものである．細胞内のデンプンは膨潤糊化するが，デンプン粒子を囲むたんぱく質が加熱により凝固して安定化するため，デンプンは細胞外に流出しない．細胞膜を破壊すると，あん粒子は形成されず，糊状になってしまう．

料理名 \ 栄養価	エネルギー (kcal)	たんぱく質 (g)	脂質 (g)	飽和脂肪酸 (g)	一価不飽和脂肪酸 (g)	多価不飽和脂肪酸 (g)	n-6系合計 (g)	n-3系合計 (g)	コレステロール (mg)	炭水化物 (g)	カルシウム (mg)	鉄 (mg)	食塩相当量 (g)	レチノール当量 (μg)	ビタミンB₁ (mg)	ビタミンB₂ (mg)	ビタミンC (mg)	ビタミンE (mg)	食物繊維 (g)
水ようかん	116	2.5	0.2	0.02	0.01	0.04	0.03	0.01	0	26.6	6	0.7	0.2	0	0.01	0.01	0	0.1	1.7

デザート

5-B-1 カスタードプディング
custard pudding（英）

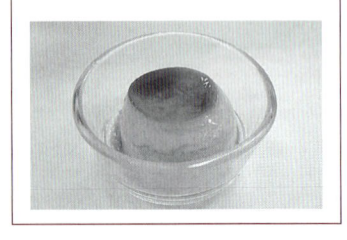

材料　分量

材料	分量
鶏卵	25 g
牛乳	60 ml
砂糖	7 g
バニラエッセンス	0.01 g
カラメルソース	
砂糖	6 g
水	3 ml
熱湯	3 ml
バター（塗り用）	0.2 g

作り方
① プリン型の内側にバターを塗る．
② 砂糖に水を加えて焦げ目がつくまで煮詰め，熱湯を加えてカラメルソースを作り，プリン型に流し入れる．
③ 牛乳と砂糖をあわせて温め，砂糖を溶かす．
④ 卵を溶きほぐし③を加えてこす．バニラエッセンスを加え，プリン型につぎ分ける．
⑤ 天板に湯を注ぎ160℃のオーブンで20～25分蒸し焼きにする．または，スチームコンベクションオーブンのバイオスチーミングモードで85℃，13～15分加熱する．

展開　パンプディング／フルーツプリン
■パンやカステラなどを入れるとパンプディングになる．
■器に季節のフルーツを盛り合わせるとフルーツプリンになる．

サイエンス　"牛乳と砂糖の調理性"

　プディングは牛乳と卵を加熱したゲルであり，牛乳の成分は，ゲルを形成する網目の足の長さや密度に影響を与える．牛乳の割合を多くすると内部温度の上昇が早いのですだちやすいが，温度管理を適切に行えば軟らかく，きめの細かい出来上がりになる．

　砂糖液を160℃以上に加熱するとヒドロキシメチルフルフラール（HMF）を生じ，さらに180℃位まで加熱すると重合して褐色のカラメルになる．カラメルソースの焦がし方は褐色で少し煙が出る程度．焦げたカラメルに湯を加える時は，激しく沸騰するので注意する．カラメルソースの煮詰め加減は，鍋を傾けてゆっくり流れる位の濃度．硬すぎると固まってしまうし，ゆるめすぎると卵液と混ざり合ってしまう．

ちょっとみて！

「加熱と香気」
　砂糖を焦がして作るカラメルソースは，カラメル香という甘い香りがする．また，糖とたんぱく質やアミノ酸を加熱して褐色に変わる反応はアミノカルボニル反応といい，着色物質と同時に香気物質も生成する．褐変反応は食品の品質低下の原因になる場合もあるが，食品に特有の風味を与える調理操作でもある．

栄養価 料理名	エネルギー(kcal)	たんぱく質(g)	脂質(g)	飽和脂肪酸(g)	一価不飽和脂肪酸(g)	多価不飽和脂肪酸(g)	n-6合計(g)	n-3合計(g)	コレステロール(mg)	炭水化物(g)	カルシウム(mg)	鉄(mg)	食塩相当量(g)	レチノール当量(μg)	ビタミンB₁(mg)	ビタミンB₂(mg)	ビタミンC(mg)	ビタミンE(mg)	食物繊維(g)
カスタードプディング	131	5.2	5.2	2.23	1.52	0.44	0.39	0.06	113.0	16.0	82	0.5	0.2	64	0.05	0.20	1	0.4	0.0

デザート

5-B-2 コーヒーゼリー
coffee jelly（英）

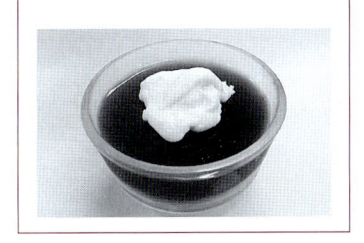

材料	分量
粉ゼラチン	2 g
（出来上がり重量の 2〜2.5 %）	
水	20 m*l*
インスタントコーヒー	0.7 g
熱湯	80 m*l*
砂糖	1 g
生クリーム	10 g
砂糖	1.4 g

作り方

① ゼラチンを分量の水で膨潤させる．
② コーヒーを熱湯で溶かして砂糖を加える．
③ ①に②を加えてよく混ぜ，水で濡らしたゼリー型に入れて冷やし固める．
④ 生クリームを五分立てにして砂糖を加える．
⑤ ゼリーを型から出して④をかける．

サイエンス "ゲル化剤の調理性"

ゼラチンは冷水にはほとんど溶けず吸水・膨潤する．吸水量はゼラチン1gに対し約10gであるから，10倍の水に20〜30分浸せばよい．吸水・膨潤したゼラチンは40℃位まで加温（湯煎にする方が望ましい）すると溶解して均一な溶液になる．温度を上げすぎると凝固能力が低下するので注意する．

ゼラチンの凝固温度，融解温度は寒天に比べてかなり低いので，凝固させるには冷蔵か氷水が必要である．ゼリー類のゼラチン濃度2〜3％の場合には5℃以下に冷却する必要がある．融解温度はゼラチン濃度2〜3％では20℃位であるから室温では時間とともに融解する．ゼラチンゼリーは，口の中で溶けやすくなめらかな舌ざわりを与えるが，夏の室温では崩壊しやすい．寒天0.7％とゼラチン1％を併用すると凝固温度が30℃以上になり，夏の室温でもゼリーの崩壊は起こりにくい．

カラギーナンは紅藻類より抽出される多糖類の一種で，寒天ゼリーに比較し融解温度が低い．形成されるゼリーは，ゼラチンゼリーに近い性質であるが，ゼラチンゼリーとは異なり，室温で融解することはない．口溶けのよさはゼラチンゼリーよりやや劣る．

料理名 \ 栄養価	エネルギー (kcal)	たんぱく質 (g)	脂質 (g)	飽和脂肪酸 (g)	一価不飽和脂肪酸 (g)	多価不飽和脂肪酸 (g)	n-6合計 (g)	n-3合計 (g)	コレステロール (mg)	炭水化物 (g)	カルシウム (mg)	鉄 (mg)	食塩相当量 (g)	レチノール当量 (μg)	ビタミン B_1 (mg)	ビタミン B_2 (mg)	ビタミンC (mg)	ビタミンE (mg)	食物繊維 (g)
コーヒーゼリー	62	2.1	4.5	0.00	0.00	0.00	0.10	0.01	12.0	3.1	7	0.0	0.0	39	0.00	0.01	0	0.1	0.0

デザート

5-B-3 ブラマンジェ
blanc-manger（仏）

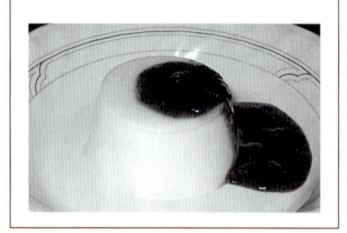

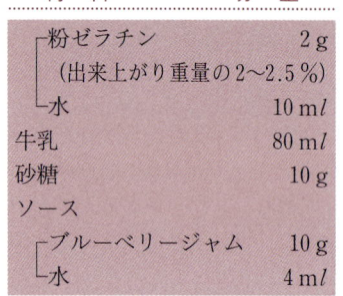

材　料	分　量
粉ゼラチン	2 g
（出来上がり重量の 2〜2.5 %）	
水	10 ml
牛乳	80 ml
砂糖	10 g
ソース	
ブルーベリージャム	10 g
水	4 ml

作り方
① ゼラチンを分量の水で膨潤させる．
② 牛乳を温め①のゼラチンと砂糖を加えて溶かす．
③ 水で濡らしたゼリー型に入れ，冷やし固める．
④ ブルーベリージャムと水を混ぜて火にかけ，火から降ろして冷やす．
⑤ ゼリーを型から出して④をかける．
※ブラマンジェは白い食べ物という意味であり，乳をプディング状に固めた冷菓の一種である．ゼラチンで固めるフランス式とコーンスターチで固めるイギリス式がある．本来はアーモンドの絞り汁を用いる．

展　開
■ 抹茶やココア，刻んだ果物，ピューレ状の果物を混ぜる．
■ ソースを生クリームやカスタードソース，フルーツソースにする．

サイエンス　"ゼラチンとたんぱく質分解酵素"

ゼラチンはたんぱく質であるため，ゼラチンゼリーを作る時にたんぱく質分解酵素を含むパインアップル，いちじく，キウイ，パパイアなどの果物を生で加えると，たんぱく質が分解されてゼリーを形成しない．したがって，これらの果物を使ってゼラチンゼリーを作る時は果物を加熱して使うとよい．また，寒天ゼリーはたんぱく質分解酵素を含む果物を生で使ってもゼリーを形成する．最近市販されるようになったキウイの新品種ホート 16 A（ゴールドキウイ）はゼラチンゼリー形成阻害作用が認められないので，生で加えてもゼリーを形成する．

栄養価 料理名	エネルギー(kcal)	たんぱく質(g)	脂質(g)	飽和脂肪酸(g)	一価不飽和脂肪酸(g)	多価不飽和脂肪酸(g)	n-6系(g)	n-3系(g)	コレステロール(mg)	炭水化物(g)	カルシウム(mg)	鉄(mg)	食塩相当量(g)	レチノール当量(μg)	ビタミンB₁(mg)	ビタミンB₂(mg)	ビタミンC(mg)	ビタミンE(mg)	食物繊維(g)
ブラマンジェ	119	4.7	3.2	1.96	0.73	0.10	0.08	0.01	10.1	18.3	93	0.0	0.1	33	0.03	0.13	1	0.3	0.4

5-B-4 スイートポテト
sweet potato

デザート

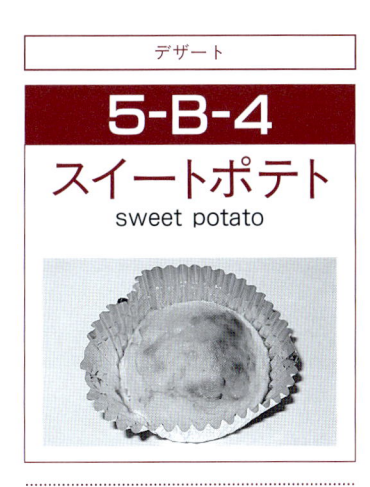

材料	分量
さつまいも	60 g
バター	1 g
砂糖	6 g
塩	0.1 g
鶏卵	8 g
牛乳	16 ml
アルミカップ（8号）	1個
鶏卵	1 g

作り方
① さつまいもは皮をむいて1cmの厚さに切ってゆでる．または，スチームコンベクションオーブンのスチーミングモードで10分加熱する．
② 軟らかくなったら熱いうちに裏ごしをする．
③ 鍋にバターを溶かし，さつまいも，砂糖，塩，鶏卵，牛乳を加えてよく練る．
④ アルミカップに③のさつまいもを絞りだし卵液を塗る．
④ 220℃のオーブンで12分焼く．または，スチームコンベクションオーブンのコンビスチーミングモードで180℃，18分加熱する．

展開
■ さつまいもを縦2つに切った皮に詰める．
■ さつまいもをかぼちゃに代える．
■ さつまいもに砂糖，さらに抹茶を加えて茶巾絞りとする．

料理名	エネルギー(kcal)	たんぱく質(g)	脂質(g)	飽和脂肪酸(g)	一価不飽和脂肪酸(g)	多価不飽和脂肪酸(g)	n-6合計(g)	n-3合計(g)	コレステロール(mg)	炭水化物(g)	カルシウム(mg)	鉄(mg)	食塩相当量(g)	レチノール当量(μg)	ビタミンB₁(mg)	ビタミンB₂(mg)	ビタミンC(mg)	ビタミンE(mg)	食物繊維(g)
スイートポテト	154	2.5	2.4	1.18	0.71	0.21	0.18	0.03	42.0	30.2	43	0.5	0.1	30	0.08	0.10	14	0.9	2.1

デザート

5-B-5 りんごの赤ワイン煮

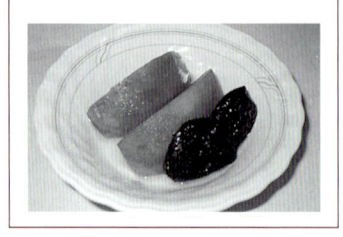

材料　分量

材料	分量
りんご	70 g（1/3個）
プラム	10 g
水	40 mℓ
砂糖	（水の20〜25％）8 g
赤ワイン	5 mℓ
レモン（薄切り）	2/3 枚

作り方

① りんごは皮をむいて6つのくし形に切る．
② プラムはぬるま湯につける．
③ りんごとプラムを鍋に入れ，材料が浸る位の水と分量の砂糖を加え，赤ワイン，レモンの薄切りを入れて煮る．または，スチームコンベクションオーブンのスチーミングモードで20分加熱する．
④ あら熱をとり煮汁のまま冷やす．または，ブラストチラーで冷やす．

展　開

■ ワインを使わない．あるいは，赤ワインを白ワインとしてもよい．
■ ソースとして五分立ての生クリーム，カスタードソースなどをかける．

栄養価 料理名	エネルギー (kcal)	たんぱく質 (g)	脂質 (g)	飽和脂肪酸 (g)	一価不飽和脂肪酸 (g)	多価不飽和脂肪酸 (g)	n-6合計 (g)	n-3合計 (g)	コレステロール (mg)	炭水化物 (g)	カルシウム (mg)	鉄 (mg)	食塩相当量 (g)	レチノール当量 (μg)	ビタミンB₁ (mg)	ビタミンB₂ (mg)	ビタミンC (mg)	ビタミンE (mg)	食物繊維 (g)
りんごの赤ワイン煮	79	0.4	0.1	0.01	0.00	0.01	0.01	0.00	0.0	20.4	6	0.1	0.0	23	0.02	0.02	3	0.3	1.7

◆デザート◆

5-B-6 フルーツヨーグルト

デザート

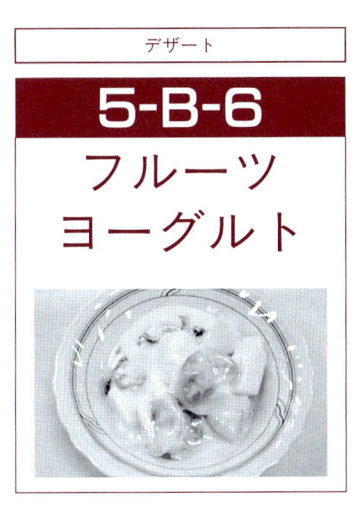

材 料	分 量
りんご	30 g
バナナ	20 g
みかん（缶）	20 g
レーズン	3 g
ヨーグルト（無糖）	50 g
砂糖	1 g
蜂蜜	1 g

作り方

① りんごは6つのくし形に切り，薄切りにする．バナナは小口切りにする．切ったりんごとバナナはヨーグルトの一部で和える．
② ヨーグルト，砂糖，蜂蜜を混ぜ，①とみかん，レーズンを和える．

展 開

■季節の果物を使って応用する．

サイエンス "キウイのたんぱく質分解酵素"

キウイをヨーグルトに混ぜると苦味を生じることがあるが，最近市販されるようになったキウイの新品種ホート16 A（ゴールドキウイ）はたんぱく質分解酵素のアクチニジンの含量が少ないので苦味を感じない．

栄養価 料理名	エネルギー(kcal)	たんぱく質(g)	脂質(g)	飽和脂肪酸(g)	一価不飽和脂肪酸(g)	多価不飽和脂肪酸(g)	n-6合計(g)	n-3合計(g)	コレステロール(mg)	炭水化物(g)	カルシウム(mg)	鉄(mg)	食塩相当量(g)	レチノール当量(μg)	ビタミンB_1(mg)	ビタミンB_2(mg)	ビタミンC(mg)	ビタミンE(mg)	食物繊維(g)
フルーツヨーグルト	93	2.3	1.5	0.92	0.36	0.06	0.04	0.01	6.0	18.7	66	0.3	0.1	34	0.05	0.08	8	0.4	0.9

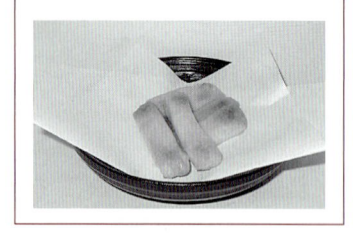

デザート
5-B-7 セサミクッキー

材　料	分　量
小麦粉	13 g
ベーキングパウダー	0.2 g
バター	6.5 g
鶏卵	3.5 g
牛乳	3 g
煎りごま（白）	3 g

作り方
① 小麦粉とベーキングパウダーはあわせて2回以上振るっておく．
② バターをクリーム状になるまでよく混ぜ，卵，牛乳を順に混ぜる．
③ ②に①の小麦粉とごまを混ぜる．
④ ③を小分けして広げたラップの上に細長く伸ばす．ラップを巻いて直径2～2.5 cmの棒状に形づくり，冷蔵庫でねかせる．
⑤ 5 mm厚さ（1人5個）に切り，天板に間隔をおいて並べる．
⑥ 170～180℃のオーブンで15～20分焼く．

サイエンス　"クッキーのサクサク感"
　クッキーは小麦粉，バター，卵，砂糖を主材料とした焼き菓子である．クッキーのサクサク感はバターの割合によって大きく変わり，バターの割合が少ないとパリンと割れてサクサク感が少ない．しかし，バターの割合が多くなると口当たりが軽くサクサクとした感じになる．クッキーにはグルテンの少ない薄力粉を使うが，さらにバターが小麦粉のグルテンの形成を阻止するのでサクサクと砕けやすくなる．

料理名 \ 栄養価	エネルギー (kcal)	たんぱく質 (g)	脂質 (g)	飽和脂肪酸 (g)	一価不飽和脂肪酸 (g)	多価不飽和脂肪酸 (g)	n-6合計 (g)	n-3合計 (g)	コレステロール (mg)	炭水化物 (g)	カルシウム (mg)	鉄 (mg)	食塩相当量 (g)	レチノール当量 (μg)	ビタミンB_1 (mg)	ビタミンB_2 (mg)	ビタミンC (mg)	ビタミンE (mg)	食物繊維 (g)
セサミクッキー	121	2.1	7.6	3.78	2.13	1.02	0.98	0.05	28.8	10.6	45	0.5	0.1	40	0.03	0.04	0	0.2	0.7

5-B-8 りんごケーキ

デザート

材料／分量

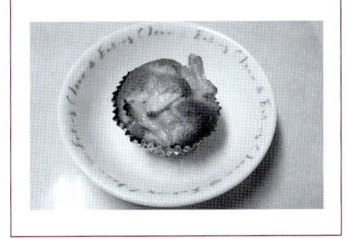

材料	分量
りんご	10 g
鶏卵	6 g
上白糖	10 g
無塩バター	5 g
薄力粉	13 g
ベーキングパウダー	0.1 g
シナモン	0.06 g
塩	0.1 g
アルミカップ（8号）	1個

作り方

① りんごを洗浄し，八つ切りにして芯を取り，スライサーで6～7 mm厚さのいちょう切りにする（皮はそのままにする）．
② 卵を消毒して割る．
③ バターを溶かしやすい大きさに切り，電子レンジに1分かけて溶かす．
④ 薄力粉，ベーキングパウダー，シナモン，塩を合わせてふるう．
⑤ 卵に上白糖，溶かしバター，りんご，ふるった④を加えて混ぜる．
⑥ アルミカップに生地を入れ，スチームコンベクションオーブンで170℃，15分焼く．

展開

■ りんごをレーズン，ナッツ類に替えてもよい．

サイエンス

りんごポリフェノール（カテキン）は皮をむくと褐変する．しかし，このケーキは焼くことにより焼き色がつくので，褐変を防ぐためにわざわざりんごを塩水につける必要はない．

ベーキングパウダーは炭酸ガス（二酸化炭素）を発生させる重曹（炭酸ナトリウム）を主成分として，ガス発生を助ける助剤（酸性剤：酒石酸，クエン酸，第一リン酸カルシウム他），さらに，保存中両者が反応しないように分離しておく遮断剤としてデンプン（コーンスターチ，小麦粉）が配合されている．助剤は室温でも反応が非常に早い即効型のものから，室温ではほとんど反応しない遅効型のもの，また持続的に反応し続けるものまでさまざまある．家庭用は蒸し物，焼き物用など数種類しかないが，業務用としては，焼き物用，蒸し物用，揚げ物用など，用途により数百種類あるといわれている．

ベーキングパウダーは目的別に選べる．また，常温で粉や水に反応するので，混ぜ合わせたらすぐに焼くことが大切である．

栄養価＼料理名	エネルギー(kcal)	たんぱく質(g)	脂質(g)	飽和脂肪酸(g)	一価不飽和脂肪酸(g)	多価不飽和脂肪酸(g)	n-6合計(g)	n-3合計(g)	コレステロール(mg)	炭水化物(g)	カルシウム(mg)	鉄(mg)	食塩相当量(g)	レチノール当量(μg)	ビタミンB_1(mg)	ビタミンB_2(mg)	ビタミンC(mg)	ビタミンE(mg)	食物繊維(g)
りんごケーキ	139	1.8	5	2.84	1.17	0.32	0	0.1	36	21.3	7	0.2	0.1	49	0.02	0.03	0	0.2	0.5

デザート 5-C-1

鶏蛋糕（ヂィダヌガオ）
（蒸しカステラ）

材料・分量

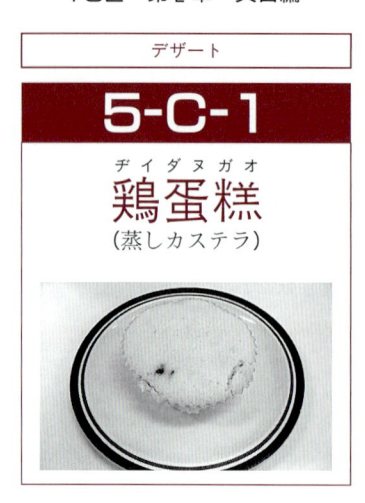

材 料	分 量
上新粉	10 g
鶏卵	13 g
砂糖	10 g
レーズン	3 g
アルミカップ（8号）	1個

作り方

① 上新粉は振るっておく．
② 干しぶどうは熱湯でふやかして刻み，①の一部をまぶす．
③ 鶏卵に砂糖を加えて共立てで十分に泡立てる．
④ ③に上新粉をさっくりと混ぜ，レーズンを加える．
⑤ アルミカップに④を流し入れ，中火〜強火で約20分蒸す．
　または，スチームコンベクションオーブンのスチーミングモードで18分加熱する．
※ドレンチェリー，アンゼリカ，レモンピールなどで⑤の上を飾って蒸すのもよい．
※糕は主に米の粉を用いたものをいう．

展 開

■上新粉を小麦粉に代えてもよい．また，砂糖を黒糖に代えてもよい．

サイエンス "共立て"

　油脂には泡立ちを阻害する性質があるので，卵白を泡立てる際油脂が混入しないようにする．しかし，共立てでは油脂を大量に含む卵黄と一緒に泡立てるにもかかわらず，卵白の泡立ちを阻害することがない．これは卵黄中の油脂が表面をレシチンという膜で被われた油滴状で存在するので，卵白の泡立ちを阻害することがない．共立ては別立てより泡立ちにくいので砂糖を加えて35〜40℃くらいに温めて泡立てるとよい．共立てでできた泡は比較的安定している．

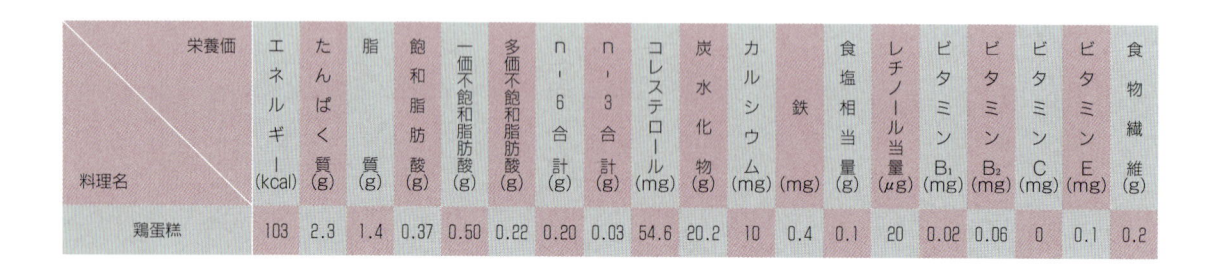

栄養価

料理名	エネルギー(kcal)	たんぱく質(g)	脂質(g)	飽和脂肪酸(g)	一価不飽和脂肪酸(g)	多価不飽和脂肪酸(g)	n-6 合計(g)	n-3 合計(g)	コレステロール(mg)	炭水化物(g)	カルシウム(mg)	鉄(mg)	食塩相当量(g)	レチノール当量(μg)	ビタミンB₁(mg)	ビタミンB₂(mg)	ビタミンC(mg)	ビタミンE(mg)	食物繊維(g)
鶏蛋糕	103	2.3	1.4	0.37	0.50	0.22	0.20	0.03	54.6	20.2	10	0.4	0.1	20	0.02	0.06	0	0.1	0.2

◆デザート◆

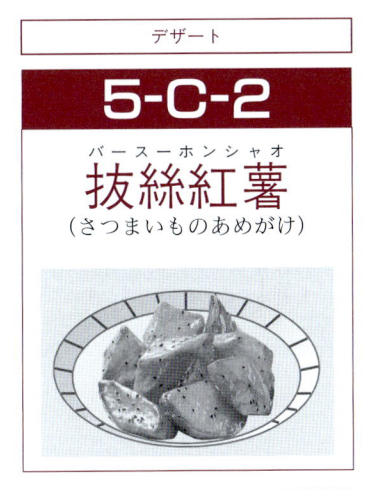

5-C-2
抜絲紅薯
バースーホンシャオ
（さつまいものあめがけ）

材　料	分　量
さつまいも	60 g
揚げ油	3 g
あめ	
├水	10 ml
├食酢	2 ml
└砂糖	20 g
サラダ油（塗り用）	0.5 g

作り方

① さつまいもの皮を厚くむき，大きめの乱切りにして，1％塩水に浸けておく．
② 揚げ鍋に油を入れ，150℃位になったらさつまいもを入れ，浮き上がったら取り出す．
③ 揚げ油をさらに170℃位に熱し，②を入れ焦げ色がつくまで揚げ，取り出して油を切る．
④ 鍋に砂糖，水，食酢を入れ，混ぜながら煮詰める．糸をひくようになったら③の熱いいもを入れ，手早く混ぜながらあめをからませる．
⑤ 油を塗った皿に盛り，あめが軟らかく熱いうちに供する．熱い抜絲を水にくぐらせて食する．

※あめをからめる時にごま（白ごまたは黒ごま）を加えてもよい．また，最後に煎りごまを振ってもよい．

展　開　大学いも

■大学いもは中国料理の抜絲より糖分が少なく大量調理向きである．
材料 さつまいも 60 g，揚げ油 3 g，薄口しょうゆ 4 ml，砂糖 4 g，水 4 ml，煎りごま 0.3 g
■さつまいもを山いも，ぎんなん，栗に代えてもよい．りんご，パインアップルなどの水分の多いものは，衣をつけて油で揚げる．

サイエンス　"抜絲"

抜絲には，銀抜絲（加熱温度140℃）と金抜絲（加熱温度155℃）があり，材料の色と味にあわせて作り分ける．金抜絲が失敗が少なく風味もよい．食酢を加えると砂糖の転化により甘味度が増し結晶化を防ぐことができる．

砂糖溶液を105～115℃に加熱して，40℃に冷めたときに攪拌すると粘りのある白いベルベットに似た状態になる．これをフォンダントという．

栄養価　料理名	エネルギー (kcal)	たんぱく質 (g)	脂質 (g)	飽和脂肪酸 (g)	一価不飽和脂肪酸 (g)	多価不飽和脂肪酸 (g)	n-6合計 (g)	n-3合計 (g)	コレステロール (mg)	炭水化物 (g)	カルシウム (mg)	鉄 (mg)	食塩相当量 (g)	レチノール当量 (μg)	ビタミンB₁ (mg)	ビタミンB₂ (mg)	ビタミンC (mg)	ビタミンE (mg)	食物繊維 (g)
抜絲紅薯	189	0.7	3.6	0.37	1.41	1.58	1.47	0.30	0	38.8	24	0.4	0	2	0.07	0.02	17	1.6	1.4

デザート 5-C-3
杏仁豆腐（牛乳かん）
シンレントウフウ

材料・分量

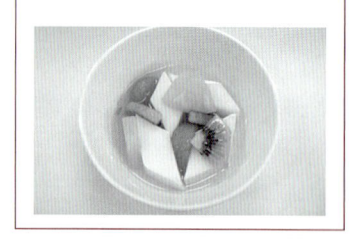

材　料	分　量
粉寒天	0.8 g
水	50 ml
牛乳	50 ml
砂糖	10 g
アーモンドエッセンス	0.1 g
シロップ	
グラニュー糖	8 g
水	20 ml
パインアップル（缶）	20 g
みかん（缶）	20 g
キウイフルーツ	15 g

作り方

① 鍋に粉寒天と分量の水を入れ，よく混ぜ合わせる．
② 牛乳を40℃位に温めておく．
③ キウイフルーツは0.5 cm位の厚さのイチョウ切り，パインアップルは1枚を8つに切る．
④ ①を中火で加熱し，沸騰したら2分ほどその状態をたもちながら寒天を溶かす．
⑤ ④に砂糖を加えて溶かし，火を止め牛乳とアーモンドエッセンスを加え混ぜて合わせる．
⑥ 容器に流し入れ，冷やし固める．
⑦ シロップ用の水を火にかけ，砂糖を加えて溶かし，冷やしておく．
⑧ ⑤が冷えて固まったら，菱形に切り分け，器に盛る．⑦のシロップを注ぎ，フルーツを飾る．

展　開

■ 杏仁豆腐は，本格的にはバラ科のアンズの種子をすりおろして使用するが，通常は杏仁の風味代わりにアーモンドエッセンスを用いて作る．
■ フルーツはメロン，スイカなど季節感のあるものに代えてもよい．

サイエンス "ゲル化と牛乳"

寒天ゲル中の牛乳量が増えると，牛乳中の脂肪やたんぱく質が寒天ゲルの構造形成を阻害するため軟らかいゼリーができる．なおゼラチンゲルに牛乳を加えると塩類の影響でゲルは硬くなる．

料理名	エネルギー(kcal)	たんぱく質(g)	脂質(g)	飽和脂肪酸(g)	一価不飽和脂肪酸(g)	多価不飽和脂肪酸(g)	n-6合計(g)	n-3合計(g)	コレステロール(mg)	炭水化物(g)	カルシウム(mg)	鉄(mg)	食塩相当量(g)	レチノール当量(μg)	ビタミンB₁(mg)	ビタミンB₂(mg)	ビタミンC(mg)	ビタミンE(mg)	食物繊維(g)
杏仁豆腐	140	2.0	2.0	1.17	0.44	0.07	0.05	0.01	6.0	29.5	63	0.2	0.1	35	0.05	0.08	15	0.3	0.6

実習編に掲載した料理を組み合わせた
昼食分の献立例

●●健康に配慮した日常食●●

1. 和風料理

2. 洋風料理

3. 中国料理

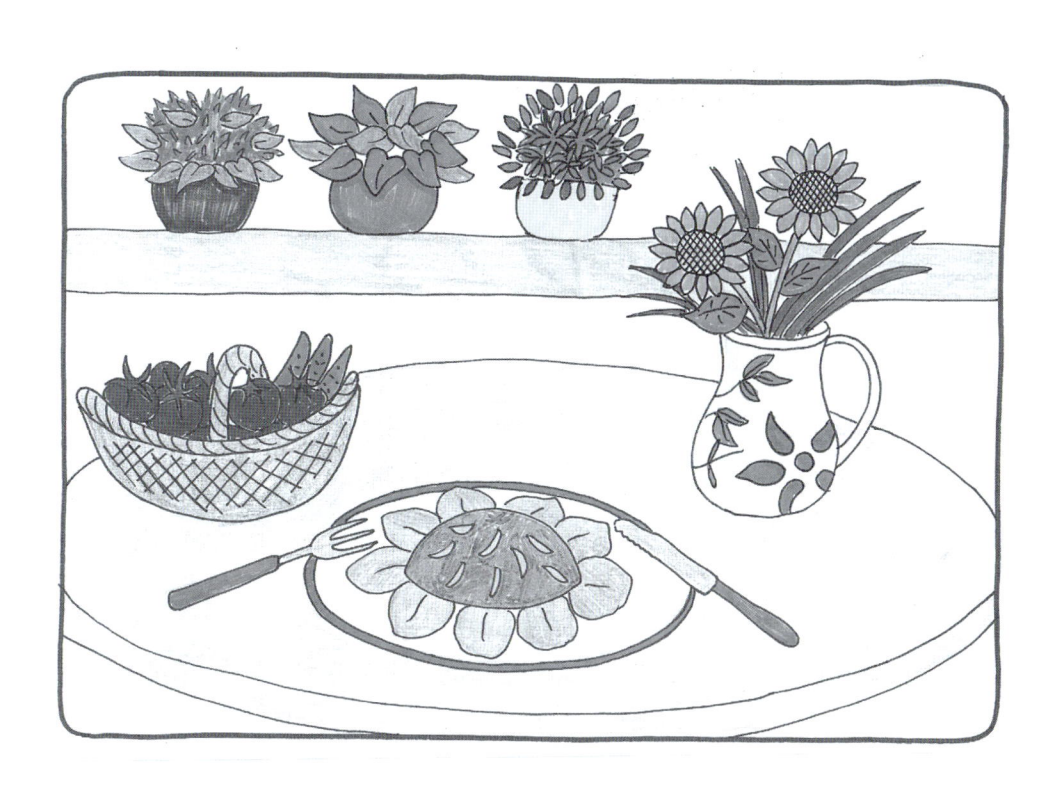

献立例 1

和風料理

カルシウム不足と貧血予防に最適

● 献 立

菜飯（1-A-3）
空也蒸し（2-A-4）
松風焼き（3-A-3）
豊酢和え（4-A-3）
果汁かん（5-A-3）

● 栄養量

料理名 \ 栄養価	エネルギー (kcal)	たんぱく質 (g)	脂質 (g)	飽和脂肪酸 (g)	一価不飽和脂肪酸 (g)	多価不飽和脂肪酸 (g)	n-6 合計 (g)	n-3 合計 (g)	コレステロール (mg)	炭水化物 (g)	カルシウム (mg)	鉄 (mg)	食塩相当量 (g)	レチノール当量 (μg)	ビタミンB₁ (mg)	ビタミンB₂ (mg)	ビタミンC (mg)	ビタミンE (mg)	食物繊維 (g)
菜　飯	289	5.2	0.7	0.23	0.17	0.25	0.24	0.01	0	62.5	43	1.1	1.1	98	0.07	0.04	8	0.8	1.0
空也蒸し	111	8.1	6.2	2.0	1.7	1.5	1.3	0.2	110	4.9	120	0.9	1.9	53	0.07	0.19	0	0.6	0.2
松風焼き	114	8.6	3.9	0.90	1.46	0.91	0.81	0.10	54	10.3	40	1.4	0.8	745	0.08	0.19	13	0.6	2.0
豊酢和え	90	2.6	6.7	0.77	2.64	2.79	2.38	0.40	3	6.3	110	1.8	0.1	287	0.09	0.11	16	1.8	3.0
果汁かん	64	0.4	0.1	0.00	0.00	0.00	0.00	0.00	0	16.4	6	0.1	0	5	0.04	0.01	25	0.2	0.1
合　計	668	24.9	17.6	3.90	6.07	5.45	4.73	0.71	167	100.4	319	5.30	3.89	1188	0.35	0.54	62	4.00	6.3

PFC比＝14.9：23.7：61.4

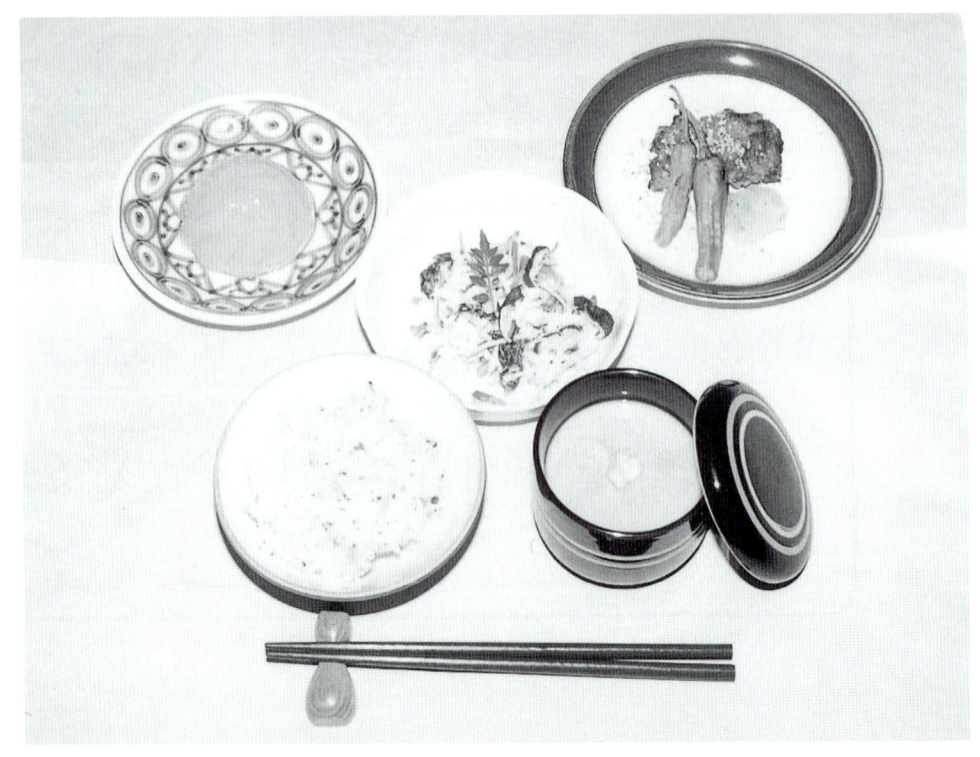

◆昼食分の献立例◆

献立例
2
洋風料理
低脂肪で，食品数の多い献立

● 献 立

白飯(1-A-1)
ミネストローネ(2-B-1)
さけのムニエル(3-B-6)
りんごとにんじんのサラダ(4-B-3)
カスタードプディング(5-B-1)

● 栄養量

料理名	エネルギー(kcal)	たんぱく質(g)	脂質(g)	飽和脂肪酸(g)	一価不飽和脂肪酸(g)	多価不飽和脂肪酸(g)	n-6合計(g)	n-3合計(g)	コレステロール(mg)	炭水化物(g)	カルシウム(mg)	鉄(mg)	食塩相当量(g)	レチノール当量(μg)	ビタミンB₁(mg)	ビタミンB₂(mg)	ビタミンC(mg)	ビタミンE(mg)	食物繊維(g)
白飯	285	4.9	0.7	0.23	0.17	0.25	0.24	0.01	0	61.7	4	0.6	0	0	0.06	0.02	0	0.2	0.4
ミネストローネ	158	6.4	7.4	1.5	4.5	0.8	0.7	0.1	3	17.1	48	1.2	1.2	334	0.17	0.14	22	0.9	5.4
さけのムニエルと付け合わせ計	155	14.4	5.6	1.30	2.68	0.88	0.29	0.56	33	10.6	15	0.5	0.5	22	0.21	0.11	24	1.1	1.1
りんごとにんじんのサラダ	37	0.4	0.0	0.01	0.00	0.02	0.01	0.00	0	9.8	13	0.2	0.0	317	0.03	0.02	7	0.4	1.2
カスタードプディング	131	5.2	5.2	2.23	1.52	0.04	0.39	0.06	113.0	16.0	82	0.5	0.2	64	0.05	0.20	1	0.4	0.0
合計	766	31.3	18.9	5.17	8.87	2.39	16.3	0.72	149	115.2	162	3.0	3.1	737	0.51	0.49	54	3	8.4

PFC比＝16.3：22.2：61.5

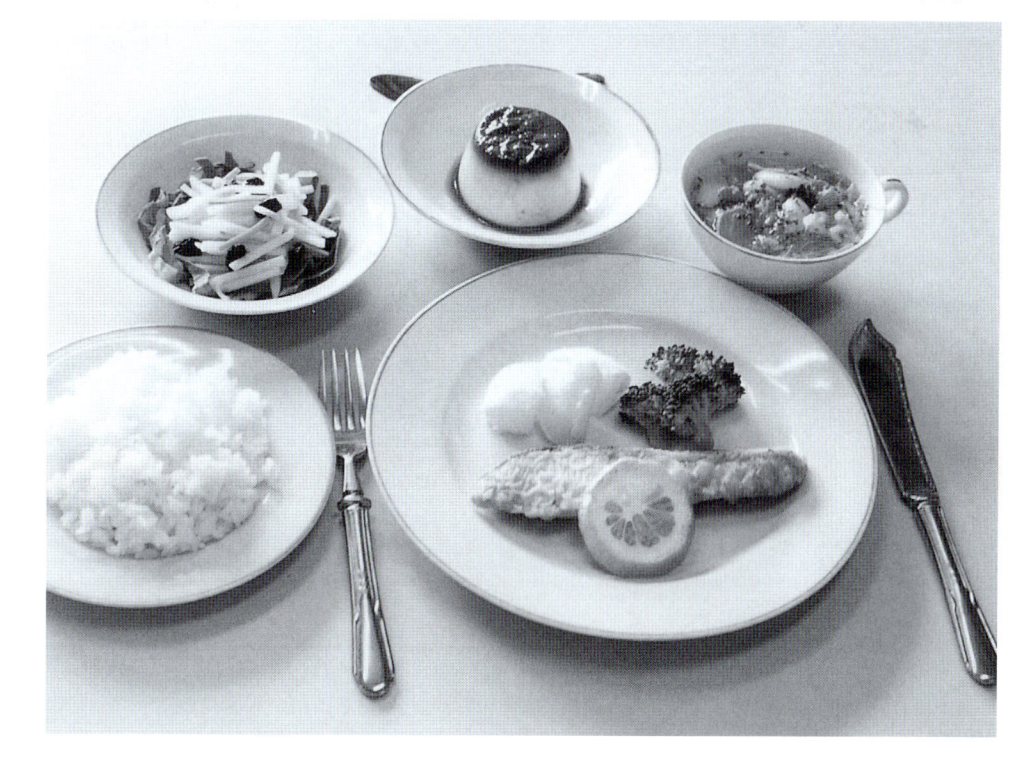

献立例 3 中国料理

カルシウム不足と貧血予防，便秘解消に最適

●献 立

花捲児（1-C-3）
西湖十景湯（2-C-4）
蘭花炒蝦球（3-C-8）
青椒牛肉絲（4-C-2）

●栄養量

料理名	エネルギー(kcal)	たんぱく質(g)	脂質(g)	飽和脂肪酸(g)	一価不飽和脂肪酸(g)	多価不飽和脂肪酸(g)	n-6合計(g)	n-3合計(g)	コレステロール(mg)	炭水化物(g)	カルシウム(mg)	鉄(mg)	食塩相当量(g)	レチノール当量(μg)	ビタミンB₁(mg)	ビタミンB₂(mg)	ビタミンC(mg)	ビタミンE(mg)	食物繊維(g)
花捲児	343	9.0	1.2	0.28	0.11	0.52	0.50	0.03	3	72.6	177	0.7	0.5	13	0.11	0.19	2	0.2	1.8
西湖十景湯	38	3.2	0.3	0.0	0.0	0.1	0.0	0.0	2	5.5	12	0.3	1.3	118	0.26	0.09	3	0.1	0.9
蘭花炒蝦球	126	8.3	6.1	0.60	2.31	2.56	2.36	0.49	51	8.0	46	0.9	0.9	68	0.10	0.15	64	2.9	3.0
青椒牛肉絲	131	6.2	7.8	1.42	2.69	2.59	2.16	0.42	17	8.3	43	1.5	0.7	20	0.05	0.08	23	1.3	2.2
合計	638	26.7	15.4	2.3	5.11	5.77	10.79	0.94	73	94.4	278	3.4	3.4	219	0.52	0.51	92	4.5	7.9

PFC比＝16.7：21.7：61.6

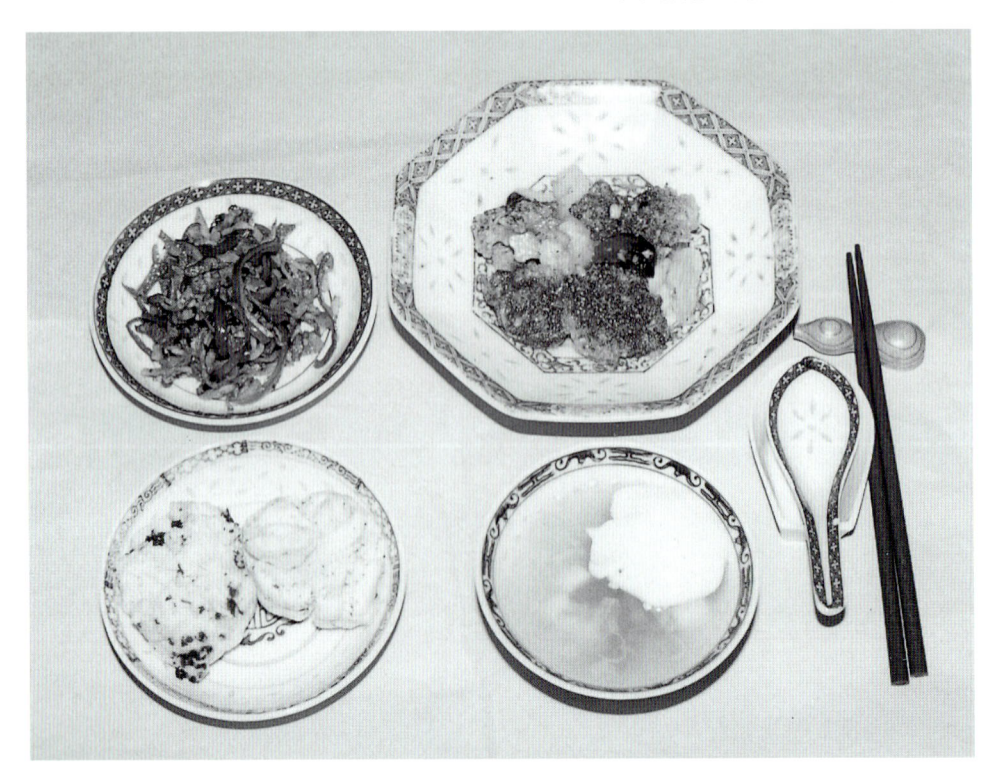

付表

付表1　日本人の食事摂取基準（2015年版）

付表2　大量調理施設衛生管理マニュアル

付表3　食事バランスガイド

付表1 日本人の食事摂取基準（2015年版）

年齢等	参照体位（参照身長, 参照体重）[1]				エネルギー：推定エネルギー必要量（kcal/日）[6]					
	男性		女性[2]		男性			女性		
	参照身長 (cm)	参照体重 (kg)	参照身長 (cm)	参照体重 (kg)	身体活動レベル[3]			身体活動レベル[3]		
					Ⅰ[7]	Ⅱ	Ⅲ	Ⅰ[7]	Ⅱ	Ⅲ
0～5（月）	61.5	6.3	60.1	5.9	—	550	—	—	500	—
6～11（月）	71.6	8.8	70.2	8.1	—	—	—	—	—	—
6～8（月）	69.8	8.4	68.3	7.8	—	650	—	—	600	—
9～11（月）	73.2	9.1	71.9	8.4	—	700	—	—	650	—
1～2（歳）	85.8	11.5	84.6	11.0	—	950	—	—	900	—
3～5（歳）	103.6	16.5	103.2	16.1	—	1,300	—	—	1,250	—
6～7（歳）	119.5	22.2	118.3	21.9	1,350	1,550	1,750	1,250	1,450	1,650
8～9（歳）	130.4	28.0	130.4	27.4	1,600	1,850	2,100	1,500	1,700	1,900
10～11（歳）	142.0	35.6	144.0	36.3	1,950	2,250	2,500	1,850	2,100	2,350
12～14（歳）	160.5	49.0	155.1	47.5	2,300	2,600	2,900	2,150	2,400	2,700
15～17（歳）	170.1	59.7	157.7	51.9	2,500	2,850	3,150	2,050	2,300	2,550
18～29（歳）	170.3	63.2	158.0	50.0	2,300	2,650	3,050	1,650	1,950	2,200
30～49（歳）	170.7	68.5	158.0	53.1	2,300	2,650	3,050	1,750	2,000	2,300
50～69（歳）	166.6	65.3	153.5	53.0	2,100	2,450	2,800	1,650	1,900	2,200
70以上（歳）	160.8	60.0	148.0	49.5	1,850[4]	2,200[4]	2,500[4]	1,500[4]	1,750[4]	2,000[4]
妊婦（付加量）[5] 初期								＋50	＋50	＋50
中期								＋250	＋250	＋250
後期								＋450	＋450	＋450
授乳婦（付加量）								＋350	＋350	＋350

[1] 0～17歳は，日本小児内分泌学会・日本成長学会合同標準値委員会による小児の体格評価に用いる身長，体重の標準値をもとに，年齢区分に応じて，当該月齢ならびに年齢階級の中央時点における中央値を引用した．ただし，公表数値が年齢区分と合致しない場合は，同様の方法で算出した値を用いた．18歳以上は，平成22年，23年国民健康・栄養調査における当該の性および年齢階級における身長・体重の中央値を用いた．
[2] 妊婦，授乳婦を除く．
[3] 身体活動レベルは，低い，ふつう，高いの3つのレベルとして，それぞれⅠ，Ⅱ，Ⅲで示した．
[4] 主として70～75歳ならびに自由な生活を営んでいる対象者に基づく報告から算定した．
[5] 妊婦個々の体格や妊娠中の体重増加量，胎児の発育状況の評価を行うことが必要である．
[6] 活用にあたっては，食事摂取状況のアセスメント，体重およびBMIの把握を行い，エネルギーの過不足は，体重の変化またはBMIを用いて評価すること．
[7] 身体活動レベルⅠの場合，少ないエネルギー消費量に見合った少ないエネルギー摂取量を維持することになるため，健康の保持・増進の観点からは，身体活動量を増加させる必要があること．

（参考1） 目標とするBMIの範囲（18歳以上）[1,2]

年齢（歳）	目標とするBMI（kg/m²）
18～49	18.5～24.9
50～69	20.0～24.9
70以上	21.5～24.9[3]

[1] 男女共通．あくまでも参考として使用すべきである．
[2] 観察疫学研究において報告された総死亡率が最も低かったBMIを基に，疾患別の発症率とBMIとの関連，死因とBMIとの関連，日本人のBMIの実態に配慮し，総合的に判断し目標とする範囲を設定．
[3] 70歳以上では，総死亡率が最も低かったBMIと実態との乖離が見られるため，虚弱の予防および生活習慣病の予防の両者に配慮する必要があることも踏まえ，当面目標とするBMIの範囲を21.5～24.9 kg/m²とした．

（参考2） 身体活動レベル別にみた活動内容と活動時間の代表例

	低い（Ⅰ）	ふつう（Ⅱ）	高い（Ⅲ）
身体活動レベル[1]	1.50 (1.40～1.60)	1.75 (1.60～1.90)	2.00 (1.90～2.20)
日常生活の内容[2]	生活の大部分が座位で，静的な活動が中心の場合	座位中心の仕事だが，職場内での移動や立位での作業・接客等，あるいは通勤・買い物・家事，軽いスポーツ等のいずれかを含む場合	移動や立位の多い仕事への従事者，あるいは，スポーツ等余暇における活発な運動習慣を持っている場合
中程度の強度（3.0～5.9メッツ）の身体活動の1日当たりの合計時間（時間/日）[3]	1.65	2.06	2.53
仕事での1日当たりの合計歩行時間（時間/日）[3]	0.25	0.54	1.00

[1] 代表値．（ ）内はおよその範囲．
[2] Black, et al.[164], Ishikawa-Takata, et al.[82] を参考に，身体活動レベル（PAL）に及ぼす職業の影響が大きいことを考慮して作成．
[3] Ishikawa-Takata, et al.[184] による．

年齢等	たんぱく質 (g/日, 目標量：%エネルギー)								脂質：脂肪エネルギー比率 (%エネルギー)			
	男性				女性				男性		女性	
	推定平均必要量	推奨量	目安量[1]	目標量[2] (中央値[3])	推定平均必要量	推奨量	目安量[1]	目標量[2] (中央値[3])	目安量	目標量[2] (中央値[3])	目安量	目標量[2] (中央値[3])
0～5 (月)	—	—	10	—	—	—	10	—	50	—	50	—
6～8 (月)	—	—	15	—	—	—	15	—	40	—	40	—
6～11 (月)	—	—	—	—	—	—	—	—	—	—	—	—
9～11 (月)	—	—	25	—	—	—	25	—	—	—	—	—
1～2 (歳)	15	20	—	13～20(16.5)	15	20	—	13～20(16.5)	—	20～30(25)	—	20～30(25)
3～5 (歳)	20	25	—	13～20(16.5)	20	25	—	13～20(16.5)	—	20～30(25)	—	20～30(25)
6～7 (歳)	25	35	—	13～20(16.5)	25	30	—	13～20(16.5)	—	20～30(25)	—	20～30(25)
8～9 (歳)	35	40	—	13～20(16.5)	30	40	—	13～20(16.5)	—	20～30(25)	—	20～30(25)
10～11 (歳)	40	50	—	13～20(16.5)	40	50	—	13～20(16.5)	—	20～30(25)	—	20～30(25)
12～14 (歳)	50	60	—	13～20(16.5)	45	55	—	13～20(16.5)	—	20～30(25)	—	20～30(25)
15～17 (歳)	50	65	—	13～20(16.5)	45	55	—	13～20(16.5)	—	20～30(25)	—	20～30(25)
18～29 (歳)	50	60	—	13～20(16.5)	40	50	—	13～20(16.5)	—	20～30(25)	—	20～30(25)
30～49 (歳)	50	60	—	13～20(16.5)	40	50	—	13～20(16.5)	—	20～30(25)	—	20～30(25)
50～69 (歳)	50	60	—	13～20(16.5)	40	50	—	13～20(16.5)	—	20～30(25)	—	20～30(25)
70 以上 (歳)	50	60	—	13～20(16.5)	40	50	—	13～20(16.5)	—	20～30(25)	—	20～30(25)
妊婦(付加量)初期					＋0	＋0	—	—			—	—
中期					＋5	＋10	—	—			—	—
後期					＋20	＋25	—	—			—	—
授乳婦(付加量)					＋15	＋20	—	—			—	—

[1] 乳児の目安量は，母乳栄養児の値である．
[2] 範囲については，おおむねの値を示したものである．
[3] 中央値は，範囲の中央値を示したものであり，最も望ましい値を示すものではない．

年齢等	飽和脂肪酸 (%エネルギー)		n-6系脂肪酸 (g/日)		n-3系脂肪酸 (g/日)	
	男性	女性	男性	女性	男性	女性
	目標量	目標量	目安量	目安量	目安量	目安量
0～5 (月)	—	—	4	4	0.9	0.9
6～11 (月)	—	—	4	4	0.8	0.8
1～2 (歳)	—	—	5	5	0.7	0.8
3～5 (歳)	—	—	7	6	1.3	1.1
6～7 (歳)	—	—	7	7	1.4	1.3
8～9 (歳)	—	—	9	7	1.7	1.4
10～11 (歳)	—	—	9	8	1.7	1.5
12～14 (歳)	—	—	12	10	2.1	1.8
15～17 (歳)	—	—	13	10	2.3	1.7
18～29 (歳)	7 以下	7 以下	11	8	2.0	1.6
30～49 (歳)	7 以下	7 以下	10	8	2.1	1.6
50～69 (歳)	7 以下	7 以下	10	8	2.4	2.0
70 以上 (歳)	7 以下	7 以下	8	7	2.2	1.9
妊 婦		—		9		1.8
授乳婦		—		9		1.8

年齢等	炭水化物 (%エネルギー)		食物繊維 (g/日)	
	男性	女性	男性	女性
	目標量[1,2] (中央値[3])	目標量[1,2] (中央値[3])	目標量	目標量
0～5 (月)	—	—	—	—
6～11 (月)	—	—	—	—
1～2 (歳)	50～65(57.5)	50～65(57.5)	—	—
3～5 (歳)	50～65(57.5)	50～65(57.5)	—	—
6～7 (歳)	50～65(57.5)	50～65(57.5)	11 以上	10 以上
8～9 (歳)	50～65(57.5)	50～65(57.5)	12 以上	12 以上
10～11 (歳)	50～65(57.5)	50～65(57.5)	13 以上	13 以上
12～14 (歳)	50～65(57.5)	50～65(57.5)	17 以上	16 以上
15～17 (歳)	50～65(57.5)	50～65(57.5)	19 以上	17 以上
18～29 (歳)	50～65(57.5)	50～65(57.5)	20 以上	18 以上
30～49 (歳)	50～65(57.5)	50～65(57.5)	20 以上	18 以上
50～69 (歳)	50～65(57.5)	50～65(57.5)	20 以上	18 以上
70 以上 (歳)	50～65(57.5)	50～65(57.5)	19 以上	17 以上
妊 婦		—		—
授乳婦		—		—

[1] 範囲については，おおむねの値を示したものである．
[2] アルコールを含む．ただし，アルコールの摂取を勧めるものではない．
[3] 中央値は，範囲の中央値を示したものであり，最も望ましい値を示すものではない．

年齢等	エネルギー産生栄養素バランス (%エネルギー) 目標量[1] (中央値[2]) (男女共通)			
	たんぱく質	脂質[3]	飽和脂肪酸	炭水化物[4,5]
0～11 (月)	—	—	—	—
1～17 (歳)	13～20 (16.5)	20～30 (25)	—	50～65 (57.5)
18～69 (歳)	13～20 (16.5)	20～30 (25)	7 以下	50～65 (57.5)
70 以上 (歳)	13～20 (16.5)	20～30 (25)	7 以下	50～65 (57.5)

[1] 各栄養素の範囲については，おおむねの値を示したものであり，生活習慣病の予防や高齢者の虚弱の予防の観点からは，弾力的に運用すること．
[2] 中央値は，範囲の中央値を示したものであり，最も望ましい値を示すものではない．
[3] 脂質については，その構成成分である飽和脂肪酸など，質への配慮を十分に行う必要がある．
[4] アルコールを含む．ただし，アルコールの摂取を勧めるものではない．
[5] 食物繊維の目標量を十分に注意すること．

◎脂溶性ビタミン

年齢等	ビタミンA (μgRAE/日)[1]							
	男性				女性			
	推定平均必要量[2]	推奨量[2]	目安量[3]	耐容上限量[3]	推定平均必要量[2]	推奨量[2]	目安量[3]	耐容上限量[3]
0～5　（月）	—	—	300	600	—	—	300	600
6～11（月）	—	—	400	600	—	—	400	600
1～2　（歳）	300	400	—	600	250	350	—	600
3～5　（歳）	350	500	—	700	300	400	—	700
6～7　（歳）	300	450	—	900	300	400	—	900
8～9　（歳）	350	500	—	1,200	350	500	—	1,200
10～11（歳）	450	600	—	1,500	400	600	—	1,500
12～14（歳）	550	800	—	2,100	500	700	—	2,100
15～17（歳）	650	900	—	2,600	500	650	—	2,600
18～29（歳）	600	850	—	2,700	450	650	—	2,700
30～49（歳）	650	900	—	2,700	500	700	—	2,700
50～69（歳）	600	850	—	2,700	500	700	—	2,700
70以上（歳）	550	800	—	2,700	450	650	—	2,700
妊婦(付加量)初期					＋0	＋0	—	—
中期					＋0	＋0	—	—
後期					＋60	＋80	—	—
授乳婦(付加量)					＋300	＋450	—	—

[1] レチノール活性当量（μgRAE）
　＝レチノール（μg）＋β-カロテン（μg）×1/12＋α-カロテン（μg）×1/24
　　＋β-クリプトキサンチン（μg）×1/24＋その他のプロビタミンAカロテノイド（μg）×1/24
[2] プロビタミンAカロテノイドを含む.
[3] プロビタミンAカロテノイドを含まない.

年齢等	ビタミンD (μg/日)				ビタミンE (mg/日)[1]				ビタミンK (μg/日)	
	男性		女性		男性		女性		男性	女性
	目安量	耐容上限量	目安量	耐容上限量	目安量	耐容上限量	目安量	耐容上限量	目安量	目安量
0～5　（月）	5.0	25	5.0	25	3.0	—	3.0	—	4	4
6～11（月）	5.0	25	5.0	25	4.0	—	4.0	—	7	7
1～2　（歳）	2.0	20	2.0	20	3.5	150	3.5	150	60	60
3～5　（歳）	2.5	30	2.5	30	4.5	200	4.5	200	70	70
6～7　（歳）	3.0	40	3.0	40	5.0	300	5.0	300	85	85
8～9　（歳）	3.5	40	3.5	40	5.5	350	5.5	350	100	100
10～11（歳）	4.5	60	4.5	60	5.5	450	5.5	450	120	120
12～14（歳）	5.5	80	5.5	80	7.5	650	6.0	600	150	150
15～17（歳）	6.0	90	6.0	90	7.5	750	6.0	650	160	160
18～29（歳）	5.5	100	5.5	100	6.5	800	6.0	650	150	150
30～49（歳）	5.5	100	5.5	100	6.5	900	6.0	700	150	150
50～69（歳）	5.5	100	5.5	100	6.5	850	6.0	700	150	150
70以上（歳）	5.5	100	5.5	100	6.5	750	6.0	650	150	150
妊　婦			7.0	—			6.5	—		150
授乳婦			8.0	—			7.0	—		150

[1] α-トコフェロールについて算定した. α-トコフェロール以外のビタミンEは含んでいない.

◎水溶性ビタミン

年齢等	ビタミンB$_1$ (mg/日)[1]						ビタミンB$_2$ (mg/日)[1]					
	男性			女性			男性			女性		
	推定平均必要量[2]	推奨量	目安量	推定平均必要量[2]	推奨量	目安量	推定平均必要量[3]	推奨量	目安量	推定平均必要量[3]	推奨量	目安量
0～5　（月）	—	—	0.1	—	—	0.1	—	—	0.3	—	—	0.3
6～11（月）	—	—	0.2	—	—	0.2	—	—	0.4	—	—	0.4
1～2　（歳）	0.4	0.5	—	0.4	0.5	—	0.5	0.6	—	0.5	0.5	—
3～5　（歳）	0.6	0.7	—	0.6	0.7	—	0.7	0.8	—	0.6	0.8	—
6～7　（歳）	0.7	0.8	—	0.7	0.8	—	0.8	0.9	—	0.7	0.9	—
8～9　（歳）	0.8	1.0	—	0.8	0.9	—	0.9	1.1	—	0.9	1.0	—
10～11（歳）	1.0	1.2	—	0.9	1.1	—	1.1	1.4	—	1.1	1.3	—
12～14（歳）	1.2	1.4	—	1.1	1.3	—	1.3	1.6	—	1.2	1.4	—
15～17（歳）	1.3	1.5	—	1.0	1.2	—	1.4	1.7	—	1.2	1.4	—
18～29（歳）	1.2	1.4	—	0.9	1.1	—	1.3	1.6	—	1.0	1.2	—
30～49（歳）	1.2	1.4	—	0.9	1.1	—	1.3	1.6	—	1.0	1.2	—
50～69（歳）	1.1	1.3	—	0.9	1.0	—	1.2	1.5	—	1.0	1.1	—
70以上（歳）	1.0	1.2	—	0.8	0.9	—	1.1	1.3	—	0.9	1.1	—
妊　婦(付加量)				＋0.2	＋0.2	—				＋0.2	＋0.3	—
授乳婦(付加量)				＋0.2	＋0.2	—				＋0.5	＋0.6	—

[1] 身体活動レベルIIの推定エネルギー必要量を用いて算定した.
[2] 特記事項：推定平均必要量は，ビタミンB$_1$の欠乏症である脚気を予防するに足る最小必要量からではなく，尿中にビタミンB$_1$の排泄量が増大し始める摂取量（体内飽和量）から算定.
[3] 特記事項：推定平均必要量は，ビタミンB$_2$の欠乏症である口唇炎，口角炎，舌炎などの皮膚炎を予防するに足る最小摂取量から求めた値ではなく，尿中にビタミンB$_2$の排泄量が増大し始める摂取量（体内飽和量）から算定.

年齢等	ナイアシン (mgNE/日)[1]								ビタミンB_6 (mg/日)[4]							
	男性				女性				男性				女性			
	推定平均必要量	推奨量	目安量	耐容上限量[2]	推定平均必要量	推奨量	目安量	耐容上限量[2]	推定平均必要量	推奨量	目安量	耐容上限量[5]	推定平均必要量	推奨量	目安量	耐容上限量[5]
0〜5 (月)	—	—	2[3]	—	—	—	2[3]	—	—	—	0.2	—	—	—	0.2	—
6〜11 (月)	—	—	3	—	—	—	3	—	—	—	0.3	—	—	—	0.3	—
1〜2 (歳)	5	5	—	60 (15)	4	5	—	60 (15)	0.4	0.5	—	10	0.4	0.5	—	10
3〜5 (歳)	6	7	—	80 (20)	6	7	—	80 (20)	0.5	0.6	—	15	0.5	0.6	—	15
6〜7 (歳)	7	9	—	100 (30)	7	8	—	100 (25)	0.7	0.8	—	20	0.6	0.7	—	20
8〜9 (歳)	9	11	—	150 (35)	8	10	—	150 (35)	0.8	0.9	—	25	0.8	0.9	—	25
10〜11 (歳)	11	13	—	200 (45)	10	12	—	200 (45)	1.0	1.2	—	30	1.0	1.2	—	30
12〜14 (歳)	12	15	—	250 (60)	12	14	—	250 (60)	1.2	1.4	—	40	1.1	1.3	—	40
15〜17 (歳)	14	16	—	300 (75)	11	13	—	250 (65)	1.2	1.5	—	50	1.1	1.3	—	45
18〜29 (歳)	13	15	—	300 (80)	9	11	—	250 (65)	1.2	1.4	—	55	1.0	1.2	—	45
30〜49 (歳)	13	15	—	350 (85)	10	12	—	250 (65)	1.2	1.4	—	60	1.0	1.2	—	45
50〜69 (歳)	12	14	—	350 (80)	9	11	—	250 (65)	1.2	1.4	—	55	1.0	1.2	—	45
70以上 (歳)	11	13	—	300 (75)	8	10	—	250 (60)	1.2	1.4	—	50	1.0	1.2	—	40
妊婦 (付加量)					—	—	—	—					+0.2	+0.2	—	—
授乳婦 (付加量)					+3	+3	—	—					+0.3	+0.3	—	—

[1] NE=ナイアシン当量=ナイアシン+1/60 トリプトファン．
身体活動レベルIIの推定エネルギー必要量を用いて算定した．
[2] ニコチンアミドのmg量，（ ）内はニコチン酸のmg量．参照体重を用いて算定した．
[3] 単位はmg/日．
[4] たんぱく質食事摂取基準の推奨量を用いて算定した（妊婦・授乳婦の付加量は除く）．
[5] 食事性ビタミンB_6の量ではなく，ピリドキシンとしての量である．

年齢等	ビタミンB_{12} (μg/日)						葉酸 (μg/日)[1]							
	男性			女性			男性				女性			
	推定平均必要量	推奨量	目安量	推定平均必要量	推奨量	目安量	推定平均必要量	推奨量	目安量	耐容上限量[2]	推定平均必要量	推奨量	目安量	耐容上限量[2]
0〜5 (月)	—	—	0.4	—	—	0.4	—	—	40	—	—	—	40	—
6〜11 (月)	—	—	0.5	—	—	0.5	—	—	60	—	—	—	60	—
1〜2 (歳)	0.7	0.9	—	0.7	0.9	—	70	90	—	200	70	90	—	200
3〜5 (歳)	0.8	1.0	—	0.8	1.0	—	80	100	—	300	80	100	—	300
6〜7 (歳)	1.0	1.3	—	1.0	1.3	—	100	130	—	400	100	130	—	400
8〜9 (歳)	1.2	1.5	—	1.2	1.5	—	120	150	—	500	120	150	—	500
10〜11 (歳)	1.5	1.8	—	1.5	1.8	—	150	180	—	700	150	180	—	700
12〜14 (歳)	1.9	2.3	—	1.9	2.3	—	190	230	—	900	190	230	—	900
15〜17 (歳)	2.1	2.5	—	2.1	2.5	—	210	250	—	900	210	250	—	900
18〜29 (歳)	2.0	2.4	—	2.0	2.4	—	200	240	—	900	200	240	—	900
30〜49 (歳)	2.0	2.4	—	2.0	2.4	—	200	240	—	1,000	200	240	—	1,000
50〜69 (歳)	2.0	2.4	—	2.0	2.4	—	200	240	—	1,000	200	240	—	1,000
70以上 (歳)	2.0	2.4	—	2.0	2.4	—	200	240	—	900	200	240	—	900
妊婦 (付加量)				+0.3	+0.4	—					+200	+240	—	—
授乳婦 (付加量)				+0.7	+0.8	—					+ 80	+100	—	—

[1] 妊娠を計画している女性，または，妊娠の可能性がある女性は，神経管閉鎖障害のリスクの低減のために，付加的に400 μg/日のプテロイルモノグルタミン酸の摂取が望まれる．
[2] サプリメントや強化食品に含まれるプテロイルモノグルタミン酸の量である．

年齢等	パントテン酸 (mg/日)		ビオチン (μg/日)		ビタミンC (mg/日)					
	男性	女性	男性	女性	男性			女性		
	目安量	目安量	目安量	目安量	推定平均必要量[1]	推奨量	目安量	推定平均必要量[1]	推奨量	目安量
0〜5 (月)	4	4	4	4	—	—	40	—	—	40
6〜11 (月)	3	3	10	10	—	—	40	—	—	40
1〜2 (歳)	3	3	20	20	30	35	—	30	35	—
3〜5 (歳)	4	4	20	20	35	40	—	35	40	—
6〜7 (歳)	5	5	25	25	45	55	—	45	55	—
8〜9 (歳)	5	5	30	30	50	60	—	50	60	—
10〜11 (歳)	6	6	35	35	60	75	—	60	75	—
12〜14 (歳)	7	6	50	50	80	95	—	80	95	—
15〜17 (歳)	7	5	50	50	85	100	—	85	100	—
18〜29 (歳)	5	4	50	50	85	100	—	85	100	—
30〜49 (歳)	5	4	50	50	85	100	—	85	100	—
50〜69 (歳)	5	5	50	50	85	100	—	85	100	—
70以上 (歳)	5	5	50	50	85	100	—	85	100	—
妊婦		5		50				+10	+10	—
授乳婦		5		50				+40	+45	—

[1] 特記事項：推定平均必要量は，壊血病の回避ではなく，心臓血管系の疾病予防効果ならびに抗酸化作用効果から算定．

◎多量ミネラル

年齢等	ナトリウム (mg/日) [( ) は食塩相当量 (g/日)]						カリウム (mg/日)			
	男性			女性			男性		女性	
	推定平均必要量	目安量	目標量	推定平均必要量	目安量	目標量	目安量	目標量	目安量	目標量
0〜5 (月)	—	100 (0.3)	—	—	100 (0.3)	—	400	—	400	—
6〜11 (月)	—	600 (1.5)	—	—	600 (1.5)	—	700	—	700	—
1〜2 (歳)	—	—	(3.0 未満)	—	—	(3.5 未満)	900	—	800	—
3〜5 (歳)	—	—	(4.0 未満)	—	—	(4.5 未満)	1,100	—	1,000	—
6〜7 (歳)	—	—	(5.0 未満)	—	—	(5.5 未満)	1,300	1,800 以上	1,200	1,800 以上
8〜9 (歳)	—	—	(5.5 未満)	—	—	(6.0 未満)	1,600	2,000 以上	1,500	2,000 以上
10〜11 (歳)	—	—	(6.5 未満)	—	—	(7.0 未満)	1,900	2,200 以上	1,800	2,000 以上
12〜14 (歳)	—	—	(8.0 未満)	—	—	(7.0 未満)	2,400	2,600 以上	2,200	2,400 以上
15〜17 (歳)	—	—	(8.0 未満)	—	—	(7.0 未満)	2,800	3,000 以上	2,100	2,600 以上
18〜29 (歳)	600 (1.5)	—	(8.0 未満)	600 (1.5)	—	(7.0 未満)	2,500	3,000 以上	2,000	2,600 以上
30〜49 (歳)	600 (1.5)	—	(8.0 未満)	600 (1.5)	—	(7.0 未満)	2,500	3,000 以上	2,000	2,600 以上
50〜69 (歳)	600 (1.5)	—	(8.0 未満)	600 (1.5)	—	(7.0 未満)	2,500	3,000 以上	2,000	2,600 以上
70 以上 (歳)	600 (1.5)	—	(8.0 未満)	600 (1.5)	—	(7.0 未満)	2,500	3,000 以上	2,000	2,600 以上
妊婦				—	—	—			2,000	—
授乳婦				—	—	—			2,200	—

年齢等	カルシウム (mg/日)								マグネシウム (mg/日)							
	男性				女性				男性				女性			
	推定平均必要量	推奨量	目安量	耐容上限量	推定平均必要量	推奨量	目安量	耐容上限量	推定平均必要量	推奨量	目安量	耐容上限量[1]	推定平均必要量	推奨量	目安量	耐容上限量[1]
0〜5 (月)	—	—	200	—	—	—	200	—	—	—	20	—	—	—	20	—
6〜11 (月)	—	—	250	—	—	—	250	—	—	—	60	—	—	—	60	—
1〜2 (歳)	350	450	—	—	350	400	—	—	60	70	—	—	60	70	—	—
3〜5 (歳)	500	600	—	—	450	550	—	—	80	100	—	—	80	100	—	—
6〜7 (歳)	500	600	—	—	450	550	—	—	110	130	—	—	110	130	—	—
8〜9 (歳)	550	650	—	—	600	750	—	—	140	170	—	—	140	160	—	—
10〜11 (歳)	600	700	—	—	600	750	—	—	180	210	—	—	180	220	—	—
12〜14 (歳)	850	1,000	—	—	700	800	—	—	250	290	—	—	240	290	—	—
15〜17 (歳)	650	800	—	—	550	650	—	—	300	360	—	—	260	310	—	—
18〜29 (歳)	650	800	—	2,500	550	650	—	2,500	280	340	—	—	230	270	—	—
30〜49 (歳)	550	650	—	2,500	550	650	—	2,500	310	370	—	—	240	290	—	—
50〜69 (歳)	600	700	—	2,500	550	650	—	2,500	290	350	—	—	240	290	—	—
70 以上 (歳)	600	700	—	2,500	500	650	—	2,500	270	320	—	—	220	270	—	—
妊婦 (付加量)					—	—	—	—					+30	+40	—	—
授乳婦 (付加量)					—	—	—	—					—	—	—	—

[1] 通常の食品以外からの摂取量の耐容上限量は成人の場合 350 mg/日、小児では 5 mg/kg 体重/日とする。それ以外の食品からの摂取の場合、耐容上限量は設定しない.

◎微量ミネラル

年齢等	リン (mg/日)				鉄 (mg/日)[1]								
	男性		女性		男性				女性				
									月経なし		月経あり			
	目安量	耐容上限量	目安量	耐容上限量	推定平均必要量	推奨量	目安量	耐容上限量	推定平均必要量	推奨量	推定平均必要量	推奨量	目安量	耐容上限量
0〜5 (月)	120	—	120	—	—	—	0.5	—	—	—	—	—	0.5	—
6〜11 (月)	260	—	260	—	3.5	5.0	—	—	3.5	4.5	—	—	—	—
1〜2 (歳)	500	—	500	—	3.0	4.5	—	25	3.0	4.5	—	—	—	20
3〜5 (歳)	800	—	600	—	4.0	5.5	—	25	3.5	5.0	—	—	—	25
6〜7 (歳)	900	—	900	—	4.5	6.5	—	30	4.5	6.5	—	—	—	30
8〜9 (歳)	1,000	—	900	—	6.0	8.0	—	35	6.0	8.5	—	—	—	35
10〜11 (歳)	1,100	—	1,000	—	7.0	10.0	—	35	7.0	10.0	10.0	14.0	—	35
12〜14 (歳)	1,200	—	1,100	—	8.5	11.5	—	50	7.0	10.0	10.0	14.0	—	50
15〜17 (歳)	1,200	—	900	—	8.0	9.5	—	50	5.5	7.0	8.5	10.5	—	40
18〜29 (歳)	1,000	3,000	800	3,000	6.0	7.0	—	50	5.0	6.0	8.5	10.5	—	40
30〜49 (歳)	1,000	3,000	800	3,000	6.5	7.5	—	55	5.5	6.5	9.0	10.5	—	40
50〜69 (歳)	1,000	3,000	800	3,000	6.0	7.5	—	50	5.5	6.5	9.0	10.5	—	40
70 以上 (歳)	1,000	3,000	800	3,000	6.0	7.0	—	50	5.0	6.0	—	—	—	40
妊婦 初期			800	—					+2.0	+2.5	—	—	—	—
中期・後期			800	—					+12.5	+15.0	—	—	—	—
授乳婦			800	—					+2.0	+2.5	—	—	—	—

[1] 過多月経 (月経出血量が 80 mL/回以上) の人を除外して策定した.

年齢等	亜鉛 (mg/日)								銅 (mg/日)								マンガン (mg/日)			
	男性				女性				男性				女性				男性		女性	
	推定平均必要量	推奨量	目安量	耐容上限量	推定平均必要量	推奨量	目安量	耐容上限量	推定平均必要量	推奨量	目安量	耐容上限量	推定平均必要量	推奨量	目安量	耐容上限量	目安量	耐容上限量	目安量	耐容上限量
0〜5 (月)	—	—	2	—	—	—	2	—	—	—	0.3	—	—	—	0.3	—	0.01	—	0.01	—
6〜11 (月)	—	—	3	—	—	—	3	—	—	—	0.3	—	—	—	0.4	—	0.5	—	0.5	—
1〜2 (歳)	3	3	—	—	3	3	—	—	0.2	0.3	—	—	0.2	0.3	—	—	1.5	—	1.5	—
3〜5 (歳)	3	4	—	—	3	4	—	—	0.3	0.4	—	—	0.3	0.4	—	—	1.5	—	1.5	—
6〜7 (歳)	4	5	—	—	4	5	—	—	0.4	0.5	—	—	0.4	0.5	—	—	2.0	—	2.0	—
8〜9 (歳)	5	6	—	—	5	5	—	—	0.4	0.6	—	—	0.4	0.5	—	—	2.5	—	2.5	—
10〜11 (歳)	6	7	—	—	6	7	—	—	0.5	0.7	—	—	0.5	0.7	—	—	3.0	—	3.0	—
12〜14 (歳)	8	9	—	—	7	8	—	—	0.7	0.8	—	—	0.6	0.8	—	—	4.0	—	4.0	—
15〜17 (歳)	9	10	—	—	6	8	—	—	0.8	1.0	—	—	0.6	0.8	—	—	4.5	—	3.5	—
18〜29 (歳)	8	10	—	40	6	8	—	35	0.7	0.9	—	10	0.6	0.8	—	10	4.0	11	3.5	11
30〜49 (歳)	8	10	—	45	6	8	—	35	0.7	1.0	—	10	0.6	0.8	—	10	4.0	11	3.5	11
50〜69 (歳)	8	10	—	45	6	8	—	35	0.7	0.9	—	10	0.6	0.8	—	10	4.0	11	3.5	11
70 以上 (歳)	8	9	—	40	6	7	—	35	0.7	0.9	—	10	0.6	0.7	—	10	4.0	11	3.5	11
妊 婦					+1	+2	—	—					+0.1	+0.1	—	—			3.5	—
授乳婦					+3	+3	—	—					+0.5	+0.5	—	—			3.5	—

年齢等	ヨウ素 (μg/日)								セレン (μg/日)							
	男性				女性				男性				女性			
	推定平均必要量	推奨量	目安量	耐容上限量	推定平均必要量	推奨量	目安量	耐容上限量	推定平均必要量	推奨量	目安量	耐容上限量	推定平均必要量	推奨量	目安量	耐容上限量
0〜5 (月)	—	—	100	250	—	—	100	250	—	—	15	—	—	—	15	—
6〜11 (月)	—	—	130	250	—	—	130	250	—	—	15	—	—	—	15	—
1〜2 (歳)	35	50	—	250	35	50	—	250	10	10	—	80	10	10	—	70
3〜5 (歳)	45	60	—	350	45	60	—	350	10	15	—	110	10	10	—	110
6〜7 (歳)	55	75	—	500	55	75	—	500	15	15	—	150	15	15	—	150
8〜9 (歳)	65	90	—	500	65	90	—	500	15	20	—	190	15	20	—	180
10〜11 (歳)	80	110	—	500	80	110	—	500	20	25	—	240	20	25	—	240
12〜14 (歳)	100	140	—	1,200	100	140	—	1,200	25	30	—	330	25	30	—	320
15〜17 (歳)	100	140	—	2,000	100	140	—	2,000	30	35	—	400	20	25	—	350
18〜29 (歳)	95	130	—	3,000	95	130	—	3,000	25	30	—	420	20	25	—	330
30〜49 (歳)	95	130	—	3,000	95	130	—	3,000	25	30	—	460	20	25	—	350
50〜69 (歳)	95	130	—	3,000	95	130	—	3,000	25	30	—	440	20	25	—	350
70 以上 (歳)	95	130	—	3,000	95	130	—	3,000	25	30	—	400	20	25	—	330
妊 婦 (付加量)					+75	+110	—	—[1]					+5	+5	—	—
授乳婦 (付加量)					+100	+140	—	—					+15	+20	—	—

[1] 妊婦の耐容上限量は，2,000 μg/日とする.

年齢等	クロム (μg/日)		モリブデン (μg/日)						
	男性	女性	男性				女性		
	目安量	目安量	推定平均必要量	推奨量	目安量	耐容上限量	推定平均必要量	推奨量	目安量	耐容上限量
0〜5 (月)	0.8	0.8	—	—	2	—	—	—	2	—
6〜11 (月)	1.0	1.0	—	—	10	—	—	—	10	—
1〜2 (歳)	—	—	—	—	—	—	—	—	—	—
3〜5 (歳)	—	—	—	—	—	—	—	—	—	—
6〜7 (歳)	—	—	—	—	—	—	—	—	—	—
8〜9 (歳)	—	—	—	—	—	—	—	—	—	—
10〜11 (歳)	—	—	—	—	—	—	—	—	—	—
12〜14 (歳)	—	—	—	—	—	—	—	—	—	—
15〜17 (歳)	—	—	—	—	—	—	—	—	—	—
18〜29 (歳)	10	10	20	25	—	550	20	20	—	450
30〜49 (歳)	10	10	25	30	—	550	20	25	—	450
50〜69 (歳)	10	10	20	25	—	550	20	25	—	450
70 以上 (歳)	10	10	20	25	—	550	20	20	—	450
妊 婦		10					—	—	—	—
授乳婦		10					+3	+3	—	—

付表2 大量調理施設衛生管理マニュアル （平成9年3月24日衛食第85号）（最終改正 平成25年10月22日食安発10第1022号）

I 趣　旨

本マニュアルは，集団給食施設等における食中毒を予防するために，HACCPの概念に基づき，調理過程における重要管理事項として，
① 原材料受入れ及び下処理段階における管理を徹底すること．
② 加熱調理食品については，中心部まで十分加熱し，食中毒菌等（ウイルスを含む．以下同じ．）を死滅させること．
③ 加熱調理後の食品及び非加熱調理食品の二次汚染防止を徹底すること．
④ 食中毒菌が付着した場合に菌の増殖を防ぐため，原材料及び調理後の食品の温度管理を徹底すること．

等を示したものである．

集団給食施設等においては，衛生管理体制を確立し，これらの重要管理事項について，点検・記録を行うとともに，必要な改善措置を講じる必要がある．また，これを遵守するため，更なる衛生知識の普及啓発に努める必要がある．

なお，本マニュアルは同一メニューを1回300食以上又は1日750食以上を提供する調理施設に適用する．

II 重要管理事項

1. 原材料の受入れ・下処理段階における管理

(1) 原材料については，品名，仕入元の名称及び所在地，生産者（製造又は加工者を含む）の名称及び所在地，ロットが確認可能な情報（年月日表示又はロット番号）並びに仕入れ年月日を記録し，1年間保管すること．

(2) 原材料について納入業者が定期的に実施する微生物及び理化学検査の結果を提出させること．その結果については，保健所に相談するなどして，原材料として不適と判断した場合には，納入業者の変更等適切な措置を講じること．検査結果については，1年間保管すること．

(3) 原材料の納入に際しては調理従事者等が必ず立ち会い，検収場で品質，鮮度，品温（納入業者が運搬の際，別添1に従い，適切な温度管理を行っていたかどうかを含む），異物の混入等につき，点検を行い，その結果を記録すること．

(4) 原材料の納入に際しては，缶詰，乾物，調味料等常温保存可能なものを除き，食肉類，魚介類，野菜類等の生鮮食品については1回で使い切る量を調理当日に仕入れるようにすること．

(5) 野菜及び果物を加熱せずに供する場合には，別添2に従い，流水（飲用適のもの．以下同じ．）で十分洗浄し，必要に応じて殺菌を行った後，流水で十分すすぎ洗いを行うこと．

2. 加熱調理食品の加熱温度管理

加熱調理食品は，別添2に従い，中心部温度計を用いるなどにより，中心部が75℃で1分間以上（二枚貝等ノロウイルス汚染のおそれのある食品の場合は85〜90℃で90秒間以上）又はこれと同等以上まで加熱されていることを確認するとともに，温度と時間の記録を行うこと．

3. 二次汚染の防止

(1) 調理従事者等（食品の盛付け・配膳等，食品に接触する可能性のある者及び臨時職員を含む．以下同じ．）は，次に定める場合には，別添2に従い，必ず流水・石けんによる手洗いによりしっかりと2回（その他の時には丁寧に1回）手指の洗浄及び消毒を行うこと．なお，使い捨て手袋を使用する場合にも，原則として次に定める場合に交換を行うこと．
① 作業開始前及び用便後
② 汚染作業区域から非汚染作業区域に移動する場合
③ 食品に直接触れる作業にあたる直前
④ 生の食肉類，魚介類，卵殻等微生物の汚染源となるおそれのある食品等に触れた後，他の食品や器具等に触れる場合
⑤ 配膳の前

(2) 原材料は，隔壁等で他の場所から区分された専用の保管場に保管設備を設け，食肉類，魚介類，野菜類等，食材の分類ごとに区分して保管すること．

この場合，専用の衛生的なふた付き容器に入れ替えるなどにより，原材料の包装の汚染を保管設備に持ち込まないようにするとともに，原材料の相互汚染を防ぐこと．

(3) 下処理は汚染作業区域で確実に行い，非汚染作業区域を汚染しないようにすること．

(4) 包丁，まな板などの器具，容器等は用途別及び食品別（下処理用にあっては，魚介類用，食肉類用，野菜類用の別，調理用にあっては，加熱調理済み食品用，生食野菜用，生食魚介類用の別）にそれぞれ専用のものを用意し，混同しないようにして使用すること．

(5) 器具，容器等の使用後は，別添2に従い，全面を流水（飲用適のもの．以下同じ．）で洗浄し，さらに80℃，5分間以上又はこれと同等の効果を有する方法で十分殺菌した後，乾燥させ，清潔な保管庫を用いるなどして衛生的に保管すること．

なお，調理場内における器具，容器等の使用後の洗浄・殺菌は，原則として全ての食品が調理場内から搬出された後に行うこと．

また，器具，容器等の使用中も必要に応じ，同様の方法で熱湯殺菌を行うなど，衛生的に使用すること．この場合，洗浄水等が飛散しないように行うこと．なお，原材料用に使用した器具，容器等をそのまま調理後の食品用に使用するようなことは，けっして行わないこと．

(6) まな板，ざる，木製の器具は汚染菌が残存する可能性が高いので，特に十分な殺菌に留意すること．なお，木製の器具は極力使用を控えることが望ましい．

(7) フードカッター，野菜切り機等の調理機械は，最低1日1回以上，分解して洗浄・殺菌した後，乾燥させること．

(8) シンクは原則として用途別に相互汚染しないように設置すること．特に，加熱調理用食材，非加熱調理用食材，器具の洗浄等に用いるシンクを必ず別に設置すること．また，二次汚染を防止するため，洗浄・殺菌し，清潔に保つこと．

(9) 食品並びに移動性の器具及び容器の取り扱いは，床面からの跳ね水等による汚染を防止するため，床面から60cm以上の場所で行うこと．ただし，跳ね水等からの直接汚染が防止できる食缶等で食品を取り扱う場合には，30cm以上の台にのせて行うこと．

(10) 加熱調理後の食品の冷却，非加熱調理食品の下処理後における調理場等での一時保管等は，他からの二次汚染を防止するため，清潔な場所で行うこと．

(11) 調理終了後の食品は衛生的な容器にふたをして保存し，

他からの二次汚染を防止すること．

(12) 使用水は飲用適の水を用いること．また，使用水は，色，濁り，におい，異物のほか，貯水槽を設置している場合や井戸水等を殺菌・ろ過して使用する場合には，遊離残留塩素が 0.1 mg/l 以上であることを始業前及び調理作業終了後に毎日検査し，記録すること．

4. 原材料及び調理済み食品の温度管理

(1) 原材料は，別添1（略）に従い，戸棚，冷凍又は冷蔵設備に適切な温度で保存すること．

また，原材料搬入時の時刻，室温及び冷凍又は冷蔵設備内温度を記録すること．

(2) 冷凍又は冷蔵設備から出した原材料は，速やかに下処理，調理を行うこと．非加熱で供される食品については，下処理後速やかに調理に移行すること．

(3) 調理後直ちに提供される食品以外の食品は，食中毒菌の増殖を抑制するために，10℃以下又は65℃以上で管理することが必要である．（別添3（略）参照）

① 加熱調理後，食品を冷却する場合には，食中毒菌の発育至適温度帯（約20℃〜50℃）の時間を可能な限り短くするため，冷却機を用いたり，清潔な場所で衛生的な容器に小分けするなどして，30分以内に中心温度を20℃付近（又は60分以内に中心温度を10℃付近）まで下げるよう工夫すること．

この場合，冷却開始時刻，冷却終了時刻を記録すること．

② 調理が終了した食品は速やかに提供できるよう工夫すること．

調理終了後30分以内に提供できるものについては，調理終了時刻を記録すること．また，調理終了後提供まで30分以上を要する場合は次のア及びイによること．

ア 温かい状態で提供される食品については，調理終了後速やかに保温食缶等に移し保存すること．この場合，食缶等へ移し替えた時刻を記録すること．

イ その他の食品については，調理終了後提供まで10℃以下で保存すること．

この場合，保冷設備への搬入時刻，保冷設備内温度及び保冷設備からの搬出時刻を記録すること．

③ 配送過程においては保冷又は保温設備のある運搬車を用いるなど，10℃以下又は65℃以上の適切な温度管理を行い配送し，配送時刻の記録を行うこと．

また，65℃以上で提供される食品以外の食品については，保冷設備への搬入時刻及び保冷設備内温度の記録を行うこと．

④ 共同調理施設等で調理された食品を受け入れ，提供する施設においても，温かい状態で提供される食品以外の食品であって，提供まで30分以上を要する場合は提供まで10℃以下で保存すること．

この場合，保冷設備への搬入時刻，保冷設備内温度及び保冷設備からの搬出時刻を記録すること．

(4) 調理後の食品は，調理終了から2時間以内に喫食することが望ましい．

5. その他

(1) 施設設備の構造

① 隔壁等により，汚水溜，動物飼育場，廃棄物集積場等不潔な場所から完全に区別されていること．

② 施設の出入口及び窓は極力閉めておくとともに，外部に開放される部分には網戸，エアカーテン，自動ドア等を設置し，ねずみや昆虫の侵入を防止すること．

③ 食品の各調理過程ごとに，汚染作業区域（検収場，原材料の保管場，下処理場），非汚染作業区域（さらに準清潔作業区域（調理場）と清潔作業区域（放冷・調製場，製品の保管場）に区分される．）を明確に区別すること．

なお，各区域を固定し，それぞれを壁で区画する，床面を色別する，境界にテープをはる等により明確に区画することが望ましい．

④ 手洗い設備，履き物の消毒設備（履き物の交換が困難な場合に限る．）は，各作業区域の入り口手前に設置すること．

なお，手洗い設備は，感知式の設備等で，ハンドル等を直接手で操作しない構造のものが望ましい．

⑤ 器具，容器等は，作業動線を考慮し，予め適切な場所に適切な数を配置しておくこと．

⑥ 床面に水を使用する部分にあっては，適当な勾配（100分の2程度）及び排水溝（100分の2から4程度の勾配を有するもの）を設けるなど排水が容易に行える構造であること．

⑦ シンク等の排水口は排水が飛散しない構造であること．

⑧ 全ての移動性の器具，容器等を衛生的に保管するため，外部から汚染されない構造の保管設備を設けること．

⑨ 便所等

ア 便所，休憩室及び更衣室は，隔壁により食品を取り扱う場所と必ず区分されていること．なお，調理場等から3m以上離れた場所に設けられていることが望ましい．

イ 便所には，専用の手洗い設備，専用の履き物が備えられていること．また，便所は，調理従事者等専用のものが設けられていることが望ましい．

⑩ その他

施設は，ドライシステム化を積極的に図ることが望ましい．

(2) 施設設備の管理

① 施設・設備は必要に応じて補修を行い，施設の床面（排水溝を含む．），内壁のうち床面から1mまでの部分及び手指の触れる場所は1日に1回以上，施設の天井及び内壁のうち床面から1m以上の部分は1月に1回以上清掃し，必要に応じて，洗浄・消毒を行うこと．施設の清掃は全ての食品が調理場内から完全に搬出された後に行うこと．

② 施設におけるねずみ，昆虫等の発生状況を1月に1回以上巡回点検するとともに，ねずみ，昆虫の駆除を半年に1回以上（発生を確認した時にはその都度）実施し，その実施記録を1年間保管すること．また，施設及びその周囲は，維持管理を適切に行うことにより，常に良好な状態に保ち，ねずみや昆虫の繁殖場所の排除に努めること．

なお，殺そ剤又は殺虫剤を使用する場合には，食品を汚染しないようその取扱いに十分注意すること．

③ 施設は，衛生的管理に努め，みだりに部外者を立ち入らせたり，調理作業に不必要な物品等を置いたりしないこと．

④ 原材料は配送用包装のまま非汚染作業区域に持ち込まないこと．

⑤ 施設は十分な換気を行い，高温多湿を避けること．調理場は湿度80%以下，温度は25℃以下に保つことが望ましい．

⑥ 手洗い設備には，手洗いに適当な石けん，爪ブラシ，ペーパータオル，殺菌液等を定期的に補充し，常に使用できる状態にしておくこと．

⑦ 水道事業により供給される水以外の井戸水等の水を使用する場合には，公的検査機関，厚生労働大臣の登録検査機関等に依頼して，年2回以上水質検査を行うこと．検査の結果，飲用不適とされた場合は，直ちに保健所長の指示を受け，適切な措置を講じること．なお，検査結果は1年間保管すること．
⑧ 貯水槽は清潔を保持するため，専門の業者に委託して，年1回以上清掃すること．
　なお，清掃した証明書は1年間保管すること．
⑨ 便所については，業務開始前，業務中及び業務終了後等定期的に清掃及び殺菌剤による消毒を行って衛生的に保つこと．
⑩ 施設（客席などの飲食施設，ロビー等の共用施設を含む．）において利用者等が嘔吐した場合には，殺菌剤を用いて迅速かつ適切に嘔吐物の処理を行うこと注により，利用者及び調理従事者等へのノロウイルス感染及び施設の汚染防止に努めること．
　注：ノロウイルスに関するQ&A（厚生労働省）を参照のこと．

(3) 検食の保存
　検食は，原材料及び調理済み食品を食品ごとに50g程度ずつ清潔な容器（ビニール袋等）に入れ，密封し，−20℃以下で2週間以上保存すること．
　なお，原材料は，特に，洗浄・殺菌等を行わず，購入した状態で，調理済み食品は配膳後の状態で保存すること．

(4) 調理従事者等の衛生管理
① 調理従事者等は，便所及び風呂等における衛生的な生活環境を確保すること．また，ノロウイルスの流行期には十分に加熱された食品を摂取する等により感染防止に努め，徹底した手洗いの励行を行うと自らが施設や食品の汚染の原因とならないように措置するとともに，体調に留意し，健康な状態を保つように努めること．
② 調理従事者は臨時職員も含め，定期的な健康診断及び月に1回以上の検便を受けること．検便検査には，腸管出血性大腸菌の検査を含めること．また，必要に応じ10月から3月にはノロウイルスの検査を含めること．
③ 調理従事者等は下痢，嘔吐，発熱などの症状があった時，手指等に化膿創があった時は調理作業に従事しないこと．
④ 下痢又は嘔吐等の症状がある調理従事者等については，直ちに医療機関を受診し，感染性疾患の有無を確認すること．ノロウイルスを原因とする感染性疾患による症状と診断された調理従事者等は，リアルタイムPCR法等の高感度の検便検査においてノロウイルスを保有していないことが確認されるまでの間，食品に直接触れる調理作業を控えるなど適切な処置をとることが望ましいこと．
⑤ 調理従事者が着用する帽子，外衣は毎日専用で清潔なものに交換すること．
⑥ 下処理場から調理場への移動の際には，外衣，履き物の交換等を行うこと．（履き物の交換が困難な場合には履き物の消毒を必ず行うこと）
⑦ 便所には，調理作業時に着用する外衣，帽子，履き物のまま入らないこと．
⑧ 調理，点検に従事しない者が，やむを得ず，調理施設に立ち入る場合には，専用の清潔な帽子，外衣及び履き物を着用させ，手洗い及び手指の消毒を行わせること．
⑨ 食中毒が発生した時，原因究明を確実に行うため，原則として，調理従事者等は当該施設で調理された食品を喫食しないこと．
　ただし，原因究明に支障を来さないための措置が講じられている場合はこの限りでない．（毎日の健康調査及び検便検査等）．

(5) その他
① 加熱調理食品にトッピングする非加熱調理食品は，直接喫食する非加熱調理食品と同様の衛生管理を行い，トッピングする時期は提供までの時間が極力短くなるようにすること．
② 廃棄物（調理施設内で生じた廃棄物及び返却された残渣をいう．）の管理は，次のように行うこと．
　ア 廃棄物容器は，汚臭，汚液がもれないように管理するとともに，作業終了後は速やかに清掃し，衛生上支障のないように保持すること．
　イ 返却された残渣は非汚染作業区域に持ち込まないこと．
　ウ 廃棄物は，適宜集積場に搬出し，作業場に放置しないこと．
　エ 廃棄物集積場は，廃棄物の搬出後清掃するなど，周囲の環境に悪影響を及ぼさないよう管理すること．

III 衛生管理体制

1. 衛生管理体制の確立

(1) 調理施設の経営者又は学校長等施設の運営管理責任者（以下「責任者」という．）は，施設の衛生管理に関する責任者（以下「衛生管理者」という．）を指名すること．
　なお，共同調理施設等で調理された食品を受け入れ，提供する施設においても，衛生管理者を指名すること．
(2) 責任者は，日頃から食材の納入業者についての情報の収集に努め，品質管理の確かな業者から食材を購入すること．また，継続的に購入する場合は，配送中の保存温度の徹底を指示するほか，納入業者が定期的に行う原材料の微生物検査等の結果の提出を求めること．
(3) 責任者は，衛生管理者に別紙点検表に基づく点検作業を行わせるとともに，そのつど点検結果を報告させ，適切に点検が行われたことを確認すること．点検結果については，1年間保管すること．
(4) 責任者は，点検の結果，衛生管理者から改善不能な異常の発生の報告を受けた場合，食材の返品，メニューの一部削除，調理済み食品の回収等必要な措置を講ずること．
(5) 責任者は，点検の結果，改善に時間を要する事態が生じた場合，必要な応急処置を講じるとともに，計画的に改善を行うこと．
(6) 責任者は，衛生管理者及び調理従事者等に対して衛生管理及び食中毒防止に関する研修に参加させるなど必要な知識・技術の周知徹底を図ること．
(7) 責任者は，調理従事者等を含め職員の健康管理及び健康状態の把握を組織的・継続的に行い，調理従事者等の感染及び調理従事者等からの施設汚染の防止に努めること．
(8) 責任者は，調理従事者等に定期的な健康診断及び月に1回以上の検便を受けさせること．検便検査には，腸管出血性大腸菌の検査を含めること．また，必要に応じ10月から3月にはノロウイルスの検査を含めることが望ましい．
(9) 責任者は，調理従事者等が下痢，嘔吐，発熱などの症状があった時，手指等に化膿創があった時は調理作業に従事させないこと．
(10) 責任者は，下痢又は嘔吐等の症状のある調理従事者等について，直ちに医療機関を受診させ，感染性疾患の有無を確認すること．ノロウイルスを原因とする感染性疾患によ

る症状と診断された調理従事者等は，リアルタイムPCR法等の高感度の検便検査においてノロウイルスを保有していないことが確認されるまでの間，食品に直接触れる調理作業を控えさせるなど適切な処置をとることが望ましいこと．

(11) 責任者は，調理従事者等について，ノロウイルスにより発症した調理従事者等と一緒に感染の原因と考えられる食事を喫食するなど，同一の感染機会があった可能性がある調理従事者等について速やかにリアルタイムPCR法等の高感度の検便検査を実施し，検査の結果ノロウイルスを保有していないことが確認されるまでの間，調理に直接従事させることを控えさせる等の手段を講じることが望ましいこと．

(12) 献立の作成に当たっては，施設の人員等の能力に余裕を持った献立作成を行うこと．

(13) 献立ごとの調理工程表の作成に当たっては，次の事項に留意すること．
　ア　調理従事者等の汚染作業区域からの非汚染作業区域への移動を極力行わないようにすること．
　イ　調理従事者等の一日ごとの作業の分業化を図ることが望ましいこと．
　ウ　調理終了後速やかに喫食されるよう工夫すること．
　また，衛生管理者は調理工程表に基づき，調理従事者等と作業分担等について事前に十分な打合せを行うこと．

(14) 施設に所属する医師，薬剤師等専門的な知識を有する者の定期的な指導，助言を受けること．

(15) 高齢者や乳幼児が利用する施設等においては，平常時から施設長を責任者とする危機管理体制を整備し，感染拡大防止のための組織対応を文書化するとともに，具体的な対応訓練を行っておくことが望ましいこと．また，従業員あるいは利用者において下痢・嘔吐症の発生を迅速に把握するために，定常的に有症状者数を調査・監視することが望ましいこと．

(別添2) 標準作業書
(手洗いマニュアル)
1. 水で手をぬらし石けんをつける．
2. 指，腕を洗う．特に，指の間，指先をよく洗う．(30秒程度)
3. 石けんをよく洗い流す．(20秒程度)
4. 使い捨てペーパータオル等でふく．(タオル等の共用はしないこと)
5. 消毒用のアルコールをかけて手指によくすりこむ．
(本文のⅡ3(1)で定める場合には，1から3までの手順を2回以上実施する．)

(器具等の洗浄・殺菌マニュアル)
1. 調理機械
　① 機械本体・部品を分解する．なお，分解した部品は床にじか置きしないようにする．
　② 飲用適の水(40℃程度の微温水が望ましい．)で3回水洗いする．
　③ スポンジタワシに中性洗剤又は弱アルカリ性洗剤をつけてよく洗浄する．
　④ 飲用適の水(40℃程度の微温水が望ましい．)でよく洗剤を洗い流す．
　⑤ 部品は80℃で5分間以上又はこれと同等の効果を有する方法で殺菌を行う．
　⑥ よく乾燥させる．
　⑦ 機械本体・部品を組み立てる．
　⑧ 作業開始前に70％アルコール噴霧又はこれと同等の効果を有する方法で殺菌を行う．

2. 調理台
　① 調理台周辺の片づけを行う．
　② 飲用適の水(40℃程度の微温水が望ましい．)で3回水洗いする．
　③ スポンジタワシに中性洗剤又は弱アルカリ性洗剤をつけてよく洗浄する．
　④ 飲用適の水(40℃程度の微温水が望ましい．)でよく洗剤を洗い流す．
　⑤ よく乾燥させる．
　⑥ 70％アルコール噴霧又はこれと同等の効果を有する方法で殺菌を行う．
　⑦ 作業開始前に⑥と同様の方法で殺菌を行う．

3. まな板，包丁，へら等
　① 飲用適の水(40℃程度の微温水が望ましい．)で3回水洗いする．
　② スポンジタワシに中性洗剤又は弱アルカリ性洗剤をつけてよく洗浄する．
　③ 飲用適の水(40℃程度の微温水が望ましい．)でよく洗剤を洗い流す．
　④ 80℃で5分間以上又はこれと同等の効果を有する方法で殺菌を行う．
　⑤ よく乾燥させる．
　⑥ 清潔な保管庫にて保管する．

4. ふきん，タオル等
　① 飲用適の水(40℃程度の微温水が望ましい．)で3回水洗いする．
　② 中性洗剤又は弱アルカリ性洗剤をつけてよく洗浄する．
　③ 飲用適の水(40℃程度の微温水が望ましい．)でよく洗剤を洗い流す．
　④ 100℃で5分間以上煮沸殺菌を行う．
　⑤ 清潔な場所で乾燥，保管する．

(原材料等の保管管理マニュアル)
1. 野菜・果物
　① 衛生害虫，異物混入，腐敗・異臭等がないか点検する．異常品は返品又は使用禁止とする．
　② 各材料ごとに，50g程度ずつ清潔な容器(ビニール袋等)に密封して入れ，-20℃以下で2週間以上保存する．(検食用)
　③ 専用の清潔な容器に入れ替えるなどして，10℃前後で保存する．(冷凍野菜は-15℃以下)
　④ 流水で3回以上水洗いする．
　⑤ 中性洗剤で洗う．
　⑥ 流水で十分すすぎ洗いする．
　⑦ 必要に応じて，次亜塩素酸ナトリウム等[注2]で殺菌した後，流水で十分すすぎ洗いする．
　⑧ 水切りする．
　⑨ 専用のまな板，包丁でカットする．
　⑩ 清潔な容器に入れる．
　⑪ 清潔なシートで覆い(容器がふた付きの場合を除く)，調理まで30分以上を要する場合には，10℃以下で冷蔵保存する．
注1：表面の汚れが除去され，分割・細切されずに皮付きで提供されるみかん等の果物にあっては，③から⑧までを省略して差し支えない．
注2：次亜塩素酸ナトリウム溶液(200mg/lで5分間又は100mg/lで10分間)又はこれと同等の効果を有する亜塩素酸水(きのこ類を除く．)，亜塩素酸ナトリウム溶液

索引

〈数字・ギリシャ文字〉

2点比較法　39
二硫化プロピル　92
3 M　16
3点識別法　39
5′-グアニル酸　75
八方出し汁　123
α化デンプン　65
βデンプン　65

〈あ～お〉

アガロース　142
アガロペクチン　142
アスタキサンチン　95
アスパラギン　52
アドミニストレーション　3
アミロペクチン　48
アリイン　92
アリシン　92
アリチアミン　92
アリル・チオシアネート　92
アントシアン色素　49
アントシアン鉄　49
あん　143
味の相互作用　76
圧力鍋　19
安全管理　3,32

イノシン酸塩　70
位相関係数　40
遺伝子組み換え食品　13

ウェットシステム　18
ウォーマーテーブル　19
うるち米　48

エルゴステリン　119
栄養アセスメント　4
栄養管理システム　4
栄養ケアプラン　4
栄養スクリーニング　4
栄養表示基準制度　13
衛生管理　32
衛生管理基準　15
衛生教育　35

オールスパイス　60
オリーブ油　131
汚染作業区域　17
落とし蓋　121
温蔵庫　19

〈か～こ〉

カプサイシン　92
カミサリー　22
カラギーナン　145
カラメル　144
カルダモン　60
カロチン　54
カロテノイド　121
ガラクタン　68
かん水　67
加熱調理　34
可食部率　23
荷重平均目標量　5
過酸化脂質　104
回転釜　19
格納　34
活性酸素　104
官能検査　39
寒天　142
簡易時間調査　5

キサントフィル　54
キャッシュフロー計算書　43
危害分析重要管理点　15
起泡性　78
揮発性アミン　86
絹ごし豆腐　87
給食管理　3
給与栄養目標量　5
供食　34
業務管理　3

クックサーブシステム　26
クックチルシステム　26
クミン　60
クローブ　60
クロロゲン酸　112
クロロフィル　54
グアニル酸塩　70
グルタミン酸ナトリウム　70
庫出し係数　23

ゲル　71
ゲル化剤　26
下膳　28
経営管理業務　16
健康増進法　13
検収　34
検食　33
原価管理　3,41
減価償却　43

コーデックス規格　13
コールドショーケース　19
コールドチェーン　22
コールドテーブル　19
コストダウン　41
コストマネジメント　41
コリアンダー　60
コリン　52
こんにゃくマンナン　120
ごま油　134
顧客満足　39
国際規格　12
国際標準化機構　14
骨粗鬆症　89
米味噌　86
献立　7
献立表　7

〈さ～そ〉

サフラン　60
作業スケジュール管理　3
災害時対応マニュアル　44
在庫管理　25
財務諸表　43

シナモン　60
シニグリン配糖体　92
シュウ酸　52,111
シュウ酸カルシウム　68
ジンジャー　60
試作　11
事務管理　41
事務処理　41
時間・温度許容限度　23
時間管理　3
下処理　34
実施献立表　11

索　引

主菜　9
順位法　40
準清潔作業区域　18
常備品　23
食材の流通　22
食材料費　7
食事管理　3
食品衛生法　13
食品庫　24
食品構成　8
食物繊維　115
植物性プロテアーゼ　83
食器消毒保管庫　19
食器洗浄機　19
新調理システム　26
真空包装機　19
真空冷却機　19

スープケトル　19
スチームコンベクションオーブン　19
水圧洗米機　19
炊飯器　19

セサモール　134
セサモリン　134
ゼラチン　145,146
生産管理　3,25
生産業務　16
生鮮食品　24
清潔作業区域　18
切さい　26
洗浄　26

ソラニン　98
相乗効果　76
総合衛生管理　15
損益計算書　43
損益分岐点　43

〈た〜と〉
タウリン　105
ターメリック　60
タンブルチラー　19
だま　74
大量調理施設衛生管理マニュアル　15,32
対比効果　76
貸借対照表　43

チルド室　24
チロシン　52
厨芥処理　33

貯蔵食品　23,24
調理管理　25

ティルティングパン　19
デザート　9
デュラム　62
デンプン　141
低温流通システム　22
適温給食　28

トリメチルアミンオキサイド　105
ドライシステム　18
豆腐のすだち　69
特定保健用食品　13
特別用途食品　13
共立て　152

〈な〜の〉
納豆キナーゼ　38
生ごみ処理機　19

日本農林規格　12

熱蔵庫　19

〈は〜ほ〉
バンズ　63
パプリカ　124
パルメザンチーズ　129
パンフレット　38
配食　34
配膳　28
廃棄物処理　33
廃棄率　23
発注換算係数　23

ヒスチジン　82
ヒドロキシメチルフルフラール　144
ピーラー　19
非汚染作業区域　17
非加熱調理　34
備蓄食品　23
氷温冷蔵　22
評点法　40
品質管理　12
品質表示基準制度　12
品質保証　12

フィコエリトリン　54
フィコシアニン　54
フィチン　52
フードカッター　19

フードスライサー　19
フェオフィチン　50
フェンネル　60
フォンダント　153
フライヤー　19
フラボノイド　127
フラボノイド色素　67
フリーラジカル　95
ブラストチラー　19
ブレージングパン　19
プロビタミンD　119
プロピルメルカプタン　73
副菜　9

ベタイン　52,105
ペリラルデヒド　90
別立て　152
変調現象　76

ホモゲンチジン酸　52,68
ポリグルタミン酸　38
ポリフェノールオキシダーゼ　112,126
ポリフェノラーゼ　126
保管　34
保守管理　18
保存食　33
保冷庫　24
包丁まな板殺菌庫　19
膨化剤　66

〈ま〜も〉
マーケティング　39
マーケティング・リサーチ　39
マスキング効果　86
マスタード　60,124
マネジメント　3
マネジメントサイクル　3
豆味噌　86

ミドルマネジメント　3
ミロシナーゼ　92

ムリ・ムダ・ムラ　16
麦味噌　86

メニュー　7
メニュー原価表　41

モニタリング　4
もち米　48
木綿豆腐　87